Dorn-Forum 5

Beiträge zur sanften Wirbel- und Gelenktherapie
herausgegeben von
Helmuth Koch und Hildegard Steinhauser

www.weltinnenraum.de

Aktuelle Therapeuten- und Ausbilder-Liste: ***www.dorn-forum.net***

Die Deutsche Bibliothek – CIP Einheitsaufnahme

Koch, Helmuth u. Steinhauser, Hildegard (Herausgeber):
Dorn-Forum 5, Beiträge zur sanften Wirbel- und Gelenktherapie. Mit ermutigenden Fallberichten, aktueller Therapeuten-, Ausbilder- und Arbeitskreisliste sowie einer Übersicht lieferbarer Schriften und Videos.
Aurum in J. Kamphausen Verlag & Distribution GmbH, Bielefeld 2005
ISSN 1619-621X, ISBN 3-89901-061-2

Impressum

Dorn-Forum
erscheint bei Aurum in J. Kamphausen Verlag & Distribution GmbH,
Postfach 10 18 49, D-33518 Bielefeld, Tel. +(49) (0)521-56052-0, Fax: -29
Herausgeber
Helmuth Koch und Hildegard Steinhauser, Webergasse 13, D-88131 Lindau
Chefredaktion (V.i.S.d.P.), Anzeigen
Frank Ziesing, J. Kamphausen Verlag & Distribution GmbH, Postfach 10 18 49,
D-33518 Bielefeld, Tel. 0521-56052-16, Fax -29, E-Mail: Dorn-Forum@J-Kamphausen.de

Lektorat: Adele K. Gerdes
Satz und Umschlag: Frank Ziesing
Titelschriftzug auf Umschlag und Titelseite: KleiDesign
Gesamtherstellung: Westermann Druck Zwickau GmbH

DORN FORUM

Beiträge zur sanften Wirbel- und Gelenktherapie

5

Mit ermutigenden Fallberichten,
aktueller Therapeuten-, Ausbilder-
und Arbeitskreisliste
sowie einer Übersicht
lieferbarer Schriften und Videos,

herausgegeben
von

Helmuth Koch und
Hildegard Steinhauser

PUBLIKUMSFORUM

DORN „INTERNATIONAL“

AUS DER PRAXIS – FÜR DIE PRAXIS

METHODENKOMBINATIONEN

Publikumsforum

Editorial

Erfolgreiches (Be-)Handeln mit der Dorn-Methode

Helmuth Koch

Wir, die Dorn-Therapeuten, Dorn-Behandler, Dorn-Berater und Dorn-Ausbilder sind eine große Familie, die etwas sehr Wertvolles haben und weitergeben: die Dorn-Methode oder Dorn-Therapie.

Jeder Einzelne sollte mit diesem Schatz sehr erfolgreich sein – gleichgültig, ob er behandelt, Seminare gibt, Bücher schreibt, Vorträge hält, die Dorn-Selbsthilfeübungen weitergibt oder die Breuß-Massage macht.

Die Dorn-Methode ist für alle da, niemand kann sie für sich beanspruchen und jeder gibt sie mit Liebe und Freude weiter. Wir handeln nach dem kosmischen Gesetz: Je mehr Du weitergibst, je mehr erhältst Du.

Dieses Bewusstsein macht selbstbewusst, erfolgsverwöhnt, reich, und zugleich bescheiden und dankbar. Dies ist die Basis für eine zukünftige Medizin.

Lass Dich nicht von anderen Menschen beeinflussen, die nur sehen, was nicht funktioniert, die die Dorn-Methode schlecht machen wollen. Es ist nicht wahr!

Wenn eine Behandlung einmal nicht so verläuft, wie Du es Dir vorstellst, dann wisse, aus dieser Situation kannst Du am meisten lernen.

Wir haben die großen Heilerfolge. Wir machen Mut, wo andere aufgeben. Wir glauben an das Heilende im Menschen. Es gibt immer einen Weg zum Besseren.

Wenn nicht fast alle Menschen, die zu Dir als Hilfesuchende kommen, befreiter, schmerzloser, beweglicher und wohler wieder von Dir gehen, als sie gekommen sind, dann komme zu uns oder den anderen Dorn-Ausbildern und lasse es Dir noch einmal zeigen.

Die Dorn-Anwender benötigen keine jahrelange Ausbildung und auch kein medizinisches Spezialwissen. Eine zweitägige praktische Einführung in das manuelle „Hand“werkzeug und die Entwicklung des „gefühlvollen“ Abtastens und Drückens reichen völlig aus.

Ich freue mich, wenn wir uns beim „5. Deutschen Wirbelsäulen-Kongress der Dorn-Methode“ am 29./30. Oktober 2005 in Würzburg im Congress Center begegnen.

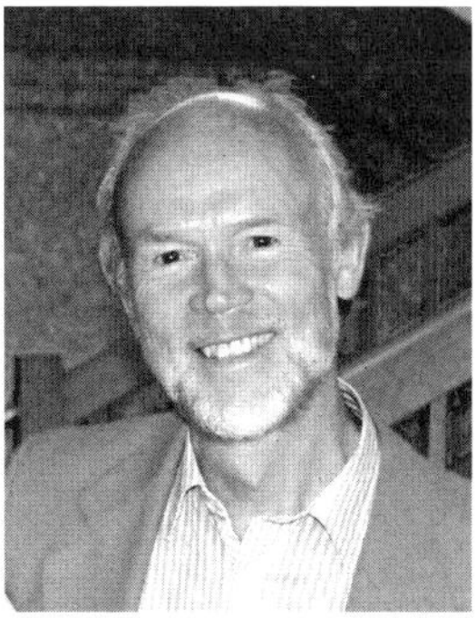

Helmuth Koch, Heilpraktiker, Lindau

Die Dorn-Methode – eine (R)Evolution meiner orthopädischen Praxis

Dr. rer. nat. Markus Hansen

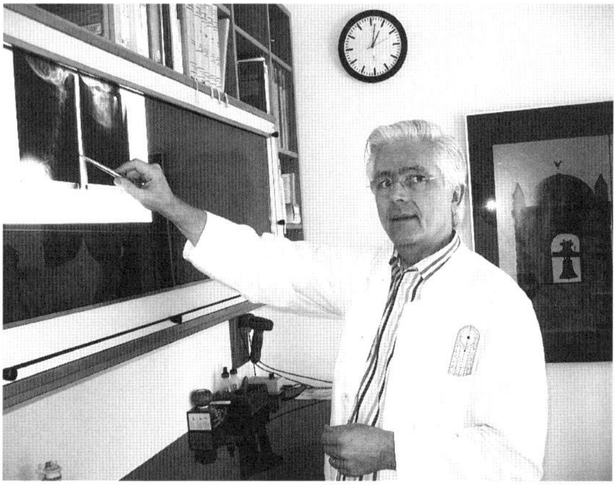

Die meisten Freunde und Anwender der Dorn-Methode wissen es: Dieter Dorn begann in den achtziger Jahren in der Begegnungsstätte „Hochreute" meiner Eltern Herta und Dr. med. Thomas Hansen in Engetried im Allgäu, über seine Methode zu berichten. Alle Dorn-Therapeuten der Anfangszeit sowie die erste Generation der Dorn-Therapeuten-Ausbilder sind hier mit Dieter Dorn in Kontakt gekommen. Hier wurden viele Jahre lang die 3-Tages-Seminare von Dieter Dorn abgehalten, hier entstand die „Basis" der Dorn-Therapeuten und -Ausbilder-Gruppe.

Als ich Dieter Dorn vor fast zwanzig Jahren das erste Mal bei meinen Eltern begegnete, fand ich ihn persönlich ausgesprochen sympathisch. Doch ich war – als junger Schulmediziner – nicht bereit, mir von einem „Sägewerksbesitzer" und Landwirt zeigen zu lassen, wie ich meine Patienten behandeln soll.

Also ignorierte ich die schon damals angebotenen Dorn-Seminare. Ich absolvierte meine Ausbildung zum Orthopäden und zum schulmedizinischen Chirotherapeuten und behandelte meine Patienten entsprechend.

Nach ca. 10 Jahren täglicher Arbeit mit Rückenschmerzpatienten in meiner orthopädischen Praxis wurde mir immer deutlicher: Die Wirksamkeit der Behandlungsmethoden, die ich in Studium und Ausbildung gelernt hatte, reichte für einen dauerhaften Therapieerfolg nicht aus. Nun war ich bereit, mir auch alternative Therapieformen zeigen zu lassen. So bin ich dann im November des Jahres 2000 mit einem jungen Kollegen ins Allgäu gefahren, um am letzten 3-Tage Dorn-Therapie-Kurs auf der Hochreute teilzunehmen.

Die Motivation war eher Neugier als Überzeugung.

Überzeugend war aber das Ergebnis:

Ich werde nie den 6. November 2000 vergessen, an dem ich – zurück vom Kurs

– morgens wie üblich in meine Praxis kam. Wie immer hatten die Helferinnen bereits ca. 50 Spritzen vorbereitet, die ich üblicherweise im Verlaufe eines Vormittags für meine Rückenschmerzpatienten benötigte. Der Haufen mit den 50 Spritzen lag abends noch fast unberührt – so wie er morgens vorbereitet worden war – auf der Anrichte. Nahezu alle akuten und wiederkehrenden Rückenschmerzen meiner Patienten hatte ich mit leichter Hand, wie von Dieter Dorn gelernt, beheben können.

So ist es seitdem geblieben. In den ersten Jahren benötigte ich noch etwa 10 Prozent der Spritzen, die ich früher eingesetzt hatte; inzwischen sind es weit weniger geworden. Vor etwa einem Jahr hatte ich noch einmal das Glück, bei einem Auffrischungskurs im Schulungshaus von Günther Groß in Amtzell Dieter Dorn zu begegnen. In diesem Kurs wurden die Therapiehandgriffe noch sanfter als früher; ich stellte fest, dass Dieter Dorn seine Methode weiter perfektioniert hatte.

Nach meinem ersten Besuch auf dem Dorn-Seminar vor fünf Jahren hatte es eine Revolution in meiner Praxis gegeben. Seitdem gibt es freilich eine ununterbrochene Evolution, die meine Praxis täglich weiter verändert.

Der 4- bis 6-Minuten-Takt, in dem die großen orthopädischen Kassenpraxen betrieben werden, eignet sich nicht zur Durchführung der Dorn-Methode! Anfänglich hatte ich die Dorn-Methode partiell in den Ablauf der Kassensprechstunde eingebaut. In diesem Rahmen kann sie aber nie vollständig durchgeführt werden. Es wird jeweils am Schmerzpunkt behandelt, das funktioniert auch ganz gut – mindestens so gut wie eine Spritze oder klassische Chirotherapie –, aber nicht so gut und dauerhaft wie eine komplett und sorgfältig durchgeführte Dorn-Behandlung, die bei den Fußgelenken beginnt und bei den Kopfgelenken aufhört. Für eine solche Behandlung mit dem dazugehörigen Gespräch, der Untersuchung und dem Beibringen von Selbsthilfeübungen benötige ich allerdings 30 Minuten!

Im Laufe der Jahre ist die Dorn-Methode bei mir zum Standard der Behandlung von akuten Rückenschmerzen und Nackenschmerzen und auch zur Basistherapie bei chronischen Schmerzbildern geworden.

Zunehmend hat sich meine Praxis als Anlaufstelle für die chronisch Rückenkranken etabliert, die von einer Reihe von Ärzten gehört haben: „Mit den Schmerzen müssen Sie leben; bei den Verschleißveränderungen in ihrer Wirbelsäule und in ihrem Alter ist das so!" Für diese Patienten gibt es jedoch sicher in mehr als drei Viertel der Fälle dauerhafte Hilfe! Allerdings kann ich diesen Patienten – genauso wenig wie die vorbehandelnden Kollegen – mit den „schulmedizinischen" Methoden weiterhelfen. Und auch die Dorn-Methode kann nicht als Allheilmittel eingesetzt werden. Sie steht aber in meiner Praxis an zentraler Stelle eines umfassenderen Therapiekonzeptes. Keine andere Therapieform – insbesondere nicht die klassische Chirotherapie – löst so leicht und gewaltlos, ohne das Risiko einer Verschlimmerung, Blockierungen an der Wirbelsäule und den Extremitätengelenken. Daher steht am Beginn der Therapie bei akuten und chronischen Rücken- und Nackenschmerzen, bei Hüft-, Knie- oder Schulterschmerzen,

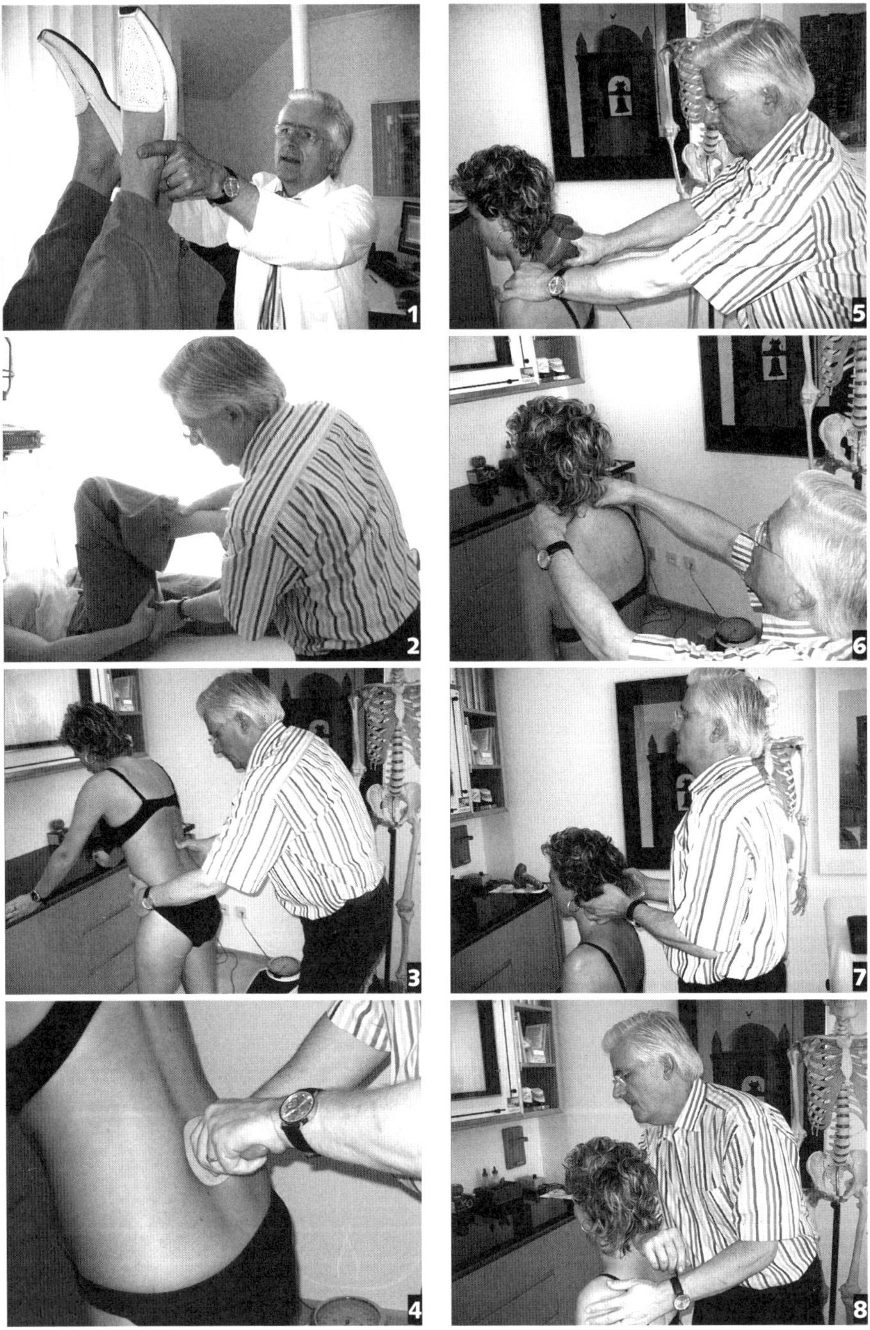

Klassische Behandlung nach Dorn

immer eine komplett durchgeführte Dorn-Methode. Mindestens 98 Prozent der Patienten berichten direkt nach der Behandlung von einer deutlichen Beschwerdebesserung. Nur ein bis zwei Prozent brauchen am ersten Behandlungstag noch andere Therapien. Bei der Wiedervorstellung nach ein bis zwei Wochen sind die Ergebnisse allerdings sehr unterschiedlich:

- Ein großer Teil der Patienten hat keine oder nur noch leichte Schmerzen. In diesen Fällen werden noch ein- bis zweimal Dorn-Behandlungen durchgeführt und die Selbsthilfe-Übungen demonstriert. Diese Patienten sind damit ausbehandelt! Hier hat die Dorn-Methode als alleiniges Therapiekonzept den – oft jahrelang von den verschiedensten Behandlungen abhängigen – Patienten selbstständig gemacht.
- Ein weiterer nicht geringer Anteil der Patienten berichtet nach ein bis zwei Wochen, die Beschwerden hätten sich direkt nach der Therapie zwar deutlich verbessert, würden jedoch insbesondere nach Belastungen, nach langem Stehen oder vor allem langsamem Gehen wieder schlimmer. Diese Patienten können nicht lange sitzen, fragen nach Spezialbürostühlen, speziellen Autositzen und Matratzen-Systemen. Sie haben zu schwache segmentale Muskeln in der Wirbelsäule. Sie werden ihre Schmerzen auf Dauer nur los, wenn diese Muskelgruppe gezielt gekräftigt wird. Dafür gibt es die in den achtziger Jahren entwickelte „Medizinische Kräftigungs-Therapie“ (MKT), bei der die segmentalen Muskeln isoliert trainiert werden. Diese Behandlung hat bereits viele meiner Patienten auch nach Jahrzehnten von Rücken- oder Nackenschmerzen dauerhaft befreit.
- Dann gibt es noch eine kleinere Gruppe von Patienten, denen die Dorn-Therapie entweder keine Schmerzlinderung bringt oder deren Schmerzen nach anfänglicher Besserung rasch wiederkommen. Dies sind häufig Patienten, die nachts Schmerzen bekommen, deren Schmerzen sich nicht eindeutig bestimmten Belastungen zuordnen lassen und bei denen Muskelaufbautraining vielfach eine Schmerzverschlimmerung bewirkt.

Bei diesen Patienten liegen in vielen Fällen Strukturveränderungen der Muskulatur vor: Verkürzungen und Verhärtungen bestimmter Muskeln, die zu örtlichen oder fortgeleiteten Schmerzen führen. Von den amerikanischen Forschern Travell und Simons wurden diese Muskelverhärtungen „Trigger-Points“ (Schmerzauslöser) genannt. Da diese Triggerpunkte weder auf Röntgenbildern noch auf CT-, MR-, Szintigraphie- oder Sonographiebildern zu sehen sind, werden sie bei rascher oberflächlicher Diagnostik meistens übersehen und nicht behandelt. Daher bleiben die Schmerzen dieser Patienten trotz jahrelanger Therapieversuche mit den unterschiedlichsten Therapiemethoden oft bestehen. Solange die Triggerpunkte nicht korrekt behandelt und damit entfernt wurden, werden diese Patienten ihre Schmerzen behalten oder immer wieder bekommen.

Für mich lassen sich die Patienten mit chronischen Rücken-, Nacken- und Gelenkschmerzen also in einem Dreieck anordnen: Basis sind die Blockierungen des Gelenks oder Wirbelsäulenabschnitts. Bei anhaltenden oder wiederkehrenden Schmerzen muss aber als übergeordnete Ursache entweder die muskuläre Schwäche oder die Strukturveränderung der Muskulatur mit Triggerpunkten angesehen werden.

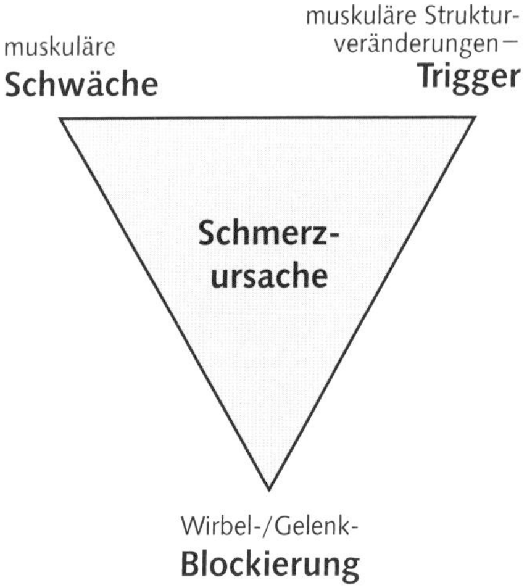

Schmerzen am Bewegungsapparat sind meistens irgendwo in diesem Dreieck. Schmerzen aus dem unteren Drittel lassen sich normalerweise allein mit der Dorn-Methode beheben.

Eine erfolgversprechende Behandlung bei den chronischen Rückenschmerzpatienten, die von den Kollegen als therapieresistent angesehen werden, besteht also bei mir zunächst aus der Anwendung einer kompletten Dorn-Methode. Nur bei den Patienten, die dadurch nicht dauerhaft schmerzfrei werden, muss untersucht werden, ob die Muskeln zu schwach oder verhärtet und verkürzt sind (oder beides). Erst wenn diese Ursachen durch eine zeitaufwändige Behandlung – bei der die Mitarbeit des Patienten zwingend notwendig ist – behoben sind, kann der Patient dauerhaft schmerzfrei werden.

Die Behandlung von chronischen Rücken- und Nackenschmerzpatienten nach diesem System kann mehr als 80 Prozent der als therapieresistent geltenden Patienten dauerhaft schmerzfrei oder zumindest schmerzfreier machen.

Natürlich kann die Therapie nach dieser Methode nicht im Rahmen einer großen orthopädischen Massen-Praxis stattfinden.

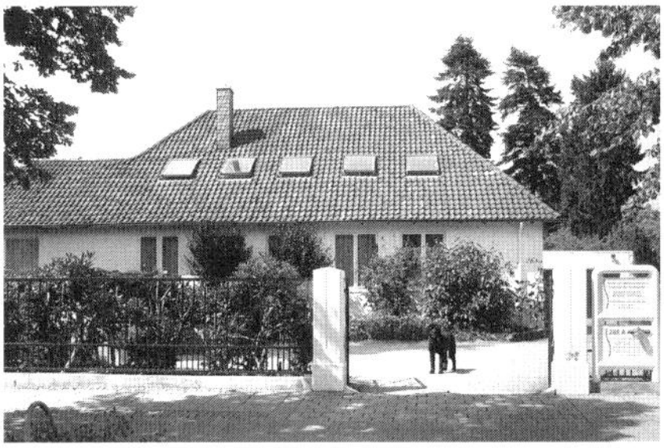

Die neue Praxis in der Schwachhauser Heerstraße

Ich praktiziere daher inzwischen in einer kleinen Praxis mit wenig Personal und ohne Massenbetrieb; jeder Patient bekommt nicht nur für die erste Vorstel-

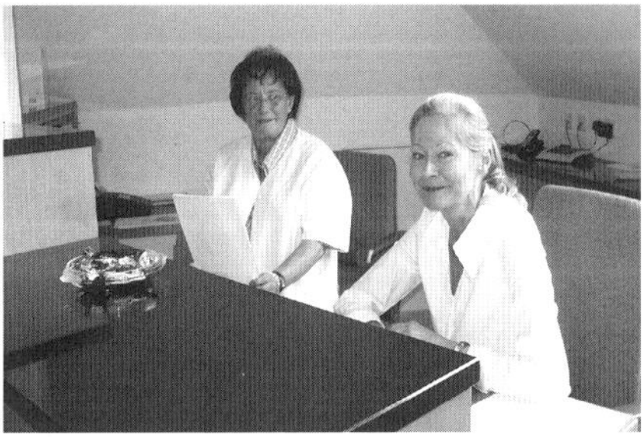

Die Damen der Anmeldung (rechts meine Frau)

lung, sondern auch für die meisten weiteren Therapiesitzungen mindestens eine halbe Stunde meiner Zeit. Es gibt kein Wartezimmer, dessen Gedränge mir Stress macht und meine Ruhe und Konzentration bei der Behandlung des Patienten beeinträchtigt.

So hat die Dorn-Methode (neben wenigen anderen alternativen Behandlungsmethoden wie der Kräftigungstherapie, der Triggerpunkt-Therapie nach Dr. Bauermeister und der Chinesischen Körperakupunktur) aus meiner klassischen schulmedizinischen Kassen-Massen-Praxis eine kleine Spezialpraxis gemacht, in die vor allem diejenigen Patienten kommen, denen die „Schulmedizin“ nicht helfen konnte oder die von vornherein auf Spritzen, Medikamente und Operationen verzichten möchten.

Jeder Patientenkontakt macht mir und dem Patienten Spaß, da genügend Zeit zur Verfügung steht, das Krankheitsbild zu verstehen und an der Ursache zu behandeln. Am Ende des Praxistages bin ich jetzt glücklich und ausgeglichen – und nicht gestresst und ausgezehrt wie früher.

Die (R)Evolution, die Dieter Dorn in meiner Praxis ausgelöst hat, macht meine Patienten und mich zufrieden.

Die Dorn-Methode – ein Allheilmittel?

Es gibt auf dieser Welt kein Allheilmittel – keine Behandlungsform, die für alle Krankheitsbilder funktioniert! Natürlich ist auch die von mir sehr geliebte Dorn-Methode keines! Auch wenn ich das berühmte Poster mit der Wirbelsäule und den für jeden Wirbel angefügten Erläuterungen zu den Wirkungen auf Körper und Seele sehr gerne mag und in meinem Behandlungszimmer aufgehängt habe – auch wenn immer wieder Patienten mir bestätigen, dass die dort aufgeführten Zusammenhänge sich bei ihnen bestätigt haben – die Dorn-Methode ist keine primäre internistische Behandlungsmethode – die schulmedizinische Abklärung der inneren Erkrankungen lässt sich nicht durch die Dorn-Methode ersetzen!

Auch viele Rücken- und Nackenschmerzpatienten benötigen – wie oben dargestellt – neben der Dorn-Methode noch andere ursächliche Therapien!

Das schlimmste Beispiel, das ich in diesem Zusammenhang in meiner Praxis erlebt habe, möchte ich zur Erläuterung kurz schildern:

> Ein etwa zwölfjähriger Junge mit einem extrem dicken rechten Knie wird von seinen Eltern in meine Praxis gebracht. Sie seien jetzt schon seit mehr als einem Jahr (!) mit dem Jungen wegen des Kniegelenkes bei einem Heilpraktiker in Behandlung, der versucht habe, das Knie mit der Dorn-Methode zu heilen („L3 ...“). Da es aber bis jetzt nicht besser sei, wollten sie doch einmal einen Mediziner, der nach Dorn behandelt, draufschauen lassen. Ich konnte das Knie des Jungen mit dem widerwilligen Einverständnis der Eltern punktieren. Ich holte aus dem völlig ausgeleierten Knie mehr als 200 ml (ein Bierglas voll) trüb-gelber Flüssigkeit und sandte sie ins Labor. Den Eltern versuchte ich deutlich zu machen, dass auch Dieter Dorn sich bei dieser Erkrankung nicht allein auf seine Methode verlassen würde. Doch die Eltern reagier-

ten völlig uneinsichtig. Sie waren sauer, weil ich nicht allein nach Dorn weiterbehandeln wollte, und kamen mit ihrem Sohn nie wieder in meine Praxis – auch nicht, um sich über das Ergebnis der Laboruntersuchung (eine rheumatische Entzündung) informieren zu lassen.

Solche Dinge sind ganz sicher nicht Dieter Dorn vorzuwerfen, sondern den wenigen verbohrten Therapeuten, die nicht verstanden haben, wofür Dorn seine Methode einsetzen möchte.

Das lässt natürlich die Frage nach der Qualitätssicherung aufkommen, die Reinhild Isensee im Dorn-Forum Nr. 4, S. 4, mit Recht aufwirft.

Qualitätssicherung bei den Dorn-Therapeuten/-Ausbildern?

Der größte Vorzug der Dorn-Methode ist auch gleichzeitig ihre größte Gefährdung!

Was mich bei meiner ersten Ausbildung zur Dorn-Methode, bei den jahrelangen Anwendungen und auch bei meinem letzten Seminar mit Dieter Dorn in Amtzell so begeistert hat, ist: Dieter Dorn lehrt nicht einen präzise definierten umfangreichen Satz von Handgriffen, die präzise und kritiklos angewendet werden müssen – wie etwa in der Chirotherapie (Ausbildungszeit mindestens 320 Stunden in 6 Seminaren) –, sondern versucht, seinen Schülern das Prinzip seiner Methode und das „Gefühl" für das Aufspüren und die Korrektur der Fehlstellungen zu vermitteln. Wenn dies gelungen ist, kann der Therapeut im Laufe der Monate und Jahre „seine" Dorn-Methode immer sicherer, sanfter und erfolgreicher werden lassen. Dazu gehört Einfühlungsvermögen, Intuition und Kreativität. Einerseits verleiht das den „Begabten", die es „begreifen", ein wunderbares Werkzeug, mit dem sie wie Dieter Dorn ihre Patienten glücklich werden lassen. Andererseits führt es aber auch dazu, dass viele, die die Dorn-Methode – aus welchem Grund auch immer – gerne anwenden möchten, das Ziel nie erreichen werden. Leider merken viele das nicht! (Das ist allerdings in der klassischen Chirotherapie genauso!)

Dieser Zustand wäre mit einer wie auch immer gearteten „Qualitätssicherung" nicht zu verbessern – die wunderbar intuitive Anwendung der Methode durch die Begabten wäre damit nur zu behindern!

Dieter Dorn schreibt in seinem Artikel im Dorn-Forum 4, S. 59: „Von meinen Seminaren wurde am Ende nur einer von fünfzig Teilnehmern in meine Liste aufgenommen ..." – Mir hat er vor fünf Jahren nach einem Seminar mit 25 Teilnehmern gesagt: „Ich bin schon glücklich, wenn ich das Gefühl habe, dass ein oder zwei der Seminarteilnehmer es begriffen haben."

Er schreibt auch: „Da braucht man im Grunde auch keine Therapeuten-Liste ...", „Wenn eine Person die Methode gut beherrscht ... ist diese Person in einem Vierteljahr überlaufen. ... Patienten vermitteln Patienten." Hier soll also die Qualitätssicherung durch die Patienten – als „Abstimmung mit den Füßen" – erfolgen.

Auch ich halte dies auf die Dauer für den einzigen Weg. Leider wird das wahrscheinlich dazu führen, dass viele der in den Listen genannten oder selbsternannten „Dorn-Therapeuten" für ihre Patienten eine Enttäuschung sind. Leider wird es auch etliche Dorn-Ausbilder geben (gelistet oder nicht), die nicht in der Lage sind, auch Begabten die Methode richtig weiterzugeben. Doch die Spreu wird sich vom Weizen trennen. Derjenige, der eine gute Ausbildung haben möchte, sollte sich den Ausbilder suchen, der jahrelange Erfahrung vorweisen kann und der von Patienten überrannt wird (und nicht den mit der größten oder schönsten Anzeige) – und er sollte vor allem mehrere dieser Ausbilder aufsuchen, um möglichst viel von dem Geist mitzubekommen, den Dieter Dorn in die Welt gesetzt hat.

Sie werden das Gesellschaftsspiel „Stille Post" kennen: Fünf oder zehn Menschen sitzen in einer Reihe – der erste flüstert dem zweiten einen Satz ins Ohr – der flüstert dem Dritten zu, was er verstanden zu haben glaubt – der wieder dem vierten und so weiter, bis der letzte schließlich laut sagt, was er gehört hat. Das hat dann meistens nicht mehr viel mit dem zu tun, was der erste gesagt hat.

Ähnlich verhält es sich leider mit dem, was die zweite – dritte oder vierte Generation der Dorn-Ausbilder ihren Schülern beibringt. Der Besuch von mehreren erfahrenen, engagierten und als Therapeuten erfolgreichen Dorn-Ausbildern hilft aber, dieses Risiko zu mindern und dem Original möglichst nahe zu kommen.

Das Buch „Heilen mit der Methode Dorn", das Dieter Dorn nach dem leider viel zu frühen Tod von Gerda Flemming vollendet hat, sollte für alle Therapeuten (und Ausbilder) die Maßstäbe setzen, an denen die Authentizität der „eigenen" Dorn-Methode immer wieder überprüft werden kann.

Eine nicht durch Qualitätssicherungsmaßnahmen gebremste Verbreitung der Methode wird zwar viele Trittbrettfahrer und nicht optimale „Dorn-Therapeuten" erzeugen, aber auch zur Verbreitung der Methode beitragen – so dass immer mehr der Patienten, die es nötig haben, davon profitieren.

An dieser Stelle möchte ich Dieter Dorn meinen tiefsten Dank aussprechen. Er hat – unverdorben durch schulmedizinische Ausbildung – mit seinem Gefühl und seiner Intuition, aufbauend auf einer überlieferten Technik, eine Methode entwickelt und weitergegeben, die uns hilft, der Ursache der Schmerzen unserer Patienten näher zu kommen und ihnen einen Weg an die Hand zu geben, sie zu besiegen.

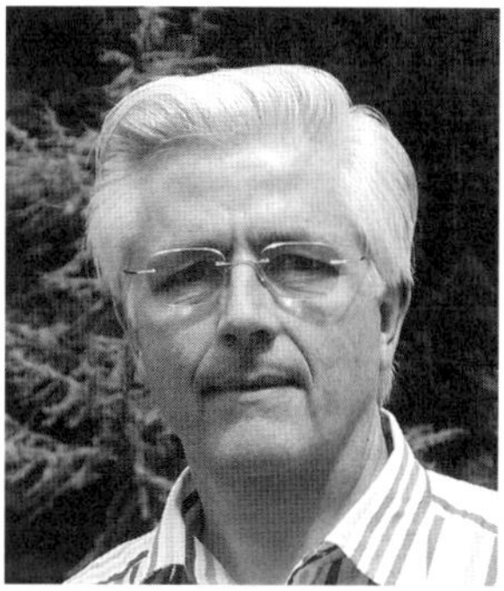

Dr. rer. nat. Markus Hansen
Schwachhauser-Heerstraße 268 a
28359 Bremen
Tel. 0421-239030
Fax 0421-249033
markus.hansen@dr-hansen.de
www.dr-hansen.de

Kleines Dorn-Lied

Franz Josef Neffe

Im Allgäu lebt ein Bäuerlein,
das schreibt sich Dieter Dorn,
bei dem kehrn viele Leute ein,
wenns weh tut hint' und vorn.
So mancher kann nicht grad mehr stehn
und humpelt krumm ins Haus.
A Viertelstund drauf kannst ihn sehn,
da geht er grad hinaus.

Die Oma hat ein Bein zu lang
und läuft ganz schief daher.
Der Onkel Doktor schreibt sie krank
und sagt: „Da geht nichts mehr."
Dann schleppt sie sich zum Dorn ins Haus,
der sagt: „Des hab' ma glei,
da is ja bloß die Hüfte raus,
die mach ma wieder nei!"

Der Onkel Max hat Ischias
und kann sich nimmer rührn,
da fahrn's ihn nei ins Krankenhaus,
dort wollns glei operiern.
Die Putzfrau hat an Dorn-Kurs gmacht,
die sagt: „Des braucht's doch net!"
und schiebt die Wirbel wieder grad.
Da schaut der Doktor med.

gedichtet am 8. Dez. 2004

Die Dorn-Methode und der Motorradfahrer

Ein Fallbeispiel

Arno Boss

Mit einem Schreiben vom Januar 2005 bat die Dorn-Forum Redaktion, man möchte ihnen doch für die nächste Ausgabe des Dorn-Forums Erfahrungsberichte zusenden. Lange habe ich mir das überlegt. Vermutlich bin ich an Lebensjahren (80) der älteste Dorn-Therapeut. Und was will man schon von so einem alten Knacker!

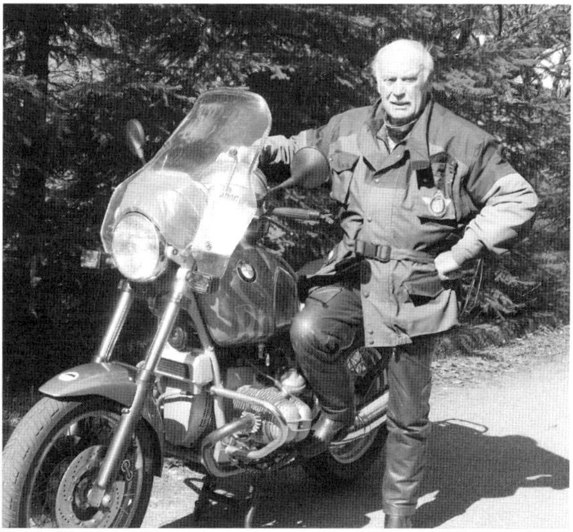

Arno Boss

Nun denn. –

Es war vor etwa 12 Jahren. Ein junger Mann aus meinem Wohnort. Er fuhr eine „BMW-Dakar". Mit solchen Maschinen fahren die Spezialisten die Rallye Paris-Dakar.

Ich wäre gerne einmal mit diesem Motorrad gefahren – ich fahre auch heute noch Motorrad. Doch seinerzeit habe ich den Burschen schon lange nicht mehr fahren sehen.

Eines Tages begegnet mir seine Mutter. Auf meine Frage, ob ihr Sohn nicht mehr Motorrad fahre, kommen ihr fast die Tränen: „Er kann vielleicht nie mehr Motorrad fahren."

Ich frage: „Weshalb denn?"

Die Mutter antwortet, er habe Probleme mit der Prostata: „Er steht eine halbe Stunde auf dem Klo, bis endlich etwas geht. Dabei hat er Schmerzen, und 10 Minuten später muss er schon wieder pinkeln."

Ich: „Da müsst ihr aber dringend zum Arzt!" – Der junge Mann war doch erst 27 Jahre alt.

Da rollt die Frau die Augen und sagt: „Unser Sohn war schon bei allen Urologen in der Umgebung und dazu bei vielen Heilpraktikern usw. Er war auch in der Uni-Klinik. Dort wollten sie ihm eine Sonde in den Mastdarm einführen und die Prostata erhitzen."

Um es kurz zu machen – ich bot der Frau meine Hilfe an: „Wenn es euch recht ist, komme ich heute Abend zu euch und bringe mein Buch über Fußreflexe mit. Dann zeige ich dem jungen Mann, wo er sich massieren kann, um die Prostata anzuregen."

Als ich später bei den Leuten in der Wohnung bin, zeigt sich, dass der Sohn geschickt zulangt. Da fällt mir ein anderer Fall ein. Ich bitte den jungen Mann, sich an die Wand zu stellen, mit dem Gesicht zur Wand, mit den Händen abgestützt. Ich fahre mit meinen Fingern an seiner Wirbelsäule runter, wie es mir Dieter Dorn gezeigt hat. Und er zuckt zusammen. „Was ist da?", frage ich. Er berichtet, im Betrieb habe er etwas aufheben müssen. Und dabei sei es ihm ins Kreuz gefahren, dass er gefürchtet habe, er würde auseinander brechen.

„Hartw...", sagte ich, „ich kann dir genauso wenig was garantieren wie das Dutzend von Ärzten, die du bisher konsultiert hast. Aber ich habe Hoffnung, dass du in einigen Wochen Linderung – nicht Heilung, sondern Linderung – hast."

Und was habe ich getan? Beinlängen, Kreuzbein, usw.

Der junge Mann konnte ja damals nicht mehr Motorrad fahren. Aber einige Wochen später waren wir mit unseren Motorrädern unterwegs – auf die Schwägalp am Säntis in der Schweiz. Das sind 400 Kilometer – ohne Problem. Das war im Juli 1994. Und seither fährt der Bursche jährlich 20.000 bis 25.000 Kilometer mit seinem Motorrad!

Arno Boss
Mörikestr. 15
72461 Albstadt-Onstmettingen
Tel. 07432-22689

Auch Sportler profitieren von der Methode Dorn

Peter Wiermann

Sportler gehören in der Regel zu der Sorte Menschen, die viel Wert auf ihre Gesundheit und die Beweglichkeit ihres Körpers legen. Dass auch durchtrainierte Radler von Kreuzschmerzen geplagt sein können, erfuhr ich, als solch eine Sportskanone nach vergeblichen anderen Therapieversuchen meine Hilfe suchte.

Schnell war das Übel an der Wurzel gepackt: Beinlängenunterschied, Beckenschiefstand, Lendenwirbelbereich verschoben, der Verlauf der Wirbelsäule schon in eine leichte Skoliose übergegangen.

Was dieser Mann so gar nicht verstand, war, dass er doch täglich außer seinen Radtouren ein wahres Fleißprogramm an Übungen durchführte – und dann trotzdem diese Beschwerden auftauchten. Wie konnte so was sein?

Natürlich entdeckte ich schnell, dass sein Fitnessprogramm aus Übungen bestand, die so gar nichts mit der Methode Dorn zu tun hatten, sondern in der Hauptsache aus Dehnungen bestand. Bei seinem Beckenschiefstand keine so günstige Sache.

Da dieser Mann förmlich nach einem Ersatz-Übungsprogramm lechzte, schrieb ich ihm wunschgemäß eines auf. Fuß auftreten, Beine einziehen so oft wie möglich – mit Hüfte und Wirbelsäule an die Wandkante stellen und Bein pendeln – sogar Tipps zum Bücken, Strecken, Stielgeräte halten und Schlafen bekam er mit auf den Weg.

So ausgerüstet, konnte das nur besser werden und bleiben. Er war schon beeindruckt, als er sich ohne Schmerzen wieder frei bewegen konnte – schaute mich trotzdem noch etwas skeptisch an, weil ihm das alles viel zu einfach erschien.

Drei Monate später stand dieser Radfahrer wieder vor meiner Tür. Zerknirscht gestand er mir, dass es ihm hervorragend gegangen sei, Schmerzen waren weg, Beweglichkeit uneingeschränkt – bis ... ja bis er wieder angefangen hatte, sein altes Übungsprogramm zu absolvieren. Das sei nur ein paar Tage gut gegangen, meinte er, und nun könne er sich schon wieder so schlecht bewegen wie vorher.

Nun gut, nochmal die gleiche Prozedur. Diesmal sah ich allerdings deutlich, dass der Mann seine Dorn-Übungen eine ganze Weile fleißig gemacht haben musste. Es waren nur leichte Korrekturen nötig und die Wirbel äußerst willig, wieder an ihren Platz zu gleiten.

Mein Radfahrer zeigte sich sehr einsichtig und äußerst angetan von der Einfachheit und Effektivität der Methode Dorn. Diese Übungen wolle er nun beibehalten, um seine Gelenke und Wirbel beweglich zu halten.

Ein Jahr ist vergangen, und bisher war er nicht mehr bei mir. Woher ich trotzdem weiß, dass es ihm gut geht, wollen Sie wissen? Ganz einfach – von all denen, die aufgrund seiner Begeisterung zu mir kamen und die Methode Dorn unbedingt auch kennen lernen wollten.

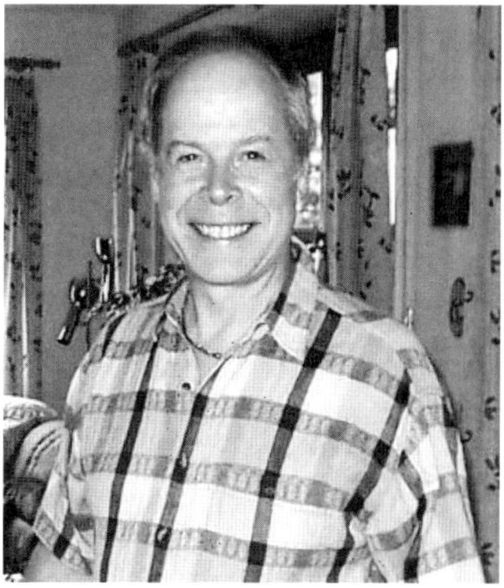

Peter Wiermann, Ziegelfeldstraße 29
84329 Wurmannsquick, Tel. 08725-967411
E-Mail: info@die-methode-dorn.de
www.die-methode-dorn.de
www.gesund-sein-ist-alles.de

Entspannungsmassagen statt Kühe melken!

Vom Landwirt zum Gesundheitsberater für Rücken, Füße und Gelenke

Heiner Jochimsen

Ja, wie kommt ein gestandener Landwirt bloß zu diesem tollen Beruf?

War es Zufall? Aber an so viele Zufälle mag ich nicht glauben.

Es begann eigentlich ganz harmlos. Vor sieben Jahren schleppte meine Frau mich zu einem Reiki-Kurs mit. Damals war es für mich nur Hokus-Pokus – heute bin ich Reiki-Meister.

Dann übernahm ich – auch sehr erfolgreich – das Besprechen von Gürtelrose, Warzen usw.

Doch es sollte noch eine Steigerung geben: Im Sommer 1999 fragten Verwandte aus Niedersachsen, ob ich nicht Lust hätte, in Kiel einen Grundkurs nach Dorn und Breuß mitzumachen. Von Dorn und Breuß hatte ich noch nie etwas gehört.

Man sagte mir, ein Herr Joachim Wohlfeil aus Bayern wolle uns in dem Kurs zeigen, wie man zwei unterschiedlich lange Beine mit einer kleinen Übung auf gleiche Länge bringe und wie ein verschobener Wirbel ohne großen Schmerz wieder eingerichtet werde ... Ich erwartete einen „Spinner aus Bayern" – und meldete mich aus Neugierde an.

Schon nach dem ersten Tag bei Joachim war ich von diesen sanften Methoden total begeistert. Im Sommer 2000 war ich dann auch einer der Ersten, die in der staatlich anerkannten Berufsfachschule in Würzburg die Ausbildung machten. Was sich daraus bisher entwickelt hat, ist für mich noch immer wie ein Traum: Da nehmen doch Leute für eine Entspannungsmassage mehrere Autostunden auf sich – und treten mit strahlenden Augen den Rückweg an.

Eine Kundin ist Vorsitzende in einem Landfrauenverein und bat mich, in ihrem Verein etwas über diese sanften Methoden zu erzählen. Damit habe ich dann wohl eine Lawine losgetreten. Denn fast alle Vereine im Kreisgebiet wollten diesen Vortrag nun auch hören. Daraufhin kamen viele Frauen zu den Entspannungsmassagen – und bald folgten ihre Männer. Auch an Volkshochschulen und bei DRK-Ortsvereinen hielt ich Vorträge. Jetzt bin ich als Rentner an meine Leistungsgrenzen gestoßen – und freue mich, dass meine Tochter Rita und meine Schwiegertochter Regina im Juni die Ausbildung in Würzburg machen werden. Beide sind seit Jahren Krankenschwestern, und Regina macht außerdem die Ausbildung zur Heilpraktikerin. Zu dritt werden wir wohl den Ansturm der Kunden schaffen – und dann habe ich hoffentlich auch wieder mehr Zeit für den Sport.

Die Dorn- und Breuß-Methoden sind – trotz Heiko Lehmann, der in Kiel ausbildet – hier in Schleswig-Holstein noch weitgehend unbekannt.

Ja, so kann es einem Landwirt ergehen, der mal „aus Neugierde“ nach Würzburg reist. Mein Dank geht an die Ausbilder in Würzburg und ganz besonders an Corina und Joachim.

Einige Erlebnisse mit meinen Kunden

Eine junge Frau aus Ecuador hatte in Schleswig die Schwiegereltern besucht und bekam zwei Tage vor dem Rückflug einen Hexenschuss. Sie kam kaum auf die Massagebank. Ich hatte nicht viel Hoffnung, dass sie fliegen könnte. Doch sie konnte ohne Schmerzen den Rückflug antreten.

Meine erste Kundin war Christiane aus Berlin. Sie kam am Heiligen Abend 1999 mit schmerzverzerrtem Gesicht und einem schiefen Hals. Sie war schon in Berlin bei Ärzten in Behandlung gewesen – ohne Erfolg. Nach einer Stunde ging sie mit strahlenden Augen wieder. Bald danach kamen ihr Mann und ihre Freunde aus Berlin; auch sie gingen zufrieden.

Dann kam eine Nachbarin – sie hatte meine Ferienwohnung gemietet. Sie wurde jeden Tag massiert. In Berlin hatte sie nach zwei Bandscheibenvorfällen schon jahrelang täglich Schmerzen gehabt und war von Arzt zu Arzt gelaufen. Im Mai war sie dann hier, und zu Weihnachten schickte sie mir ein Bild, auf dem auf der Rückseite stand, sie sei seit Mai schmerzfrei und fühle sich prächtig. Solche Kunden bringen mir Freude und geben mir neue Kraft. Inzwischen sind es über 20 Kunden allein aus Berlin.

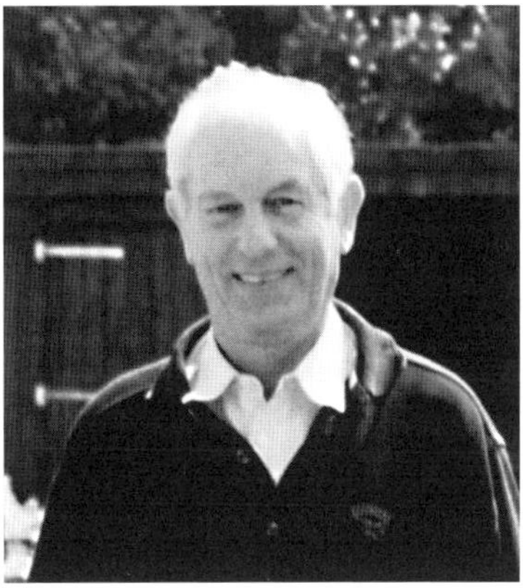

Dies ist ein Foto, das Frau Krämer aus Berlin gemacht hat. Dazu schreib sie: „Unserem lieben Wunderdoktor herzlichen Dank. Seit dem Mai bin ich schmerzfrei und es geht mir prächtig.“

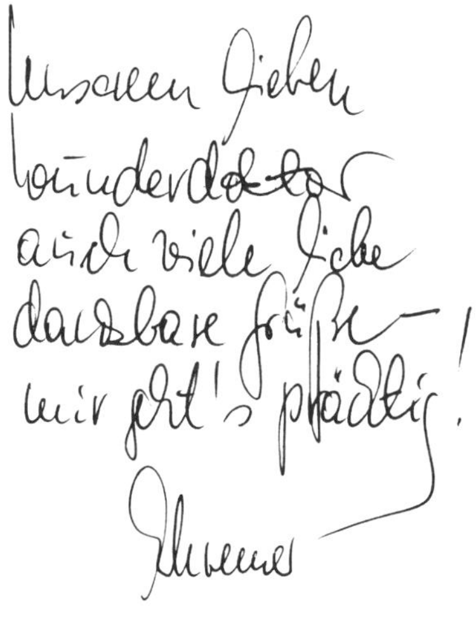

(Fotorückseite)

Eine Frau aus der Nähe von Husum hatte viele Jahre Rückenschmerzen und war im Februar 2003 hier. Dann hörte ich sieben Monate nichts von ihr, bis im September ein Anruf kam. Sie sagte, seit dem Februar sei sie völlig schmerzfrei gewesen. Diese sieben Monate ohne Schmerzen waren für sie wie ein Traum. Und dann saß sie eines Tages beim Feuerwehrfest an einem Biertisch und sackte plötzlich mit der nicht eingerasteten Bank zusammen – und hatte wieder ihre Schmerzen.

Mein ältester Kunde kommt aus Kiel und ist 94 Jahre alt. Als ich ihm die kleine Treppe hinstellen wollte, damit er besser auf die Massagebank raufkommt, hat er mich ausgelacht und sprang ohne Probleme auf die Liege. Er kommt immer noch selbst mit dem Auto hierher – er lässt sich einmal jährlich beim ADAC auf seine Fahrtauglichkeit testen.

Dann holt er vorher seinen 72-jährigen Freund in Eckernförde ab – und gemeinsam machen sie sich auf den Weg „zu Heiner nach Missunde“ – ein tolles Gespann. Nach ihrem Termin bei mir fahren sie hier zum Missunder Terrassencafé und essen zu Mittag; oder am Nachmittag geht´s nach Fleckeby ins Kunstcafé – sie schwärmen von der netten weiblichen Bedienung dort und den leckeren Torten. Auch der Freund brachte mich schon zum Lachen. Da stand er nur in der Unterhose vor der Massagebank und fragte, ob er sich auch ganz ausziehen dürfe. Ich dachte: „Was will er sich denn nun noch ausziehen?“ – und muss ihn wohl recht merkwürdig angesehen haben. Da nahm er seine Perücke ab, und wir mussten beide lachen.

So habe ich hier fast täglich schöne Erlebnisse. Einige sagen, eine solch wohltuende Massage hätten sie noch nie bekommen. Und andere fühlen sich danach, als kämen sie gerade aus dem Urlaub.

Auch Ärzte waren schon bei mir. Eine Ärztin aus Frankfurt hatte keine Ahnung von der Dorn- und Breuß-Methode. Die Entspannungsmassagen taten ihr so gut, dass sie sie unbedingt in ihrer Heimat wiederholen möchte.

Ein früherer Ruderer der Deutschen Nationalmannschaft und ein früherer Europameister der Berufsboxer waren hier – beide begeistert von den Entspannungsmassagen.

Eine etwa 50-jährige Frau hatte 3 cm Beinlängenunterschied. Ich fragte sie, ob sie sich selbst die Beine wieder gleich lang machen möchte. Sie antwortete: „Ja, wenn es geht, selbstverständlich.“ Sie machte es nach meinen Anweisungen und hatte zwei Minuten später gleich lange Beine. Sie hatte nur ein Paar Schuhe ohne Absatzerhöhung – alle anderen Schuhe waren für 200 Euro mit einer einseitigen Absatzerhöhung geändert worden. Doch ihr Orthopäde konnte nun keinen Beinlängenunterschied mehr feststellen, und sie ließ die Erhöhungen wieder entfernen.

Einige Leute kommen in der dunklen Jahreszeit häufiger, weil diese Massagen körperliche und auch seelische Blockaden lösen sollen. Besonders im Herbst neigen einige Kunden auch zu seelischen Störungen und fühlen sich nach dieser Massage viel wohler. Mit diesen Entspannungsmassagen nach Dorn und Breuß erzielt man traumhafte Erfolge. Niemals hätte ich geglaubt, dass Bauernhände eine solche Wirkung erzielen können.

Ich erinnere mich auch an eine junge Frau aus Bad Bramstedt, der es nach dem Einrenken durch einen Orthopäden so elend ging, dass er sie für acht Wochen krankschrieb. Sie kam mit großen Schmerzen zu mir – und konnte nach einer Woche wieder arbeiten.

Eine Frau aus Freiburg sagte nach den Entspannungsmassagen: „Das war mein schönstes Urlaubserlebnis hier im Norden.“ – Nun ja, bei dem verregneten Sommer 2004 ...

Eine andere Frau konnte wohl besonders gut abschalten und sagte, bei diesen Entspannungsmassagen sei sie in einer anderen friedlichen Welt.

Bei diesen Massagen legen wir auch unsere Hände auf verschiedene Stellen des Rückens, und viele Kunden empfinden dort eine wohltuende Wärme. Eine Frau fragte beispielsweise einmal, ob ich kochende Hände habe – und ob sie meine Hände mal anfassen dürfe. Ob ich unter meinen Händen ein Heizkissen habe, fragte mal jemand. Und alle sind regelmäßig überrascht, wenn sie meine Hände berühren und merken, dass die Hände gar nicht so heiß sind. Doch das muss man selbst spüren – sonst glaubt man es nicht.

Trotzdem passieren keine Wunder

Doch es gibt auch andere Fälle – so wie das 15-jährige Mädchen, das nur schwer auf die Bank kam. Anschließend habe ich der Mutter gesagt: „Wenn es nicht viel besser wird, müssen Sie mit ihrer Tochter zum Arzt gehen.“ Und tatsächlich kam sie mit zwei Vorfällen nach Damp in die Ostseeklinik. Mit dieser segensreichen Methode kann man also sehr, sehr viel erreichen. Aber es geschehen auch hiermit keine Wunder.

Eine Frau aus der Flensburger Gegend war hier mit Rückenschmerzen. Nach drei Entspannungsmassagen habe ich ihr geraten, zum Röntgen gehen. Und siehe da: Nicht ihr Rücken war geschädigt, sondern ihre Hüfte – und der Schmerz strahlte zum Rücken hin aus.

Eine 51-jährige Frau war nach einem Schlaganfall hier, sie war einseitig gelähmt und konnte auch nicht auf die Massagebank klettern. Ihre Schwester musste sie ausziehen und ich habe sie im Sitzen massiert. Auch ihre Sprache war noch nicht wieder vollständig in Ordnung. Ich habe ihr überhaupt nicht helfen können – und trotzdem hat sie sich immer wieder bedankt „für diese Wohlfühlmassage“.

Oder doch?

Ein 12-jähriges Mädchen hatte 3 cm Beinlängenunterschied und einen Bogen in der Wirbelsäule – eine so genannte Skoliose. Nach einer Stunde waren die Beine wieder gleich lang und kein Bogen mehr zu sehen. Ein 12-jähriger Junge hatte ähnliche Probleme; auch er war anschließend wieder völlig in Ordnung.

Nun war gestern ein 5-jähriges Mädchen mit ihrer Mutter hier. Der Schularzt hat einen großen Beinlängenunterschied festgestellt und der Mutter gesagt, sie soll mit der Tochter zum Orthopäden gehen. Die Mutter, die ich gut kenne, ging lieber erst mal zu mir. Und tatsächlich hatte das Mädchen schon fast 2,5 cm Beinlängenunterschied. Aber nach einer Stunde waren die Beine wieder gleich lang. Selbstverständlich sagte ich der Mutter: „Lassen Sie es bei einem Fachmann überprüfen.“

Heiner Jochimsen
Gesundheitsberater für Rücken, Füße und Gelenke – Detensorberater
Zur Fähre 17a, 24354 Missunde
Tel. 04354-487, Fax 996107

Wie die Dorn-Therapie einen ungläubigen Thomas bekehrt

Pia Steininger

Die Dorn-Breuß-Therapie ist im Raum Passau noch relativ unbekannt. 1999 musste ich für meine erste Ausbildung in Dorn-Breuß noch bis nach Ulm fahren. Doch ich wollte unbedingt diese Methode erlernen, von der mein Heilpraktiker behauptete: „Seit ich die Dorn-Methode kenne, mache ich keine Chiropraktik mehr."

Mein zweites Seminar fand in Amtzell statt, direkt bei Herrn Dorn selbst. Später machte ich noch einmal ein Seminar in Regensburg mit. Der Weg – war er noch so weit – hat sich jedes Mal gelohnt. Die Methode Dorn ist ein Grundpfeiler in meiner Praxis. Menschen kommen von weit her, um sich von mir „nach Dorn" behandeln zu lassen. Jahrelange Rückenschmerzen verschwinden, Wirbelsäulenfehlstellungen bei Kindern werden gerichtet; meist geht auch die Seele des Betreffenden nach einer Dorn-Behandlung aufrechter.

Seit dem Jahr 2002 leite ich Dorn-Breuß-Seminare in der Region Passau. Und was ich da so alles erlebe, möchte ich in diesem Artikel erzählen.

Bei einem meiner ersten Seminare befinden sich zwei Physiotherapeuten unter den Schülern. Die beiden Herren betrachten mich von Anfang an sehr kritisch. Ernsten Blickes verfolgen sie meine theoretischen Ausführungen am Anfang des Seminars. Mir wird es abwechselnd heiß und kalt, aber so leicht lasse ich mich nicht aus der Ruhe bringen. Meine vier Kinder haben da großartige Vorarbeit geleistet.

Richtig nett wird es dann bei meiner Demonstration der Beinlängenmessung nach Dorn. Die Blicke der beiden Herren werden immer kritischer, bis einer von ihnen rausplatzt: „Also – so was von unprofessionell habe ich noch nie erlebt. So kannst du doch die Beinlängen nicht messen, das geht doch ganz anders! Und korrigieren kannst du sie so schon gar nicht. Welche Schau ziehst du denn hier ab?"

So, da stehe ich nun unter den prüfenden Blicken der 14 anderen Kursteilnehmer. Ich bin Heilpraktikerin und keine Physiotherapeutin, habe also keine Ahnung, wie eine professionelle Beinlängenmessung in der Physiotherapie aussieht. Ob nach physiotherapeutischen Richtlinien überhaupt möglich ist, was Dorn über die Messung und Korrektur unterschiedlicher Beinlängen sagt, kann ich nicht beurteilen. Ich weiß nur: Menschen, die ständig Schmerzen im Lendenwirbelsäulenbereich hatten, sind nach einer Dorn-Therapie und der Hausaufgabe der täglichen Beinlängenkorrekturübung plötzlich schmerzfrei – und bleiben es auch. Und das allein zählt für mich. Die wissenschaftliche Begründung interessiert mich nicht. Genau das erkläre ich meinen beiden „Lieblingsschülern“. Sie lassen mich weiterarbeiten, wenn auch die Blicke immer kritischer werden.

Natürlich hält auch das Einrichten der einzelnen Wirbelkörper einer physiotherapeutisch-wissenschaftlichen Überprüfung nicht stand. Hin und wieder schnappe ich geflüsterte Äußerungen auf wie: „Sind wir hier im falschen Film?“

Als der erste Tag des Seminars zu Ende geht, bin ich mehr als froh. Viel freundlicher schauen meine beiden Kritiker noch immer nicht drein. Beim Abschlussgespräch des ersten Tages meinen sie dann, sie wollten „Dorn“ ausprobieren. Sie könnten sich zwar nicht vorstellen, dass die Therapie halte, was ich verspreche, aber schließlich verdiene jeder eine Chance.

Die Breuß-Massage am nächsten Tag – natürlich lässt der physiotherapeutisch-wissenschaftliche Einspruch nicht lange auf sich warten. Massieren auf den Dornfortsätzen, das widerspräche allem, was man als Masseur lernt. Mittlerweile habe ich für mich einen Weg gefunden, mit den beiden umzugehen. Ich erkläre, sie hätten vermutlich Recht, aber die Breuß-Massage sei eben so und nicht anders. „Ihr werdet euch jetzt gegenseitig massieren. Achtet unvoreingenommen auf euer Gefühl und bildet euch dann ein Urteil über diese etwas andere Art zu massieren.“

Und dann die Überraschung: Die beiden „breußieren“ ihre Partnerinnen mit einer Hingabe, die mich neidisch stimmt auf die Damen. Beide haben kein Problem mehr, mit sanften Strichen und viel Öl über die Dornfortsätze zu gehen – und die Damen unter ihren Händen scheinen überhaupt keine Probleme mehr zu haben. Sie wirken, als seien sie im Himmel; als ich sie anspreche, reagieren sie nicht.

Die Gesprächsrunde am Sonntagabend zum Abschluss des Seminars fällt dann doch schon etwas positiver aus. Ganz der falsche Film sei es vermutlich doch nicht gewesen, meinen die beiden. „Wir werden Dorn und Breuß gleich morgen in der Praxis ausprobieren. Dann werden wir ja sehen, ob es stimmt, was du sagst!“

Ich bin froh, dass ich dieses Seminar hinter mir habe. Auf der Heimfahrt unterziehe ich meine Qualifikation als Dorn-Breuß-Kursleiterin einer eingehenden Prüfung. Ich frage mich: Ist das wirklich meine Bestimmung?

Doch dann folgt die ganz große Überraschung – und alle an mir nagenden Zweifel finden ihr Ende! Am Mittwochabend ruft mich einer der beiden Physiotherapeuten an: „Hut ab vor dir und vor Dorn und Breuß!“, sagt er gleich zur Begrüßung. „Es ist phantastisch, was ich die letzten drei Tage erlebt habe! Ich kann es zwar nicht verstehen und auch nicht wissenschaftlich begründen, aber die Dorn-Therapie funktioniert unvorstellbar gut. Ich bin begeistert!“

Er entschuldigt sich dafür, mir das Leben als Seminarleiterin so schwer gemacht zu haben und sagt zum Schluss des Gespräches: „Mach weiter, du bist eine super Seminarleiterin. Und wenn du einmal eine neue Therapie unterrichtest, die ebenso gut ist wie die Dorn-Therapie, dann sag es mir. Ich bin dabei!“

Nun, das wird schwierig. Eine Therapie, die so einfach und zugleich so unglaub-

lich wirksam ist, gibt's nur einmal:
Die Dorn-Therapie!

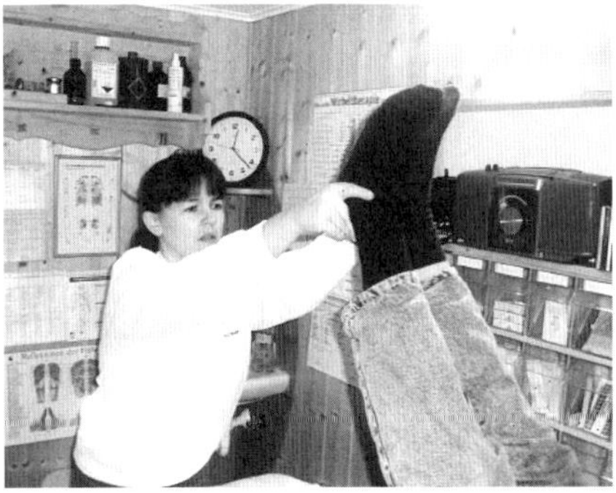

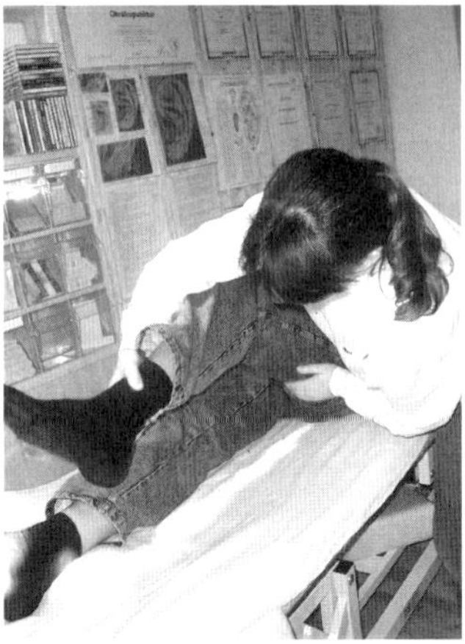

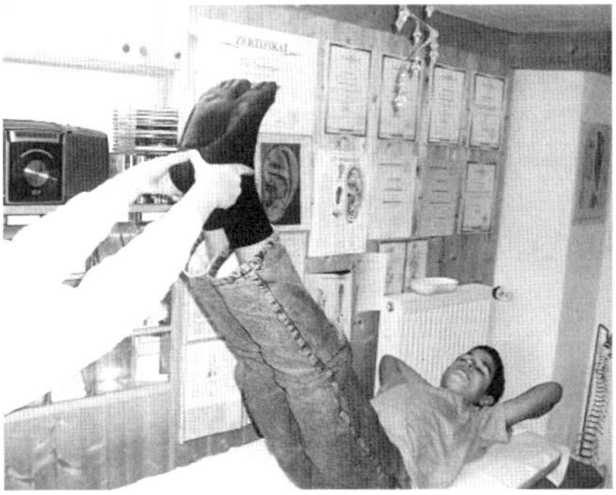

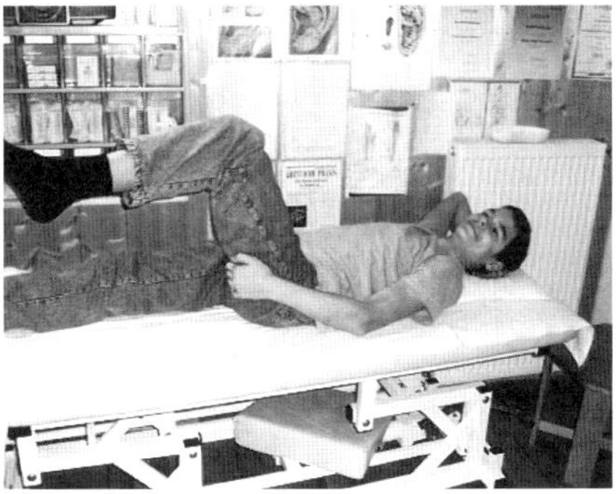

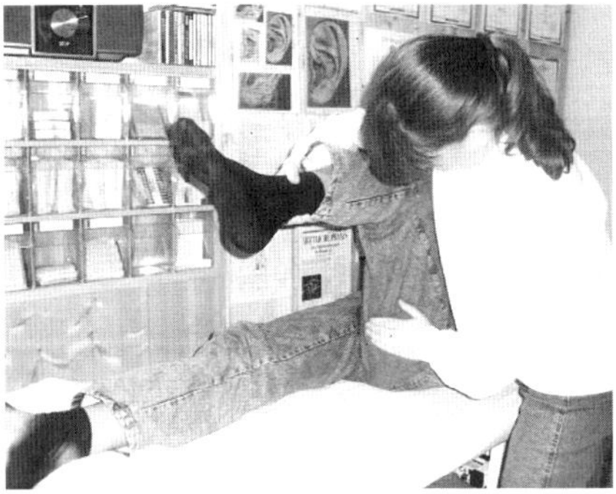

Pia Steininger
Heilpraktikerin, Dorn-Therapeutin
und -Ausbilderin
Wingersdorf 11
94136 Thyrnau
Tel. 08501-914577, Fax: 914578
E-Mail: PiaSteininger@aol.com

Mein Weg von der Chiropraktik zur Dorn-Methode

Daniel Niehues

Mit der Chiropraktik und der Massage begann mein Weg in die Körperarbeit. Ich habe viel geübt, viel gelernt und viel herumgerenkt. Doch immer wieder stieß ich in der Chiropraktik an Grenzen. Schon bei einer der ersten üblichen Fragen: „Haben Sie Taubheitsgefühle?" Denn in einem solchen Fall könnte es ja ein Bandscheibenvorfall sein. Renke ich ein, so werden die Beschwerden vielleicht wider Erwarten größer, und ich bekomme eventuell eine Klage an den Hals – dass ich diesen Bandscheibenvorfall durch das Einrenken verursacht hätte. Man sollte sich also als Chirotherapeut ständig dagegen absichern, ob nicht schon ein Bandscheibenvorfall besteht. Das ist ziemlich umständlich. Denn schließlich kommen viele Patienten, weil sie gerade nicht gleich zum Arzt rennen wollen.

Hinzu kommt: Die Patienten haben ständig Angst und sind verkrampft – wenn sie nur das Wort *Chiropraktik* hören. Für manche Patienten klingt das, als wolle man sie umbringen. Und selbst die amerikanische „Sanfte Chiropraktik" birgt Grenzen und Gefahren. Teilweise bekommt man die Probleme erst in der Praxis vollends mit – zum Beispiel bei Patienten mit sehr verspannter Muskulatur, bei sehr korpulenten Patienten oder bei zwei Meter hohen Bodybuildern. Versucht man einen wirklich stark blockierten Wirbel wieder einzurenken, kommt man in diesen Fällen nicht weit, selbst wenn man vorher bereits schön aufmassiert hat.

Bei derartigen Herausforderungen begriff ich: die Chiropraktik könne nicht alles sein. Ein Patient erzählte von seinen guten Erfolgen mit der Dorn-Methode, und ich machte mich kundig. Ich nahm an einem Seminar zur Dorn-Methode teil und schloss für mich damit jene Lücken, die die Chiropraktik für mich ließ. Danach behandelte ich zuerst nur mit Chiropraktik, und wenn das nicht funktionierte oder kontraindiziert war, benutzte ich die Dorn-Methode. Bereits durch dieses Vorgehen erzielte ich gute Erfolge, und mein Wunsch wuchs, noch besser und intensiver mit der Dorn-Methode umgehen zu können. Vielen Dank an dieser Stelle an Dieter Dorn und Günter Groß, die meinen Wunsch erfüllt haben und sich mit meiner Technik auseinander setzten und mich verbesserten.

Seit längerer Zeit arbeite ich nun nur noch mit der Dorn-Methode, da ihre Wirkung viel länger anhält als die der Chiropraktik. Dort kamen meine Patienten meist nach etwa ein bis zwei Wochen wieder. Mit der Dorn-Methode gibt man den Patienten jedoch mehr Möglichkeiten an die Hand, ihre Rückenschmerzen in den Griff zu bekommen. Die Patienten kommen später vielleicht wieder – doch dann wegen anderer Dinge. Außerdem fühlen sie sich absolut sicher und in guten Händen.

Ich möchte die Dorn-Methode nicht mehr missen und bin froh, sie gelernt zu haben und mit jedem Patienten dazulernen zu können.

Fallbeispiel aus der Praxis:

Mann, 31 Jahre, schulmedizinische Diagnose: Bandscheibenvorfall L4/5, Bandscheibenvorwölbung C5/6, Patient klagt über Brennen in den Armen und Schmerzen zwischen Schulterblättern und im LWS-Bereich. Therapeutisch wurde schon fast alles ausprobiert; als letztes wollte sein Arzt ihm Antidepressiva verschreiben.

Ich behandelte diesen Patienten nach Dorn: Beinlängendifferenz links um 2,5 cm, wegen einer Fehlstellung im Hüftgelenk, Wirbelfehlstände L5, L4, Th12, Th7, Th6, Th5, Th4, Th3, Th1, die wir dann korrigierten.

Eine Woche später machte der Patient einen erneuten Termin aus, weil er wieder Schmerzen hatte. Verblüfft fragte ich den Patienten, warum er diese habe. Er erzählte, er sei bei seinem Orthopäden gewesen, um seinen Krankenschein zu verlängern, und dieser wollte ihn dann auch noch in der Sprechstunde sehen und renkte ihn ohne eine Bemerkung wieder „ein". Die Schmerzen – zuvor fast komplett verschwunden – kamen mit einem Moment vollständig wieder. Sein Doc hatte ihn erfolgreich wieder ausgerenkt.

Dank einer weiteren Dorn-Behandlung und den regelmäßigen Übungen musste er nicht noch einmal zum Orthopäden, um seinen Krankenschein zu verlängern, sondern konnte ohne Schmerzen und Brennen zur Arbeit gehen.

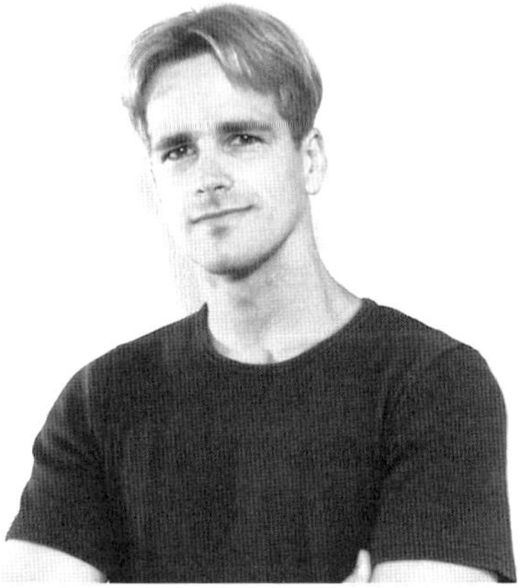

Daniel Niehues, HP
Harkortstr. 3
59174 Kamen
Tel. 02307-368182
info@heilpraktiker-kamen.de
www.naturheilpraxis-kamen.de
und
Wambeler Hellweg 110
44143 Dortmund
Tel. 02307-368182
www.naturheilpraxis-dortmund.de

Mein Weg zur Dorn/ Breuß-Anwenderin

Heidi Brüner

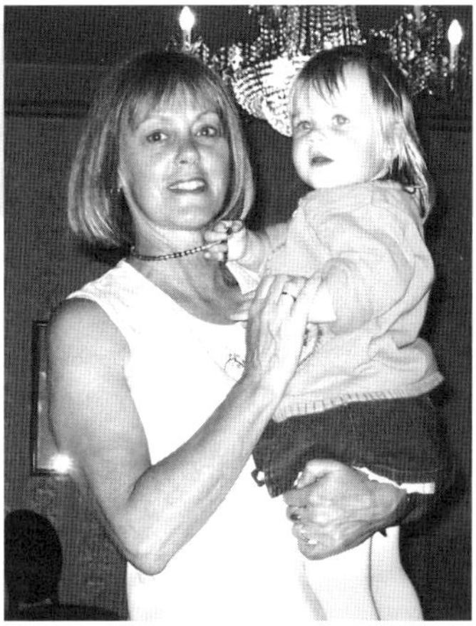

Nach einem Bandscheibenvorfall im Jahre 1995 trat ich nach abgeschlossener Krankenbehandlung in einen Wirbelsäulengymnastik-Kurs ein, den ein Sportverein in meinem Wohnviertel anbot. Als dann nach einigen Wochen die Übungsleiterin eine Vertretung brauchte, meldete ich mich spontan, denn es war immer schon mein Wunsch gewesen, eine Gymnastikgruppe zu leiten. Da ich mich durch meine Rückenprobleme bereits mit der Wirbelsäule beschäftigt hatte, passte das ganz gut. Die Vertretungen wurden immer häufiger und eines Tages übernahm ich die Gruppe ganz und entschloss mich, den Übungsleiterlehrgang für Breitensport zu absolvieren. Gleichzeitig erfuhr ich von meiner Schwester – Heilpraktikerin in Waldkirch bei Freiburg – von der Dorn-Methode, und dass es da auch Selbsthilfeübungen gebe. Ich brachte in Erfahrung, wo ich eine solche Ausbildung machen konnte, und ließ mich aus reinem Interesse darauf ein – ohne zu wissen, ob und wie und an wem ich das würde anwenden können.

Nach meinem ersten Dorn/Breuß-Seminar im Jahr 2000 – bei Petra Rüping in Münster – war ich zum einen begeistert von der Seminaratmosphäre und zum anderen fasziniert von der Methode. Ich bildete mich weiter fort: Wir gründeten z.B. einen Arbeitskreis und treffen uns vierteljährlich; außerdem sehe ich zu, dass ich gelegentlich bei einem Seminar als Assistentin mitarbeite. Und ich praktizierte fleißig an Freunden und Bekannten. Gleichzeitig erwarb ich die nächste Übungsleiterlizenz „Sport der Älteren“, wo medizinische Grundlagenkenntnisse vermittelt werden. Die hatte ich mir allerdings längst angelesen. Apropos lesen: Das Dorn-Forum verschlinge ich regelmäßig mit Begeisterung – und es gibt reichlich Dorn-relevante Bücher, die mir sehr geholfen haben; genannt sei hier als eines von vielen das Buch „Der sanfte Weg zur Mitte“ von Gamal Raslan. Immer wieder lese ich diese Bücher – mit fortschreitendem Kenntnis- und Wissensstand quasi jedes Mal mit „neuem“ Blick.

Da wir ein geräumiges Haus haben, konnte ich mir ein gemütliches Beratungszimmer einrichten. Langsam wurde mir jedoch – in juristischer Hinsicht – ein wenig mulmig. Deshalb war ich sehr froh, über „Rückgrad e.V.“ im Februar 2004 die Möglichkeit wahrnehmen zu können, in Würzburg an der Berufsfachschule für Kosmetik und Fußpflege einen „ordentlichen“ Abschluss zur Gesundheitsberaterin zu machen. Während unter unseren Fenstern der Faschingszug vorbeizog, arbeiteten wir wie die Weltmeister an Entspannungstechniken für Rücken, Füße und Gelenke. Corina und Joachim Wohlfeil an dieser Stelle einen lieben Gruß! Wieder zu Hause, meldete ich diesen zweiten Beruf (im „Hauptberuf" bin ich nämlich schon lange Jahre halbtags wissenschaftliche Bibliothekarin an der hiesigen Universitätsbibliothek) umgehend dem Gesundheitsamt Münster. Nachdem man sich schlau gemacht hatte – *diesen* Beruf kannte man bis dahin nicht – bekam ich mein Plazet in einem sehr netten Brief mitgeteilt und fühlte mich seitdem wesentlich wohler und sicherer.

Anfangs habe ich hauptsächlich mit der Breuß-Massage gearbeitet und dabei bereits erstaunliche Erfolge erzielt. Doch immer häufiger arbeite ich, wenn ich es für angebracht halte, unter aktiver Einbeziehung des jeweiligen Klienten nach der Methode Dorn und verordne die berühmten „Hausaufgaben". Seit meinem Abschluss in Würzburg gewinnt auch die beratende Funktion zunehmend an Bedeutung; wissen doch viele Menschen – immer noch – nicht, dass z.B. Verspannungen im Nacken- und Rückenbereich vielfältige und nicht nur körperliche Ursachen haben. Ich helfe ihnen, diese Ursachen aufzuspüren und abzustellen. Selbstverständlich wird jedoch immer abgeklärt, ob nicht an erster Stelle ein Arztbesuch nötig ist; dies ist allerdings nicht so häufig der Fall. Suchen Menschen mit schweren Beschwerden oder Symptomen doch von sich aus eher einen Orthopäden oder Heilpraktiker auf und keinen Gesundheitsberater. Deshalb sehe ich meinen Beruf auch nicht als Konkurrenz, sondern als Ergänzung zu den Heilberufen.

Ich bin in der glücklichen Lage, von diesem Beruf nicht leben zu müssen, und kann daher mit meiner Zeit großzügig umgehen. Dies ist, wie man sich vorstellen kann, für beide Seiten von Vorteil. Man muss jedoch lernen, sich nicht ausnutzen zu lassen!

Nebenbei gebe ich wöchentlich Wirbelsäulengymnastikstunden beim Stadtsportbund Münster und setze auch hier meine Dorn-Kenntnisse um, indem ich beispielsweise mit meinen Teilnehmern die Gelenk-Selbsthilfeübungen mache oder ihnen erkläre, warum sie die eine oder andere Dehnübung in meinem Kurs nicht angeboten bekommen.

Dieser zweite Beruf, der sich so grundlegend von meinem anderen unterscheidet, macht mir sehr viel Freude, und er tut mir mindestens genauso gut wie meinen Klienten. Was man allerdings auch lernen muss, ist *Abschalten*, sonst wird einem auf Dauer zu viel Energie entzogen.

Nicht unerwähnt lassen möchte ich, dass meine Familie voll hinter mir steht und mich in anderen Dingen entlastet; ohne diese Unterstützung wäre es mir nicht möglich, so zu arbeiten.

Ich hoffe, dieser Beitrag der etwas anderen Art ermutigt den einen oder anderen interessierten Leser bzw. natürlich die eine oder andere Leserin, es mir gleichzutun. In diesem Artikel konnte ich nur die grobe Entwicklung schildern – über nähere Einzelheiten meines Werdeganges gebe ich gerne Auskunft.

Heidi Brüner, Gesundheitsberaterin für Rücken, Füße und Gelenke, Habichtshöhe 8
48151 Münster, Tel. 0251/794150
E-Mail: HeidiBruener@web.de

Happy-End mit der Wirbeltherapie nach Dorn

Sabine Hölzl

Letztes Jahr kam eine 30-jährige Frau in meine Praxis. Sie wirkte sehr deprimiert. Sie erzählte, sie habe vor drei Jahren Zwillinge geboren und leide seitdem unter Libidoverlust. Sie sei sehr unglücklich darüber, da sie ihren Mann noch sehr liebe. Ihr Mann liebe sie auch, aber er könne auf Dauer nicht ohne sexuellen Kontakt zu ihr sein, sonst würden sie sich trennen müssen.

Da sie schon viel Gutes von der Wirbeltherapie nach Dorn gehört hätte, sei ich jetzt ihre letzte Hoffnung.

Die weitere Anamnese ergab Schmerzen im LW-Bereich. Die anschließende körperliche Untersuchung war ansonsten unauffällig.

Wir vereinbarten einen Termin für eine Dorn-Behandlung. Zuerst bekam sie eine Breuß-Massage, dann korrigierte ich die Beinlängen. Die eigentliche Wirbelkorrektur musste ich abbrechen, da die Patientin im Kreuzbein- und Lendenwirbelbereich zu schmerzempfindlich war. Daraufhin testete ich alle Reflexzonen am Fuß. Wie ich schon erwartet hatte, waren alle Zonen ihres Unterleibs sehr schmerzhaft.

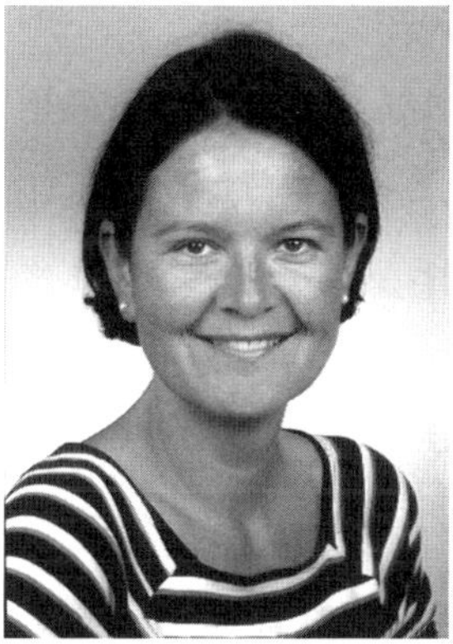

Ich schlug ihr vor, dass ich sie erst einige Male indirekt über Fußreflexzonenmassage und Ohrakupunktur behandeln würde, bis sich die Schmerzempfindlichkeit gelegt hätte. Ansonsten gab ich ihr Bachblüten, einige Akupressurpunkte, die sie drücken sollte, sowie Johanniskrautöl, mit der ihr Mann sie, ohne sexuelle Erwartungen zu haben, hauptsächlich im LW-Bereich massieren sollte.

Nach drei Behandlungen war ihr Zustand erheblich besser, so dass wir wieder mit Dorn arbeiten konnten. Sie hatte ein blockiertes ISG sowie diverse Wirbel im LW- und BW-Bereich, die gerichtet werden mussten.

Zur nächsten Behandlung erschien sie freudestrahlend: Sie und ihr Mann hätten während der letzten Woche dreimal Geschlechtsverkehr gehabt und sie seien wieder wie frisch verliebt.

Die Patientin und ich freuten uns so sehr darüber, dass wir diese Behandlung erst mit 15-minütiger Verspätung beginnen konnten.

Nach diesem Termin erschien die Patientin nicht mehr. Ich gehe davon aus, dass ihre Ehe gerettet war.

Gibt es eine schönere Bestätigung für die Arbeit mit Dorn als solch ein Erlebnis?

Sabine Hölzl, HP, Praxis für Naturheilverfahren u. Schmerztherapie, Neugasse 37, 65520 Bad Camberg, Tel. 06434/906987, sabine-hoelzl@t-online.de

Zwei interessante Fälle

Martina Knöchelmann

Fall 1:

Eine 34-jährige im 6. Monat Schwangere kommt mit Beschwerden im Oberschenkel zu mir. Sie war schon bei diversen Ärzten, die ihr nicht helfen konnten. Ein Arzt spritzte ihr ein Medikament in die Leiste, ohne zu sagen, um was es sich handelt. Als das nicht half, meinte er: „Das Einzige, was jetzt noch was bringt, ist, den Nerv in der Leiste zu durchtrennen ...“

Die Patientin litt unter brennenden Schmerzen im Oberschenkel bei Berührung – selbst Bettdecke oder Hose bereiteten diese Schmerzen.

Ich stellte eine Beinlängen-Differenz von ca. 2,5 cm fest. Besonders im Kreuzbein und auch im Lendenwirbel-Bereich lagen Verschiebungen vor. Das Gebiet L2/L3 behandelte ich nur ganz vorsichtig. Der Patientin ging es bereits nach der ersten Behandlung wesentlich besser. Bis zur Entbindung behandelte ich sie im dreiwöchigen Abstand und sie konnte die Schwangerschaft richtig genießen. Als das Baby geboren war, waren auch die Schmerzen wie weggeblasen! Die Patientin kommt noch heute mit ihrem inzwischen zweijährigen Sohn regelmäßig zur Behandlung – einfach weil es ihr gut tut und sie sich dabei wohl fühlt.

Fall 2:

Ein 63-jähriger Rentner kann nachts vor Schmerzen nicht schlafen. Er läuft von einem Arzt zum nächsten, schließlich wird mittels Computertomographie die Diagnose Spinalkanalstenose (Verengung des Rückenmarkkanals) gestellt. Die Ärzte nennen ihm eine Chance von 50 zu 50 bei einer Operation. Der Hausarzt seiner Frau empfiehlt ihm dann, es doch vorher einmal mit der Dorn-Therapie zu versuchen, da er schon viel Gutes davon gehört habe.

So kam der Patient zu mir. Nach zwei Behandlungen ging es ihm wesentlich besser. Als er nach der dritten Behandlung wieder zu mir in die Praxis kam, dachte ich, sein Zwillingsbruder komme die Treppe hoch: so gut ging es ihm und geht es ihm auch noch heute, über ein Jahr nach der letzten von insgesamt vier Behandlungen.

Ich bin immer wieder aufs Neue fasziniert und begeistert von den tollen Erfolgen, die sich mit der Dorn-Methode erzielen lassen.

Martina Knöchelmann
Heilpraktikerin
Marktstr. 7
37574 Einbeck
Tel. 05561-925161
Fax 925163

Man zehrt von seinen Erfolgen

David Chadwick

Mit der Dorn-Breuß-Methode habe ich eine Menge Erfolge erzielen können – doch einer ist mir in besonderer Erinnerung geblieben. Vor etwa zwei Jahren kam ein damals 48-jähriger Mann wegen einer Abhyanga – ayurvedischen Ganzkörpermassage – zu mir. Nebenbei erzählte er von seinen schweren Rückenproblemen: Seit 12 Jahren musste er immer wieder die verschiedensten Behandlungen über sich ergehen lassen; selbst mehrfache Kuraufenthalte boten nur sehr kurzzeitig Linderung oder blieben gar gänzlich ohne Erfolg.

Die ärztliche Diagnose ergab eine Spondylolisthesis (Gleitwirbel) und ließ wenig Hoffnung auf eine dauerhafte Änderung zum Positiven. Hinzu kamen Magenprobleme – hervorgerufen durch die ständige Einnahme von Schmerzmitteln über einen Zeitraum von circa dreieinhalb Jahren.

Ich erzählte ihm von der Dorn-Breuß-Methode. Nach einer kurzen Bedenkzeit vereinbarten wir einen ersten Termin. Insgesamt wurde er acht Mal von mir behandelt. Nach dem achten Behandlungstermin berichtete er mir, es ginge ihm so gut wie schon lange nicht mehr. Die Schmerzen waren verschwunden; er konnte auf die Einnahme von Schmerzmitteln verzichten.

Dann hörte ich vier Monate nichts mehr von ihm – bis er sich eines Tages zu einer Massage anmeldete. Als er in der Praxis erschien, ging es ihm gut; er erzählte mir, er sei in den vergangenen Monaten ohne jegliche Schmerzmittel ausgekommen und habe sogar seine früheren Hobbys wie Tanzen, Schwimmen und leichtes Bodybuilding wieder aufgenommen.

Ich denke, mit dieser Methode könnte man vielen Menschen eine Menge Leid ersparen – und unserem Gesundheitssystem viel Geld. Danke, Dieter Dorn!

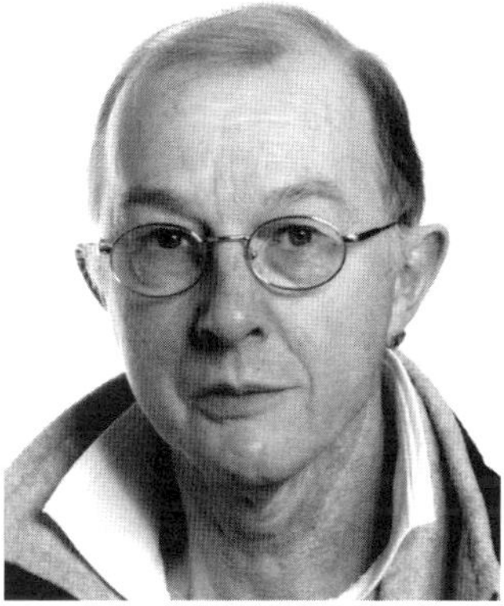

David Chadwick
Ayurveda Massagetherapeut, med. Fußpflege,
Gesundheitsberater für
Rücken, Füße u. Gelenke
Bückebergstr. 26
31710 Buchholz
Tel. 05751-993307
Handy 0173-6002180
Fax 05751-76647

Fallbericht und Anregung für Infoabende

Petra Fligge

Ich bin Krankengymnastin mit einer kleinen Praxis in Markt Indersdorf. Seit circa fünf Jahren behandle ich zunehmend erfolgreicher mit der Dorn-Methode – ich denke, die Erfahrung und der sich damit einstellende Erfolg kommen erst mit der Übung. Es häufen sich die telefonischen Anfragen nach der Dorn-Therapie, so dass ich inzwischen einen Anrufbeantworter zur Hilfe nehmen musste, um in Ruhe behandeln zu können.

Ein Patientenbericht

Markt Indersdorf, Januar 2005. Mein Name ist Gertrud Asam, Jahrgang 1956.

Im Januar 2004 bekam ich fürchterliche Kreuzschmerzen und dachte, es sei der Ischiasnerv, der mir schon öfter zu schaffen machte. Meine sonst so hilfreiche Gymnastik bewirkte diesmal keine Linderung. Als die Schmerzen immer schlimmer wurden, ging ich im Februar zu meinem Hausarzt. Ich konnte kaum mehr laufen. Er gab mir Spritzen in die Wirbelsäule und Voltaren®. Diese Behandlung dauerte drei Wochen und brachte keine spürbare Linderung. Um einen Bandscheibenvorfall auszuschließen, wurde eine Kernspintomografie gemacht – ohne Befund.

Daraufhin wurde ich zu einer Neurologin nach München überwiesen. Nach ihrer ersten Diagnose wurde ich auf Borrelien untersucht – der Bluttest ergab ein positives Ergebnis. Um sicherzugehen, dass das Nervenwasser noch nicht befallen war, musste eine Liquordiagnose durchgeführt werden. Das gelang erst nach etlichen Versuchen. Nach sechs Einstichen hatten die Ärzte dann das nötige Nervenwasser zusammen – und ich hatte dafür die Nebenwirkungen wie Schwindel, Erbrechen, Kopfschmerzen, zusätzlich zu den ursprünglichen Kreuzschmerzen, die weiter mit Medikamenten wie Tramal®-Tropfen und Voltaren® behandelt wurden.

Nach dieser Tortur bekam ich die Diagnose: „Borrelien negativ; es könnten sich vielleicht Metastasen im Nervenwasser angelagert haben.“ Dazu ist anzumerken: Im Januar 2003 war ich an Brustkrebs erkrankt, doch ohne Metastasen in den Lymphknoten; der Tumor war entfernt und die notwendige Nachbehandlung durchgeführt worden. – Jetzt wurde es mir zu viel, da mir die Nervenärztin außerdem erklärte, diese Diagnose verlange eine sehr schmerzhafte Therapie und im Grunde gebe es keine Heilung.

Keinerlei Besserung meiner Kreuzschmerzen – es war nun bereits Mai –, die niederschmetternde Diagnose, die Nebenwirkungen der Medikamente ... Jetzt verlor ich endgültig das Vertrauen in die Ärzte.

Da fiel mir zum Glück Frau Fligge ein, die mich schon früher erfolgreich nach Dorn behandelt hatte.

Ich stellte mich bei Frau Fligge vor – sie sah auf Anhieb, wo mein Leid versteckt war. Nach nur zweimaliger Behandlung war ich meine Schmerzen los. In mein Leben und das meiner Familie konnte nach dieser Leidenszeit endlich wieder Normalität einkehren.

Viel Schmerzen und Zeit hätte ich mir ersparen können, wenn ich gleich nach Dorn behandelt worden wäre. Und auch der Krankenkasse hätte das eine Menge Ausgaben erspart.

Dank an Frau Fligge!

Meine Lösung, um der Nachfrage gerecht zu werden

Solche Fälle sprechen sich natürlich herum. Um der Nachfrage gerecht zu werden, veranstalte ich nun in regelmäßigen Abständen einen Infoabend zur Dorn-Therapie/Breuß-Massage. Auf den Termin kann ich dann alle Interessenten verweisen. Um den Aufwand so gering wie möglich zu halten, wickle ich diese Infoabende über Veranstalter wie z.B. VHS, Frauen Forum oder andere interessierte Vereine ab, die für mich die Organisation übernehmen. Diese Infoabende umfassen lediglich die Aufklärung darüber, was die Dorn-Therapie ist und was sie bewirken kann. Das Interesse daran wird zunehmend größer. Außerdem macht es viel Spaß – und mit den Unterlagen, die ich als Seminarleiter von Helmuth Koch bekommen habe, ist es auch nicht so schwer, selbst in diese Richtung aktiv zu werden.

Vielleicht bekommt der eine oder andere ja Lust, Ähnliches ins Leben zu rufen – und so die Nachfragen in der eigenen Praxis zu minimieren, ohne Interessenten zu verlieren. Viel Spaß noch beim Arbeiten und liebe Grüße.

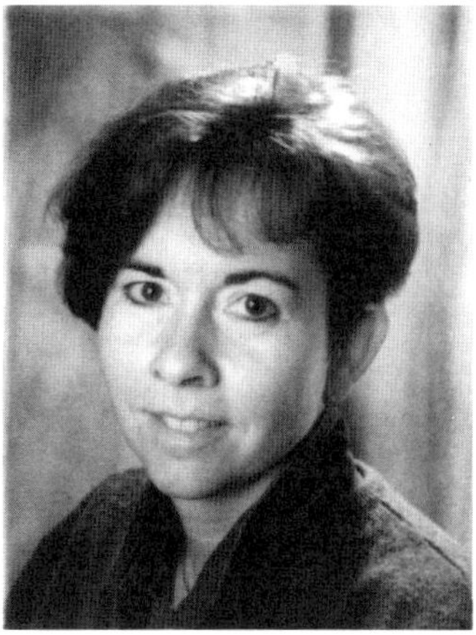

Krankengymnastik-Praxis
Petra Fligge
Holzhauserstr. 20
85299 Markt Indersdorf
Tel. 08136-5655
Fax 808742

Endlich glücklich – nach fünf Jahren täglicher Kopfschmerzen

Edeltraud Mangold

Anfang März 2004 kam eine Patientin mit – seit fünf Jahren andauernden, täglichen – Kopfschmerzen in meine Praxis. Sie nahm am Tag bis zu acht Schmerztabletten, um überhaupt irgendwie durchzuhalten. Kuren, Schmerzmittelgaben bis hin zu Antidepressiva und sonstige schulmedizinischen Therapien waren sämtlich erfolglos geblieben.

Auf meine Frage nach Unfall oder Sturz erklärte die Patientin:

„Ja – aber doch schon vor acht Jahren (schwerer Treppensturz). Und die Schmerzen sind doch erst seit fünf Jahren so schlimm. Und außerdem sind Sie die Erste, die mich nach einem Unfall fragt."

Trotzdem: Ich ging davon aus, dass die gesamte Wirbelsäule durch diesen Treppensturz gelitten hatte, was mir ein Abtasten – bzw. schon mein erster Blick – bestätigte.

Die gesamte Wirbelsäule war total blockiert – ganz besonders der HWS-Bereich. Nach der ersten Dorn-Behandlung war die Patientin zum ersten Mal seit fünf Jahren für fast eine Woche schmerzfrei.

Nach der zweiten Dorn-Behandlung – eine Woche später – fühlte sie sich noch wohler und brauchte in der ganzen Woche kaum Schmerzmittel.

Nach der dritten Dorn-Behandlung – wieder eine Woche später – fuhr sie schmerzfrei und glücklich in den Urlaub.

Seit dieser Zeit kommt diese Patientin regelmäßig in 2- bis 3-monatlichen Abständen – einfach um des Wohlgefühls willen – zur Dorn-Breuß-Behandlung zu mir.

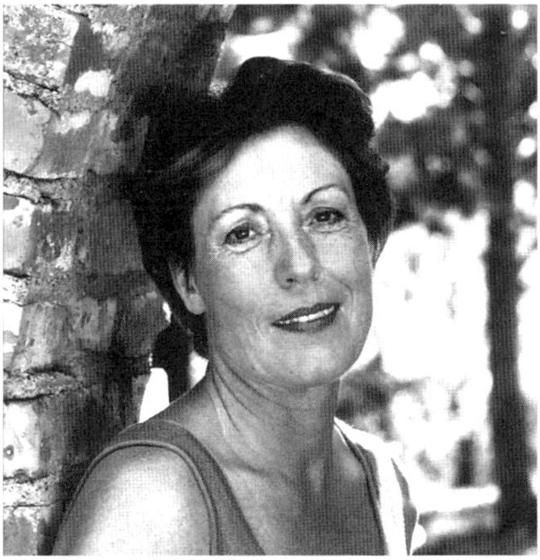

Edeltraud Mangold
Dipl. Gesundheitspraktikerin
und Seminarleiterin
Ahornweg 9/1
78667 Villingendorf
Tel. 0741-18223, Fax 18224
edeltraud.mangold@gmx.de

Und Dieter Dorn hat Recht

Bericht aus meiner alltäglichen Praxis mit der Dorn-Methode

Reinhold Stein

In seinen Seminaren weist Dieter Dorn immer wieder darauf hin: Meistens genügen ein bis zwei Behandlungen, um alltägliche Rückenbeschwerden aufgrund von Fehlstatik, hervorgerufen durch Beinlängendifferenz und Beckenschiefstand, sowie Schmerzen durch Wirbelverschiebungen in den Griff zu bekommen. Der Großteil der Patienten werde dadurch schmerzfrei oder erfahre bei langjährigen, chronischen Beschwerden zumindest erhebliche Linderung.

Und dies kann ich nur bestätigen.

Immer wieder stelle ich fest, dass sich durch Ausgleich der Beinlängendifferenz und des Beckenschiefstandes – die bei vielen Patienten bestehen – die vorher sichtbar verkrümmte Wirbelsäule schon von selbst ausrichtet und der Patient eine wesentliche Er-„leicht"-erung verspürt, zum Teil sogar schon Schmerz-„freiheit".

Faszinierend sind für mich die Aussagen der Patienten nach einer Erstbehandlung mit der Dorn-Methode. Hier einige Beispiele:

„Ich war bis jetzt überall – Krankengymnastik, Massage, Spritzen vom Arzt. Keiner hat geschafft, was Sie gemacht haben."

„Warum sieht das der Orthopäde nicht? Er sagte: ‚Mit den Einlagen wird es besser.' Tatsächlich wurde es aber schlimmer, und da habe ich die nicht mehr getragen."

„Mein Arzt hat mir gesagt, das sei altersbedingt, damit müsse ich leben, da kann man nichts mehr machen – und jetzt spüre ich meinen Rücken nicht mehr."

„In fünf Minuten war ich beim Arzt wieder draußen, er hat mir Tabletten verschrieben, die nicht geholfen haben – stattdessen habe ich sogar Magenprobleme davon bekommen. Wieso ist das jetzt alles so einfach!?"

„Sie sind der Erste, der mich richtig anschaut und sich Zeit für mich nimmt."

Allerdings erfordert die richtige Anwendung der Methode auch Engagement von Seiten des Behandlers:

- Grundvoraussetzung ist die innere Einstellung zum Patienten: Ich will etwas für diesen Menschen erreichen und ihn mit all seinen physischen und psychischen Problemen akzeptieren.
- Regelmäßige Teilnahme an Arbeitskreisen und Dorn-Seminaren zur Selbstüberprüfung.
- Im Vordergrund steht das Dienen, nicht das Verdienen – die Menschen bezahlen anschließend doch gerne bei Erfolg.
- Damit der Erfolg anhält, ist es wichtig, den Patienten Ausgleichsübungen mitzugeben.

- Ein Dorn-Behandler sollte nicht über die eine oder andere medizinische Berufsgruppe schimpfen. Stattdessen sollte man versuchen, miteinander zum Wohle des Patienten zu handeln: Warum beispielsweise nicht, wenn es weiterhilft und guttut, dem Patienten eine anschließende Massage oder ein Entspannungstraining bei einem Kollegen empfehlen?
- Und schließlich sollte auch ein Dorn-Behandler seine eigenen Grenzen erkennen können.

Ich kann nur „Danke" sagen, Dieter Dorn, für deine einfache, geniale Methode – bei der ich schließlich doch ganz selten an ihre Grenzen komme. Praktisch immer kann ich deshalb etwas für die Menschen tun, die zu mir kommen.

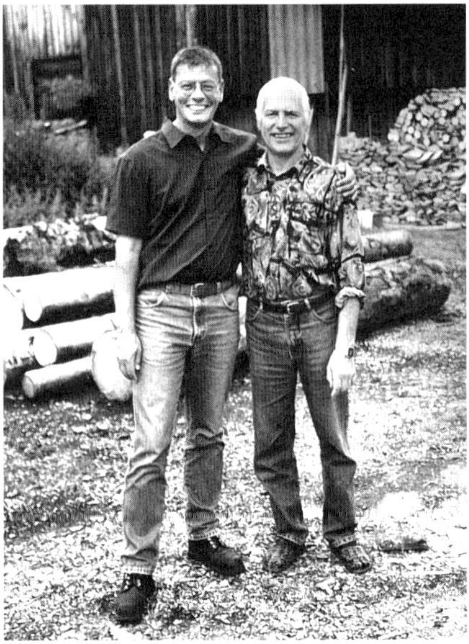

Zu Besuch bei Dieter Dorn

Reinhold Stein
Fachkrankenpfleger für Intensivmedizin und Anästhesie, Heilpraktiker, Dorn-Therapeut und empfohlener Ausbilder
Madame-Cherier-Str. 49a
D-63500 Seligenstadt
Tel./Fax + (49) (0) 6182-27605

Kostenzuschuss bei Dorn-Therapie durch Krankenkasse

Reinhold Sack

Alle ernsthaften Dorn-Therapeuten sollten von ihren Patienten Erfolgsberichte bekommen. Ich habe hier ein Beispiel, bei dem sogar eine Krankenversicherung einen Zuschuss bezahlt hat – obwohl ich keinen Heilberuf habe. Ich glaube, es gibt doch etliche dankbare Patienten, die uns unsere Erfolge bestätigen würden.

Die Patientin Jeanette A. erhielt von ihrem Hausarzt folgendes Attest:

Attest f. Krankenkasse

U.g. Patienten ist orthop.-sportmediz. seitens einer chron. Achillessehnen-Erkrankung austherapiert und muss aus diesem Grund eine alternative Therapieform (Domafit) bekommen. Bitte die Kostenübernahme bewilligen.

Sie reichte dieses Attest zusammen mit folgendem Schreiben bei der BKK AKS Augsburg ein:

Ich bitte um Prüfung der Bewilligung einer Kostenübernahme für meine Behandlung im Domafit-Rückenzentrum in Memmingen.

Probleme habe ich seit April 2003 (siehe Befund vom 26.5.03). Die Behandlungsmaßnahmen wie Spritzen und mehrfache Behandlungen im Therapiezentrum Reaktiv hatten leider keinen Erfolg (siehe Befund vom 21.1.04). Nur durch die intensive Behandlung meiner Achillessehne sowie meines rechten Unterschenkels im Domafit-Zentrum verspüre ich von Behandlung zu Behandlung eine Besserung und kann jetzt weitgehend beschwerdefrei gehen und hoffe, bald wieder ganz in Ordnung zu sein.

Ich bitte um Prüfung bzw. Weiterleitung meiner Anfrage.

Folgende Antwort kam von der Kasse:

Wir freuen uns, Ihnen mitzuteilen, dass die BKK AKS Ihnen 80 Prozent der Kosten, maximal 72,45 €, erstattet. Nach Überprüfung Ihrer Unterlagen haben wir am 1.6.04 den o.g. Zuschuss auf Ihr Konto überwiesen. Hierbei handelt es sich um eine Einzelfallentscheidung, die bei gleich oder ähnlich gelagerten Fällen keinen Rechtsanspruch für die Zukunft begründet.

Mit freundlichen Grüßen, Ihre BKK AKS

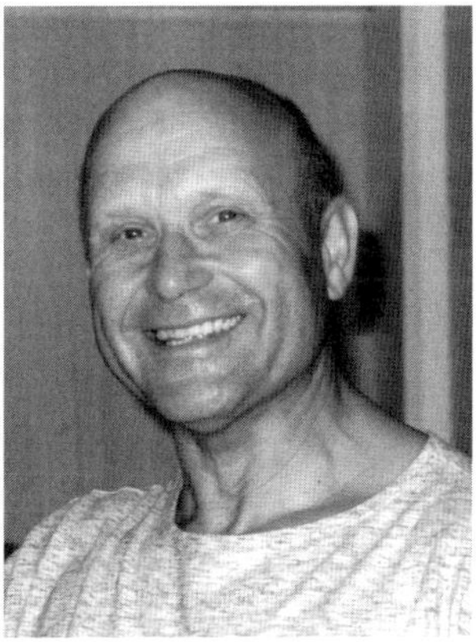

doma-fit GbR
Reinhold Sack
Schrannenplatz 6
(privat:
Potsdamerstr. 2)
87700
Memmingen
Tel. 08331-495051
Fax 495052

Dorn-Therapie für Babys und Kleinkinder

Ute Winkler

Babys und Kleinkinder sind ganz besondere Patienten. Sie können meistens noch nicht sagen, wo es ihnen wehtut. Wenn sie Schmerzen haben oder sich unbehaglich fühlen, weinen, jammern oder schreien sie. Wenn Kinder Gelenk- oder Wirbelfehlstellungen haben, klagen sie nicht immer über Schmerzen. Ihr Körper ist noch so geschmeidig, dass er diese Fehlstellungen kompensieren kann. Ursache dieser frühen Fehlstellungen sind z.B. zu wenig Platz im Mutterleib, Komplikationen während der Geburt, Stürze, Sprünge aus großen Höhen oder andere Verletzungen.

Mögliche Hinweise auf Gelenk- und Wirbelfehlstellungen bei Kindern sind:

- unterschiedliche Pofalten,
- häufiges Hinfallen,
- Bewegungsunlust,
- nur einseitige Kopfbewegungen bei Babys,
- Knacken der Gelenke und Fußfehlstellungen,
- Husten, Magen-Darm-Beschwerden und Hauterkrankungen.

Mit der Wirbelsäulentherapie nach Dorn kann Babys und Kindern gut geholfen werden. Wenn die kleinsten Patienten behandelt werden, sitzen sie z.B. auf dem Arm ihrer Mutter. Der Therapeut bewegt das Beinchen oder Ärmchen des Kindes, während er mit der anderen Hand dem Wirbel mit sehr geringem Druck die Richtung zeigt. Es versteht sich von selbst, dass der Therapeut sehr feinfühlig und vorsichtig vorgehen muss.

Auch für Kinder sind die Eigenübungen wichtig. Sie merken sehr schnell, dass es ihnen mit den Übungen besser geht und bestehen schon bald von allein bei ihren Eltern „auf ihren Turnstunden". Auch meine Tochter fragt abends oft, ob wir nicht noch einmal turnen wollen. Seitdem wir die Übung für die Hüften regelmäßig machen, knacken ihre Hüftgelenke nicht mehr.

Meine jüngste Dorn-Patientin war vier Monate alt. Sie hatte seit zwei Tagen geschrien. Bei der Untersuchung fiel mir ein blauer Fleck in Höhe der Lendenwirbelsäule auf. Ein Lendenwirbel war verschoben. Nach der Dorn-Behandlung legte die Mutter ihr Baby zurück auf die Liege. Die Kleine fing an zu brabbeln und strahlte. Kein Vergleich zu vorher.

Ein paar Tage später hat sie dann doch gezeigt, dass die Behandlung nicht schmerzfrei war, und sträubte sich bei der Kontrolle. Die Wirbelsäule war aber in Ordnung.

Ein fünfjähriges Mädchen lief nur ungern lange Strecken. Während der Untersuchung stellte sich heraus, dass ihr rechtes Bein 1 cm länger war. Sie sollte vom Arzt Einlagen bekommen. Nach der Dorn-Therapie waren die Beine

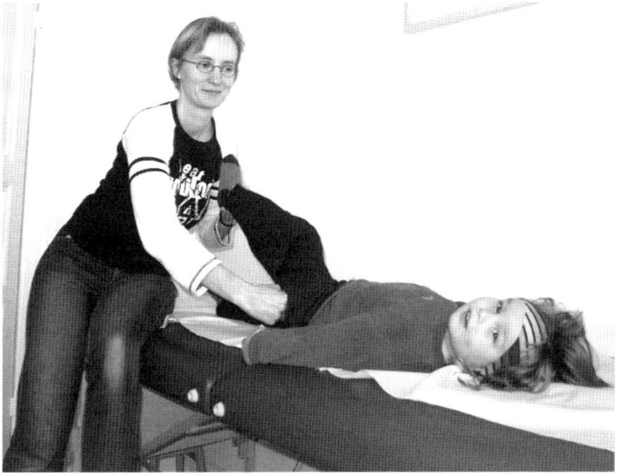

Ute Winkler, HP, Rathausstr. 22, 24103 Kiel,
Tel. 0431-7297143, ute@hp-winkler.de, www.hp-winkler.de

gleich lang; sie lief zum Erstaunen ihres Vaters eine lange Strecke, ohne einmal zu murren.

Ein gerades Becken ist für die kindliche Entwicklung elementar, da es nicht nur die Bewegungslust fördert, sondern auch Wirbelsäulenerkrankungen vorbeugt. Daher wäre es für viele Kinder wichtig, die Beinlängen zu kontrollieren und ggf. zu korrigieren.

Fallbericht

Friedhelm Honig

In meine Praxis kam eine 69-jährige Patientin mit Rückenschmerzen. Eine Kontrolle der Beinlängen ergab eine Differenz von 3 Zentimetern. Jedoch verblieb auch nach der Dorn'schen Korrektur eine Differenz von 1,5 Zentimetern. Erst jetzt sagte sie mir, Besuche beim Orthopäden vor circa acht Jahren hätten ihr Einlagen im rechten Schuh beschert – und ohne die Einlagen in Höhe von 1,5 cm seien die Rückenschmerzen noch schlimmer. Nach Behandlungen mit der Breuß-Massage und Einrichten der großen Hüftschaufel bat ich sie, einige Schritte ohne die Einlagen zu tun. Sie war überrascht, dass keine Schmerzen auftraten. Nach einer Woche waren die Schmerzen jedoch wieder da. Ich erklärte ihr, dass sich die Muskeln in den vergangenen Jahren im Hüftbereich schon an die falsche Haltung gewöhnt haben und wiederholte die Behandlung noch dreimal. Außerdem zeigte ich ihr die Selbsthilfeübungen. So konnte ich die Frau von ihren Einlagen und von ihren Schmerzen befreien!

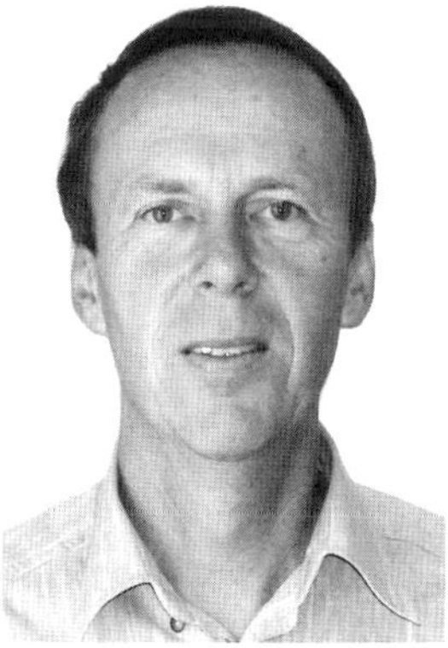

Friedhelm Honig,
Gesundheitsberater
für Rücken, Füße und
Gelenke
Hagenbergstr. 21
37186 Moringen,
Tel. 05554/998700,
Fax: 998701,
E-Mail: friedhelm@
naturheilpraxis-honig.de,
www.
naturheilpraxis-honig.de

Eine Fallgeschichte

Birgit Spangenberg

Neben den vielen „alltäglichen" Wehwehchen gibt es die „besonderen Fälle", die wir als Therapeuten – auch nach langjähriger Tätigkeit – zum ersten Mal erleben. Über einen solchen Patienten möchte ich heute berichten.

Symptomatik:

Patientin, 40 Jahre, seit Jahren Schmerzen und Verspannungen im Nacken und in der Brustwirbelsäule, außerdem Sensibilitätsstörungen im Becken und Schmerzen durch ein „lumbales Syndrom mit Bandscheibenvorfall und Osteochondrose".

Ätiologie:

- Im Alter von 12 Jahren idiopathische Skoliose mit Atemproblemen.
- Trotz Krankengymnastik verstärkt sich die Problematik.
- Operation: Es wird ein Metallstab mit Schlingen als Stabilisierung implantiert.
- Massive Beschwerden treten 14 Jahre später auf: Verspannungen, Bewegungseinschränkung, Schmerzen und Wurzelirritationen am Wirbelkanal.
- In einer erneuten OP wird der Stab entfernt – die Beschwerden verschwinden.
- An den ehemaligen Schlingen bildet sich Callusgewebe.
- 12 Jahre später beginnen erneut Schmerzen und Irritationen, die im Laufe der Zeit immer stärker werden und mit Schmerztabletten, Injektionen und Infusionen behandelt werden.
- Nach weiteren 2 Jahren sind die Tabletten zur Dauertherapie geworden und die Patientin sucht eine Alternative in der Dorn-Therapie.

Befund:

- Starke Vernarbungen im Bereich des ehemaligen Metallstabs.
- Besonders oberhalb und unterhalb der Fixierung Verschiebungen der Wirbel.
- Geringe Beinlängendifferenz mit leichter Subluxation des Kreuz-Darmbeins.
- Die stark ausgebildete Skoliose im Bereich der Rippen und des Schulterblattes verdreht den ganzen Körper und löst Spannungs- und gelegentliche Schmerzzustände aus.

Therapie:

- Wegen extremer Berührungsempfindlichkeit wird die Dorn-Therapie zunächst äußerst behutsam und sanft, fast ohne Druck ausgeübt und führt bereits nach der ersten Behandlung dazu, dass die Schmerztabletten reduziert werden konnten.
- Ab der zweiten Behandlung lässt der Rücken der Patientin einen etwas stärkeren therapeutischen Druck zu. Im Anschluss daran kann sie fast gänzlich auf Schmerztabletten verzichten.

- Der Zustand ist nach einigen weiteren Behandlungen stabil und die Patientin nimmt keine Schmerztabletten mehr.
- Die Dorn-Behandlung habe ich in diesem Fall ergänzt durch die Therapieverfahren Ohrakupunktur und Schmerzakupunktur 2000.

Fazit:

- Die Skoliose lässt sich zwar nicht aufheben, aber doch so positiv stimmen, dass die Patientin schmerzfrei ist und damit ihre Lebensqualität zurückgewonnen hat.

Für mich steigern solche Begebenheiten immer wieder die „Ehrfurcht“ vor dieser im Grunde so einfachen und genialen Methode.

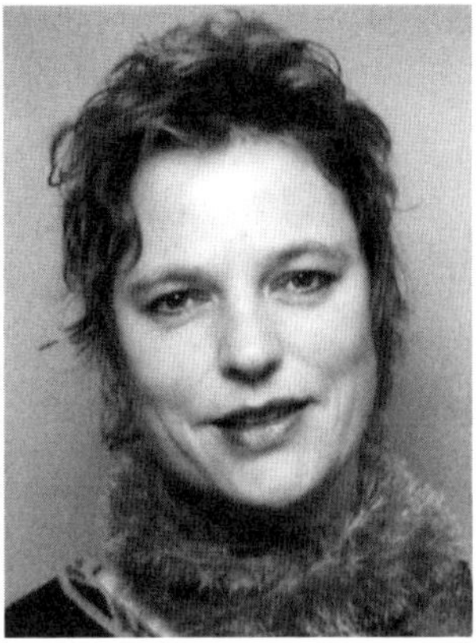

Dipl.-Biol. Birgit Spangenberg
Heilpraktikerin
Wahner Weg 2
53819 Neunkirchen
Tel. 02247-12048
Fax 744594
birgit.spangenberg@web.de
www.naturheilpraxis-spangenberg.de

Wasser – mehr als H_2O

Warum eigentlich Wasser trinken bei der Dorn-Behandlung?

Andreas Becher

Eine Beschreibung vom Nutzen, von der Wirkung oder der Natur des Wassers kann nur Stückwerk sein, da Wasser aus wissenschaftlicher Sicht alles andere als erforscht ist. Lösungsmittel, Reaktionspartner, Isolationsmittel, Informationsträger, Reduktionsmittel ... das und vieles mehr beschreibt die Bedeutung des Wassers allenfalls in Teilen. Teile dessen, was wir Leben nennen.

Alle Vorgänge des Lebens finden im wässrigen Milieu statt.

Und hierbei spielen Qualität und Quantität eine bedeutende Rolle.

Der relative Wassergehalt im menschlichen Körper beträgt je nach Lebensalter zwischen 60 und 80 Prozent. Das Verhältnis zu „festen" Stoffen beträgt im intrazellularen Raum 60:40, im extrazellularen Raum ist der Wassergehalt bei 90 Prozent. Das Gehirn besteht zu ca. 85 Prozent aus Wasser.

Durch verringerten Gehalt an Wasser wird das Blut dicker, wird der Rhythmus der Herztätigkeit beeinträchtigt, wird die Ausscheidung reduziert. Es entstehen Reizzustände (Blase, Nerven, etc.), Krämpfe, Kopfschmerzen, Müdigkeit; es kommt zu Verdauungsstörungen, einer zunehmenden Selbstvergiftung oder Störungen der Muskelfunktionen. Im Weiteren fördert eine unbemerkte und chronische Dehydrierung arteriosklerotische Ablagerungen, Stoffwechselverschlackungen, rheumatisch-degenerativen Erkrankungen, Entzündungen und so genannte Therapieblockaden.

Alle Abläufe im Körper werden durch Wasser ermöglicht: Entgiftung, Informationsfluss, rhythmische Abläufe, physisches und psychisches Wohlbefinden, Drüsenfunktionen, Verdauungstätigkeit etc. Doch in jedem Moment des Lebens verliert der Körper Wasser – durch Verdunstung, Urin und Schweiß. Die Menge variiert individuell und nach Situation und Zustand. Ein Stresszustand bewirkt eine Dehydrierung – und eine Dehydrierung bewirkt einen Stresszustand. Stresszustände finden sich in Entwicklungsphasen, beispielsweise bei Wachstumsschüben von Kindern, in Phasen der Regeneration (nach Belastungszeiten) und der Anpassung (an neue Lebenssituationen), in Phasen von Lernen und Veränderung.

Aber auch eine Behandlung mit der Dorn-Methode ist eine – heilsame – Stresssituation für den Körper des Patienten.

Um hier einer Dehydrierung und einer damit verbundenen Verstärkung des Stresszustandes entgegenzuwirken, ist es unerlässlich, eine entsprechende Menge an Wasser zu sich zu nehmen. Pro Behandlung sind zwei bis drei Gläser Wasser angezeigt. Schon bei einfachem Leitungswasser, täglich getrunken, ist mit signifikanten Besserungen der Körperfunktionen und dem allgemeinen Befinden zu rechnen.

Empfehlenswert scheint mir, die Herkunft des Wassers jeweils nach einiger Zeit zu wechseln, wenn man sich über die Qualität des Wassers nicht im Klaren ist. Damit lässt sich eine dauerhafte Belastung mit unerwünschten/ungünstigen Inhaltstoffen des Wassers vermeiden. Verwendet man hochwertiges, niedrigmineralisiertes, schadstofffreies, vielleicht sogar noch belebtes Wasser, so braucht man es nicht zu wechseln. Und: Eine Optimierung der Wasserqualität bewirkt auch eine Optimierung der Lebensqualität.

Prosit.

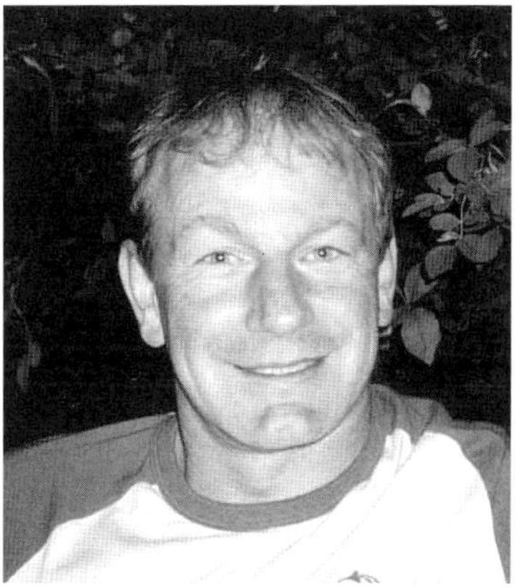

Masseur u. med. Bademeister
Andreas Becher
Bergstr. 14, 71229 Leonberg
Tel./Fax 07152-339863
Handy 0170-2082070
E-Mail: dorntherapie@email.de
www.dornmethode.stuttgart.ms

Am Artikel hat mitgewirkt:
Holger Verne, Inhaber der Firma Natürliche Wassertechnik, Trinkwasser Fachberater
Am Zeughaus 19, 97421 Schweinfurt
Tel 09721-533599, Fax 948104
www.natuerliche-wassertechnik.de
h.verne@natuerliche-wassertechnik.de

Nächtliches Einschlafen der Hände, Karpaltunnelsyndrom und die Dorn-Methode

Ulrike Tafreschian

Häufig kommen Menschen in die Praxis und klagen darüber, dass ihnen nachts – vor allem gegen Morgen – eine oder auch beide Hände einschlafen oder kribbeln. Manchmal ist es der kleine Finger und die außen liegende Seite des Ringfingers, manchmal Zeige- und Mittelfinger, manchmal auch die ganze Hand, das Handgelenk oder der Arm. Bisweilen bessern sich die Beschwerden durch Schütteln und Bewegen der Arme rasch wieder. Doch die oft jungen Menschen empfinden es als sehr störend, von diesen Missempfindungen oder auch Schmerzen aufzuwachen. Dauert dieser Zustand länger an, werden die Schmerzen meist stärker und länger anhaltend, sogar bis hin zum Dauerschmerz. Nun wird häufig ein so genanntes Karpaltunnelsyndrom diagnostiziert – eine Einengung des Mittelhandnervs (Nervus medianus) unter dem Querband, das auf Höhe der Handwurzel verläuft.

Die schulmedizinische Theorie geht davon aus, dass der Platz unterhalb dieses Bandes, der so genannte Karpaltunnel, bei vielen zu eng angelegt ist und somit durch Überlastung oder Entzündung der Mittelhandnerv eingeklemmt wird. Entsprechend sieht die schulmedizinische Therapie aus: zeitweise Ruhigstellung und Schonung des Gelenkes, Kühlung, Kortisonspritzen unter das Querband oder schließlich die operative Spaltung des Bandes.

In der Dorn-Therapie erfahren wir, dass die Ursache einer Störung am Handgelenk nicht nur lokal zu suchen ist, sondern immer auch eine Mitbeteiligung der Halswirbelsäule oder oberen Brustwirbel zugrunde liegt. Der direkte Bezug zu den Armen liegt in Höhe des 6. und 7. Halswirbels und dem l. Brustwirbel. Bei nächtlichem Einschlafen der Hände und Arme wird zunächst der Nackenbereich bis zu den Schultern mit Öl weichmassiert. Dann werden die entsprechenden Wirbel kontrolliert, die praktisch immer verschoben oder blockiert sind. Danach können noch die Gelenke der Hände mit der Dorn-Methode therapiert werden. Als sehr angenehm wird hierbei das sanfte Einmassieren von warmem Johanniskrautöl vor dem Einrichten empfunden. Bestehen die Symptome schon länger, können mehrere Behandlungen notwendig sein, möglicherweise auch durch Akupunktur, Schröpfen oder Baunscheidtieren[1] unterstützt.

Fallbeispiel:

Eine Kollegin kam in die Praxis wegen anhaltender Schmerzen im rechten Handgelenk. Zuerst wurde der gesamte Rücken mit Johanniskrautöl massiert. Dann wurden 1. und 2. Brustwirbel sowie 6. und 7. Halswirbel gerichtet. Während der Behandlung erwähnte sie, sie leide seit Wochen an anhaltender Übelkeit und Appetitlosigkeit. Also kontrollierte ich auch den 6. und 7. Brustwirbel, die beide verschoben waren. Wir gingen anschließend zusammen essen und die Kollegin war sehr verblüfft, dass sie richtig Hunger verspürte und mit großem Appetit essen konnte. Die Übelkeit kam seitdem nicht wieder zurück! Die Handwurzel und die Halswirbel mussten allerdings noch zweimal nachbehandelt werden, bevor auch hier anhaltende Besserung eintrat. Denn hier war die Verspannung sehr hoch.

So schnelle Behandlungserfolge sind jedoch die Highlights. Im Praxisalltag müssen hingegen Dorn-Therapien häufig mehrmals erfolgen oder auch mit anderen Therapieformen (wie Schröpfen, Akupunktur, Baunscheidt) kombiniert werden, bis eine Heilung oder zumindest Erleichterung erzielt werden kann.

Kleine Anekdote – eigene Erfahrung:

Vor circa vier Jahren wurde ich im Sommer von einem Schafbock, der neben dem Sportplatz graste, angegriffen (in Stuttgart!). Da ich von ihm mehrmals von hinten attackiert wurde – ich hatte ein kleines Kind auf dem Arm und konnte mich nicht wehren oder weglaufen – trug ich über und über blaue Flecken davon. Diese waren dank Arnika/Symphytum bald nicht mehr zu sehen. Übrig jedoch blieb ein anhaltender Schmerz in der rechten Schulter, der mich nachts nicht schlafen ließ.

Als ich dann im Oktober zum Dorn-Kongress nach Memmingen ging, schau-

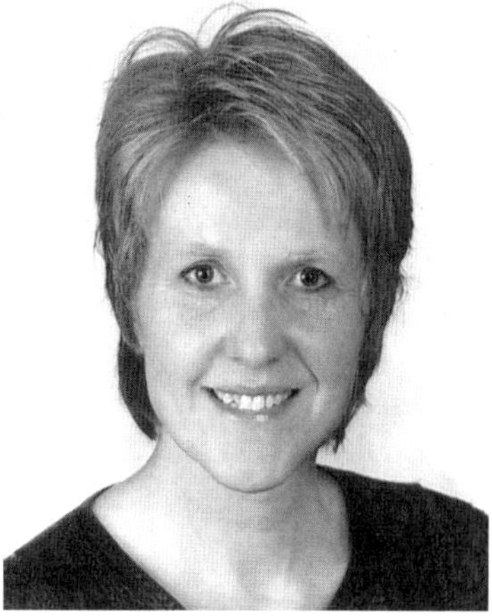

Ulrike Tafreschian, HP
Hagbergstr. 2, 70188 Stuttgart
Tel. 0711-4687855, Fax 4687854,
Handy 0162-5660807,
E-Mail: ulrike@tafreschian.de
www.tafreschian.de

1) Das Baunscheidt-Verfahren wurde im Jahre 1848 durch den Ingenieur Carl Baunscheidt (1809-1873) erfunden. Von Gicht und rheumatischen Schmerzen der rechten Hand geplagt, saß er an einem Sommerabend in seinem Garten, als eine Mückenplage seine kranke Hand zerstach. Die Pusteln auf der Hand am nächsten Morgen waren nicht verwunderlich – jedoch das Verschwinden der rheumatischen Schmerzen. Die Erfindung bestand nun darin, diese Mückenstiche nachzuahmen: ein Nadelgerät, später als Lebenswecker bezeichnet, und ein Hautreiz-Öl, welches die Quaddeln auf der Haut erzeugt. Das Verfahren wurde an vielen Kranken erprobt, von der damaligen Bonner Medizinischen Fakultät empfohlen, und ging als Heilverfahren durch die ganze Welt. Insbesondere in der Seefahrt der damaligen Zeit fand es Verbreitung; der Lebenswecker und das Baunscheidt-Öl gehörten zur medizinischen Ausstattung vieler Schiffe. Um 1900 praktizierten in Deutschland noch über 300 Ärzte ausschließlich das Baunscheidt-Verfahren. Doch seit der Verbreitung der chemischen Pharmazeutika wird dieses geniale Verfahren fast nur noch von Heilpraktikern angewendet.

te ich einigen Kollegen bei der Arbeit zu und suchte mir einen jungen Mann aus, der sehr gefühlvoll arbeitete (frau begibt sich doch nicht in jedermanns Hände). Ich schilderte ihm mein Problem, und nach kurzer Überprüfung der Beinlängen schob er mir den ersten Brustwirbel, der nach links verschoben war, wieder in die Mitte. Die Schulter würdigte er keines Blickes! Seit dieser Nacht schlief ich wieder schmerzfrei!

Dies bestätigte mir einmal mehr die Genialität der Dorn-Methode. Und bestärkte mich darin, den Menschen immer als Ganzes anzusehen, die Zusammenhänge im Hinterkopf zu behalten und nicht durch Offensichtliches den Blick für Wesentliches und Ursächliches trüben zu lassen!

Gut Ding braucht Weile, auch bei Dorn-Behandlungen

Thomas Schwöbel

Ich bin seit 16 Jahren Masseur und med. Bademeister, und seit vier Jahren arbeite ich mit der Dorn-Therapie. In diesen vier Jahren haben sich manch wirklich wunderliche Dinge ereignet.

So zum Beispiel bei einer meiner ersten Dorn-Patientinnen: Sie litt an Nierenschmerzen und Nierensteinen, die jedes halbe Jahr entfernt werden mussten. Sie war erst 20 Jahre alt und hatte diese Prozedur schon dreimal über sich ergehen lassen. Nachdem durch die Dorn-Methode ein Beinlängenunterschied von 2 cm und ein Beckenschiefstand ausgeglichen wurden, gingen ihre Schmerzen deutlich zurück. Nach der zweiten und dritten Dorn-Behandlung konnte auch der „Knackpunkt", der zur Seite verschobene 10. Brustwirbel, korrigiert werden. Da die Wirbelsäule der Patientin schon eine deutliche Skoliose nach rechts im Brustwirbelbereich aufwies, führte ich die Behandlungen alle vier Wochen durch – mit dem Erfolg, dass sich die Wirbelsäule der Patientin zusehends aufrichtete. Nierenbeschwerden gab es keine mehr – nur ab und zu Schmerzen im Lendenwirbelbereich. Ein Problem war natürlich auch ihre schlechte Rückenmuskulatur. Eine verspannte Muskulatur leistet immer viel Widerstand beim Korrigieren.

Nach cirka einem halben Jahr hatte sich zwar nochmals etwas Nierengries gebildet, doch dieser ging unkompliziert ab. Danach waren sämtliche Nierenbeschwerden beseitigt. Die Patientin kommt jetzt noch halbjährlich zur Kontrolle.

Nach meiner „kurzen“ Erfahrung bleiben die wenigsten Patienten nach einer oder zwei Behandlungen für immer beschwerdefrei. Die Selbsthilfeübungen sind natürlich hilfreich, um Gelenkverschiebungen zu vermeiden. Doch wenn die Übungen nicht regelmäßig durchgeführt werden, treten Gelenkverschiebungen wieder auf. Die Patienten gehen nach der Behandlung wieder wie zuvor zur Arbeit, sie betreiben die gleichen Hobbys, sie leben weiter wie zuvor, und das bedeutet vielfach: Sie arbeiten jeden Tag wieder wie zuvor *gegen ihre Gesundheit*.

Man kann nicht ernsthaft erwarten, dass sich Veränderungen an Gelenken und der Skelettmuskulatur, die durch jahrelange Verhaltensmuster entstanden sind, mit zwei oder drei Dorn-Behandlungen beheben lassen. Ich bin von dieser Methode überzeugt – aber: *Gut Ding braucht Weile.*

Unumgänglich ist, dass die Patienten ihren Körper besser kennen lernen, eigenverantwortlicher mit ihm umgehen und auch Verständnis dafür entwickeln, dass die Kassen nicht alles zahlen. Glücklicherweise ist hier die überschaubare und leicht nachvollziehbare Dorn-Methode besonders hilfreich.

Thomas Schwöbel
Masseur u. med. Bademeister,
Dorn-Therapeut, Therapeut für alternative psychologische Therapien,
Fischergasse 5-9
91757 Treuchtlingen
Tel. 09142-1200

Die Dorn-Methode und Ernährung

Günter A. Ulmer

Die Dorn-Methode versucht, sanft und einfühlsam, aber auch kraftvoll, Blockaden von Wirbeln und Gelenken wieder in die Symmetrie zu bringen. Dies gelingt auch meist unmittelbar, und der Patient kann oft schon nach wenigen Behandlungen Erleichterung finden.

Die Hauptursachen von Knochen- und Gelenkerkrankungen liegen in der Regel in Haltungsschäden, in falschen Bewegungsabläufen und desolater Körperstatik.

Doch weitreichende Ursachen können auch in säureüberschüssiger oder denaturierter Ernährung liegen – hierauf sollte unbedingt geachtet werden.

Es genügt sicher nicht, die Schmerzsymptome mit Kortison und Schmerzhemmern zu behandeln. Vielmehr sind die Ursachen, die offensichtlich im Bereich der Ernährung und der Bewegung liegen, zu minimieren oder zu beseitigen.

So gibt es beispielsweise Untersuchungen dazu, wie Säugetiere auf denaturierte, minderwertige Nahrung reagieren, wie sie heute von vielen Menschen verzehrt wird.[1] Dabei wurde Folgendes festgestellt: Bei den Tieren wurden zuerst die Zähne, dann Wirbelsäule und Knochen und erst später die Blutgefäße und die Leber in Mitleidenschaft gezogen, ohne dass die Tiere dabei zugrunde gegangen wären. Sie lebten weiter, allerdings in einem Kümmerzustand.

Vergleichbares zeigt sich auch beim Menschen. Auch hier können durch denaturierte Nahrung Wirbelsäule, Knochen und Gelenke beeinflusst und empfindlich in Mitleidenschaft gezogen werden.

Eiweißstoffe werden im sauren Milieu abgebaut, Kohlenhydrate im basischen Milieu. Magensäure muss das Eiweiß der Nahrung zum Quellen bringen, denn erst dann können die Verdauungsenzyme des Magens ihre Arbeit verrichten.

Das Säure-Basen-Gleichgewicht ist ein von unserem Körper gefordertes Faktum. Leider wählen wir zu unserer täglichen Nahrung meist säurebildende Nahrungsmittel wie tierische Eiweiße und isolierte Kohlenhydrate. Und es führt nicht etwa das zu einer Übersäuerung, was auf der Zunge sauer schmeckt – sondern gerade das, was süß schmeckt, wie z.B. Zucker, Schokolade, Bonbons usw.

1. Ursache: Übersäuerung

In den letzten 35 Jahren hat der Verbrauch an tierischem Eiweiß (Fleisch) unverhältnismäßig stark zugenommen. Der heutige Eiweißkonsum ist viel zu hoch. Eiweiß wird normalerweise in der Leber zu Harnstoff abgebaut und über die Nieren ausgeschieden. Zuviel aufgenommenes und nicht abgebautes Eiweiß wird in dem aus Bindegewebe bestehenden Zwischengewebe gespeichert.

1) Prof. Kollath hat an Ratten und Dr. Pottenger an Katzen in einem Zeitraum von fünf Jahren entsprechende Versuche durchgeführt.

Eine Übersäuerung der Gewebe kann infolge verstopfter Nährstofftransport- und Abfall-Abflusswege Schmerzen auslösen. Auch in die zum Stütz- und Bindegewebe gehörenden Gelenke, deren Höhlen durch eine gefensterte Innenzellendecke[2] ausgekleidet sind, kann Störeiweiß eindringen und zu örtlicher Übersäuerung mit auftretenden Schmerzen führen, was zur Aktivierung einer Arthrose führen kann.

Alle Säuren, die nicht ausgeschieden werden können, müssen durch Basen neutralisiert werden. Eine solche Neutralisation führt zu Salzen, die dann entweder ausgeschieden oder abgelagert werden. Wenn eine solche Ablagerung in den Muskeln erfolgt, führt dies zu Verhärtungen und in den Gelenken zu Arthrosen.

Unsere Ernährung hat also einen maßgeblichen Einfluss auf unser Muskel- und Knochensystem, denn sie kann sich auf Härte und Verspannung des Bindegewebes und der Muskulatur und damit auch auf die Wirbelsäule auswirken.

Der Zustand von Bindegewebe und Muskulatur ist für das Auftreten von Blockierungen und Skoliosen von ausschlaggebender Bedeutung, da bei verspannter Muskulatur ein starker Zug auf die Wirbel ausgeübt wird.

Auch die Osteoporose ist nicht in erster Linie auf einen Kalziummangel oder auf Hormonstörungen zurückzuführen, sondern auf die unerkannte Säureüberlastung und Salzbildung in unserem Körper. Die allgemeine Empfehlung, bei Osteoporose viel Milch zu trinken, weil die Resorption von Kalzium aus Milch optimal sei, ist nicht länger haltbar. Die Wahrheit ist: Kaseineiweiß, das sich in der Milch befindet, muss vom menschlichen Organismus mit hohem Aufwand zerlegt werden. Auch Kalziummangel entsteht in der Regel durch Übersäuerung.

2. Ursache: Übergewicht

Übergewicht bedeutet eine ununterbrochene Mehrbelastung für den Körper. Keiner sollte deshalb das Übergewichtsproblem auf die leichte Schulter nehmen. Man schleppt jahraus, jahrein eine Vollpackung an Fett mit sich herum. Der Körper wird schwerer und zum Ausgleich mehr nach hinten geneigt, die Lendenwirbelsäule bekommt eine verstärkte Biegung nach rückwärts und die Brustwirbelsäule wird vermehrt nach vorne gekrümmt. Die ganze Haltung verändert sich. Die Schultern gehen nach vorn, der Kopf wird nach hinten geneigt und der Abstand zwischen den Schulterblättern vergrößert sich weiter.

Dies führt häufig zu einer Beckenkippung, wodurch die Hüftgelenke nicht mehr in einer optimalen Stellung stehen können. Ein vermehrter Verschleiß des Gelenkknorpels der Hüftgelenke kann zu einer frühzeitigen Arthrose führen. Doch die Beckenkippung und Fehlhaltung der Hüfte ist sicher nicht die einzige, aber eine wichtige Ursache der Hüftgelenkserkrankungen.

3. Ursache: Wassermangel

Wir benötigen täglich ungefähr 2 bis 3 Liter Flüssigkeit, davon sollten 1 1/2 Liter reines Wasser sein. Nach dem Trinken einer Flüssigkeit erscheint bereits

2) Weiteres bei Prof. Fassbender.

ein Teil davon nach kurzer Zeit im Urin in der Blase, nachdem das Herz sie durch den Körper gepumpt, die Leber sie gefiltert und die Nieren sie in den Urin ausgeschieden haben. 99 Prozent aller Stoffwechselvorgänge in unserem Organismus sind an das Vorhandensein von Wasser gebunden.

Bei Wassermangel leiden nicht nur die Ausscheidungsorgane und der Stoffwechsel, sondern auch die Bandscheibe und die dazugehörigen Gelenke. Denn in den Wirbelgelenken ist das Wasser nicht nur Gleitmittel, es fängt auch den Druck ab, der durch das Gewicht des Oberkörpers entsteht. Bandscheiben sind von den hydraulischen Eigenschaften des Wassers abhängig. Auch bei den Gelenken treten bei Dehydrierung Reibungsschäden auf. Um Rückenschmerzen zu verhindern, sollte genügend Wasser getrunken werden.

4. Ursache: Mineral- und Enzymmangel

Kohlenhydrate werden im basischen Milieu verstoffwechselt. In natürlicher Nahrung finden sich neben Kohlenhydraten stets Funktionsstoffe wie Mineralien, wie Kalzium, und Vitamine, insbesondere die B-Vitamine.

Weißer Zucker und weißes Mehl aber besitzen keine Vitalstoffe, kein Kalzium und kein Eisen mehr. Hier ist der Körper also gezwungen, sich seiner eigenen Mineraldepots zu bedienen. Diese werden nacheinander geleert. Dies beginnt beim Haarboden und endet bei den Knochen. Ein stetiger Mineralverlust führt somit zu einem fortwährenden Verfall des Körpers.

Nun kommt aber noch hinzu, dass der Körper, wie bereits erwähnt, Säure aus der Nahrung auch neutralisieren muss. Auch dazu löst er Kalzium und andere als Basen wirkende Mineralien aus dem Skelett heraus. So verliert das Knochengerüst pro Tag gut 60 Milligramm, was sich im Laufe eines Jahrzehnts auf 250 Gramm summiert; der Mineralgehalt eines kompletten Arm- oder Beinknochens. In Deutschland werden pro Jahr durch mangelhafte Versorgung mit Kalzium 150.000 Schenkelhalsbrüche registriert.

5. Ursache: Genussgifte

Wer viel Kaffee trinkt, riskiert ein Defizit an Mineralstoffen. Phenolische Verbindungen im Kaffee verschlechtern die Mineralstoffausnutzung aus der Nahrung. Übermäßiger Kaffeegenuss und Medikamentenverbrauch, insbesondere an Kortison, beschleunigt die Kalziumausscheidung über die Nieren.

Dr. Batmanghelidj schreibt: „Was geschieht, wenn wir Tee, Kaffee oder Cola-Getränke anstelle von Wasser trinken? Das Koffein und kleinere Mengen an Theophyllin sind Stimulantien für das Nervensystem und wirken gleichzeitig dehydrierend wegen ihrer harntreibenden Eigenschaften in den Nieren. Diese Stimulantien des Zentralnervensystems setzen Energien aus dem ATP-Speicher frei sowie aus Kalzium, das in den Zellen gespeichert ist. Koffein hemmt ein wichtiges Enzym-System, das beim Lernprozess und beim Aufbau des Gedächtnisses beteiligt ist."

Ein dadurch bedingter Kalziumverlust kann z.B. für osteoporosegeschädigte Menschen gefährlich werden. Auch übermäßiger Alkoholgenuss schädigt die Leber, den Darm und die Kalziumaufnahme.

Vorbeugung und Selbsthilfe

Ein wesentlicher Schritt, der Entsäuerung zu begegnen, wäre die konsequente Umstellung der Ernährung auf Vollwertkost – wenn möglich, auf vegetarische Ernährung. Tiefgrüne Gemüse wie Grünkohl, Spinat, Broccoli, Mangold, Fenchel und Porree enthalten sehr viel Kalzium. Außerdem wirken sie der Übersäuerung des Stoffwechsels entgegen. Auch die Vermeidung von isolierten Kohlenhydraten, die den Mineralmangel dezimieren, ist für das Säure-Basen-Gleichgewicht notwendig. Ein weiterer Schritt im Hinblick auf Knochendefizite und Schmerzen wäre eine ernsthafte Reduzierung eines eventuellen Übergewichtes.

Das Meiden von Tee und Kaffee, um der Dehydrierung und Austrocknung des Körpers zu begegnen, sollte beachtet werden. Lebenswichtig ist vor allem, genügend Wasser zu trinken, um die Gelenke und insbesondere die Bandscheiben funktionsfähig zu halten.

Entscheidend ist auch ein von Erdstrahlen und Elektrosmog störungsfreies Bett mit einer körpergerechten Matratze. Ebenso wichtig ist geeignetes Schuhwerk, das den Rücken schont und alle Schläge auf die Wirbelsäule vermeidet.

Massagen – insbesondere die erweiterte Breuß-Massage – und Bäder sind zur Entspannung und Aktivierung immer sehr dienlich. Eine Kräftigung der Körpermuskulatur und bessere Durchblutung erfolgt durch Ausgleichssport wie Schwimmen, zügiges Wandern und sinnvolle Gymnastik, die mithilft, die frühere volle Beweglichkeit wieder zu erlangen. Tägliche Ganzwaschungen und eine sorgfältige allgemeine Körperpflege können die Maßnahmen unterstützen.

Eine wesentliche Ergänzung können tägliche Zugaben von Kalzium und Magnesium sein, die im natürlichen Dolomit 2:1 vorhanden sind.

Was bei Knorpel- und Knochendefiziten eine sehr vorteilhafte Wirkung zeigt, sind Hirseflocken und gemahlene oder fermentierte Braunhirse.

Bei Entzündungen kann Schwarzkümmelöl eine wertvolle Hilfe sein, da es entzündungshemmende Gewebshormone (Prostaglandine) bildet. Auch Aloe Vera Saft kann in dieser Richtung entzündungshemmend wirken und zusammen mit Schwarzkümmelöl wie natürliches Kortison wirken, ohne Nebenwirkungen.

Unsere heutige Lebens- und Ernährungsweise kann schnell zu Krankheitserscheinungen führen. Wichtig ist es, nicht zu warten, bis Schmerzen auftreten, sondern – als Ergänzungstherapie zur Dorn-Methode – eine wirkungsvolle Gesundheitsvorsorge zu betreiben.

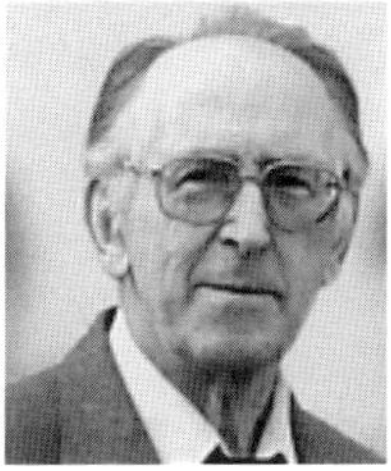

Günter Albert Ulmer
Hauptstr. 16/Pf 40
78609 Tuningen
Tel. 07464-98740, Fax 3054, E-Mail: info@ulmertuningen.de
www.ulmertuningen.de

(Weiteres zu diesem Thema von G. A. Ulmer: „Basisbuch der Ernährung“ ISBN 3-932346-32-7. „Unser Lebens-Kapital Gesundheit, Ganzheitliche Gesundheitsvorsorge und Gesundheitsschutz“ ISBN 3-932346-49-1. „Der Mensch ist so gesund wie seine Füße“ ISBN 3-932346-28-9 und Ott/Ulmer „Deine Wirbelsäule – dein Schicksal“ ISBN 932234-20-3, G. A. Ulmer Verlag, 78609 Tuningen)

Magische Hände mit Dorn und Breuß

Rosmary Dresbach

Die Dorn-Methode ist für mich der Schlüssel zu einem gesunden Rücken und zu beweglichen Gelenken. Und die Breuß-Massage hat Zauberkraft. Die Breuß-Massage ergänze ich übrigens mit kleinen Zutaten aus meinen anderen Ausbildungen. Auf diese Weise ist diese Massage geeignet, den ganzen Körper mit allen Organen, Nerven, Meridianen, Chakren usw. zu erreichen. Für überaus wichtig halte ich dabei die mentale Einstellung. Ich denke, es gibt keine tiefgreifendere Massage. Deshalb empfinde ich die Verantwortung als sehr groß, auf welche Art und Weise diese Massage ausgeübt wird. Denn Massage ist nicht gleich Massage.

Einige Beispiele aus meiner Praxis:

Frau A. ist in Weingut, Hotel und Restaurant beschäftigt. Sie kommt regelmäßig einmal monatlich prophylaktisch für eine Breuß-Massage zu mir. So kann sie mit über 70 Jahren munter und problemlos ihren vielfältigen Arbeiten nachgehen. Also kein Wunder, dass sie Gäste mit Rücken- und/oder Gelenkproblemen zu mir schickt.

Ein Ehepaar in Rente aus dem Ruhrgebiet kam jährlich zum Ferienmachen in die schöne Pfalz.

Die bedauernswerte Frau B. hatte mehrere Operationen hinter sich, darunter Hüfte und Knie. Sie bewegte sich mit zwei Stöcken. Das rechte Bein war ganz taub und gefühllos. Die Ärzte sagten ihr, die Nervenbahnen seien „taub". Ihr großer Wunsch war, wenigstens im Haus ohne Stöcke gehen zu können.

Klar, dass die Wirbelsäule angegriffen war. Ich wandte bei ihr vorsichtig und sanft das ganze Dorn-Programm an – was für Frau B. schon Erleichterung brachte. Mit ihrer Zustimmung massierte ich ihre Wirbelsäule ca. 50 Minuten nach Breuß, angereichert mit meinen kleinen Zutaten. Nach kurzer Zeit sagte Frau B.: „Oh, jetzt kribbelt es mir das ganze Bein runter!" Und sie meinte das bisher taube Bein! Es gab also noch Nerven, die reagierten.

Ich schloss die Behandlung wie immer mit einem Glas Wasser ab – wenn vorhanden gutes Quellwasser, das ich von einer Quelle im Wald hole. Und dann bat ich Frau B., ihre Stöcke stehen zu lassen und durch den Behandlungsraum zu gehen. Da sie mir großes Vertrauen entgegenbringt, tat sie es, wobei ich sie natürlich schützend – nicht stützend – begleitete. Sie ging einige Meter hin und wieder zurück und strahlte.

Wie viele Menschen hatte auch Frau B. Probleme in der Familie, die sich körperlich niederschlugen. Mit der Breuß-Massage löst ich oft psychische Blockaden auf. Meistens ist das gar nicht beabsichtigt, sondern tritt als Nebeneffekt auf. Nach einer solchen Massage ist die

Welt einfach wieder schöner. Es ist schon vorgekommen, dass „vergessene" Traumata ausgelöst wurden und dann bearbeitet werden konnten. Mit meinen verschiedenen Ausbildungen kann ich glücklicherweise auch dort helfen, und die Betroffenen müssen nicht weitergereicht werden.

Ich freue mich schon auf den nächsten Besuch von Frau B.!

Viele Patientinnen und Patienten sprechen unabhängig voneinander von meinen magischen Händen. Dabei kommen drei Dinge zusammen: das Geschenk der Dorn-Methode, die wunderbare Breuß-Massage und meine Liebe zum Heilen, zum sinnvollen Helfen und zum „heilen" Menschen.

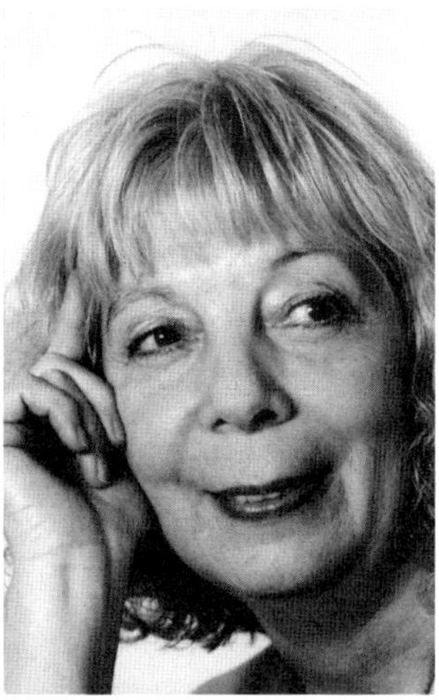

Rosmary Dresbach
Praxis für Persönlichkeitsentfaltung und Gesundheit, Wirbelsäulentherapeutin und Ausbilderin Dorn/Breuß, NLP-Master, Reiki-Meisterin/Lehrerin, geprüfte Astrologin DAV, Oberscheidstr. 13, 67434 Neustadt,
Tel. 06321-83838,
E-Mail: Rosmary@RosmaryDresbach.de,
www.RosmaryDresbach.de

Sind die Rückenprobleme zugelegt?

Bedingungen für gesundes Liegen

Franz Josef Neffe

„Wichtiger als die Behandlung sind die Selbstübungen und die Beratung", sagt Dieter Dorn. Damit der Patient es nicht vergisst, bekommt er von ihm einen Zettel mit, auf dem angekreuzt ist, ob er „nicht rechts liegen" oder „nicht links tragen", auf welcher Seite er sich strecken und welche Hüfte er sich „reinmachen" soll.

Anfangs fiel es mir schwer, zu behalten, was ich ab jetzt mit welchem Körperteil tun bzw. nicht tun sollte. Dabei ist es im Prinzip ganz einfach: Die Rückenprobleme hängen immer mit Abweichungen zusammen und diese müssen wieder ausgeglichen werden. Wenn die Wirbelsäule in Schulterhöhe eine Rechtskurve macht, dann ist es schlecht, den Koffer mit der linken Hand zu tragen, weil gerade das ja die Rechtskurve hinbiegt. Wenn ich im Bett auf der rechten Seite liege, hänge ich nach rechts durch und erneuere meine Rechtskurve jeden Tag. Als Rechtshänder bin ich gewohnt, mit der rechten Hand etwas vom Boden aufzuheben oder vom Schrank herunterzulangen. Dabei strecke und biege ich die Wirbelsäule rechts. Der Muskel wird gedehnt, wächst, zieht sich zusammen und wird härter. Gleichzeitig erschlaffen die Muskeln links, werden weich und halten weniger; das fördert noch zusätzlich den „Ausbau" der Rechtskurve.

Irgendwann muss der Körper Signale geben, dass einseitige Entwicklung gefährlich ist. Habe ich 30, 40 Jahre hauptsächlich rechts gelegen, so ist unauffällig eine Rechtskurve entstanden. Die Muskeln sind zehntausendstel-millimeterweise mitgewachsen; sie halten jetzt nicht mehr das Gleichmaß, sondern die Abweichung fest. Wenn ich nun den ganzen Tag verspannt sitze und der Stoffwechsel stark gedrosselt ist, wird mein Betriebsystem immer anfälliger für chemische (Nahrung, Atmung, ...) oder physikalische Belastungen (z.B. Bandscheibenvorwölbung). Es genügt dann, sich beim Aufheben eines Blattes ein wenig verdreht zu bücken, evtl. mit einem kalten Luftzug als zusätzlichem Reiz, und schon hat man seinen – jahrelang vorbereiteten – Hexenschuss. Der kommt dann nicht deshalb, weil man schon so „alt und abgenutzt" ist, sondern weil man nicht auf sein Betriebssystem geachtet hat. „Wenn die Geschichte mit der Abnützung stimmt, dann dürfte ich gar keine Hände mehr haben", kommentiert Dieter Dorn manchmal – und trotz täglicher Arbeit von früh bis spät in Sägewerk und Stall sind seine Hände noch immer vollständig regeneriert.

Wie ist es sinnvoll, zu liegen?

Wenn es dem Menschen gut geht,

steht er aufgerichtet da und streckt die Arme gen Himmel: „Ist das ein schöner Tag!“ Wie könnte man in dieser „Es-geht-mir-gut-Pose“ liegen? Links? Rechts? Auf dem Bauch? Unmöglich! Auf dem Rücken geht es. Und wenn dem Menschen etwas fehlt, wenn er sich einsam, unverstanden, ungeliebt und krank fühlt, was tut er dann? Er rollt sich ein. Und wie kann man eingerollt liegen? Auf dem Bauch oder dem Rücken? Ganz unmöglich! Eingerollt geht es nur auf der Seite. So liegt man eine Viertelstunde auf der rechten Seite, dann beginnen Schulter- und Hüftgelenk zu schmerzen und man dreht sich auf die andere Seite. Eine Viertelstunde später ist es dann bei linker Hüfte und Schulter so weit, dann bleibt man etwas auf dem Bauch und drückt sich in der Lendenwirbelsäule ein Hohlkreuz. Das wird zu unbequem, also winkelt man das rechte Bein an und verdreht unter diesen ungünstigen Druckverhältnissen auch noch die bereits gebogene Lendenwirbelsäule. Das alles kann auch die neueste punktelastische Matratze nicht ausgleichen, mag auf dem Prospekt eine noch so gerade Linie über die Wirbelsäule gezeichnet sein. Wer in sich hineinfühlt, kann genau spüren, wie die Druckverhältnisse in seiner Wirbelsäule sind. Und so ist man die ganze Nacht unterwegs, von einer Fehlbelastung in die nächste. Und weil man keine noch dümmere „Erklärung“ dafür gefunden hat, heißt es: „Das ist ganz natürlich, das machen alle, Bewegung ist gesund!“

Vor 50 Jahren, als noch viele Leute mangels Reichtum auf einem Strohsack schliefen, hätte man über solche „Erklärungen“ gelacht. Damals wusste man noch, dass für die Bewegung der Tag da ist und nicht die Nacht. Die Arbeit war noch dergestalt, dass man beide Hände dazu brauchte. Und wenn man abends müde auf den – frisch aufgeschüttelten – Strohsack sank, schlief man gut bis in die Morgenfrühe – nicht bis in die Morgenspäte. Also muss man „biologisch“ liegen? Was ist „logisch“ für „bios“ – für das Leben? Für teures Geld kaufen wir heute eine harte Strohkernmatratze. Wenn früher das Stroh im Strohsack dermaßen kaputtgedrückt war, hatte man es längst auf den Misthaufen geworfen und durch neues ersetzt. Locker aufeinander liegende Strohhalme duften nicht nur nach Natur, sie passen sich auch der Körperform an und reagieren – locker aufeinander liegend – auf die feine Schwingung, in der im Menschen das Leben pulsieren und nicht stecken bleiben soll.

In zivilisierten Ländern wie dem unsrigen sitzt und liegt der größte Teil der Menschen 22 Stunden am Tag. Im Liegen werden zwar die Bandscheiben nicht mehr so extrem zusammengepresst wie im Sitzen, aber Liege- und Sitzfläche sind totale Bremsflächen; sie können den Rhythmus des Atems und des Herzens nicht mitmachen und blockieren ihn. Wenn wir die Zahl und den Weg der durch Atmung und Herzschlag verursachten kleinen Erschütterungen der Sitz- und Liegefläche messen, fällt eine extreme Drosselung der Lebensfunktionen auf. Wenn aber Sitz- und Liegefläche den Herz- und Atemrhythmus aufnehmen und mitschwingen, kann man bis zu 10- oder 20-mal mehr Bewegung erleben.

Ruhe hätte der Mensch, wenn er ungestört in seiner Grundschwingung sitzen und liegen könnte. Physikalische Schwingungsmessungen lassen hingegen nicht auf eine „Ruhephase" während der Nacht schließen; sie machen eher eine Art „Überlebenskampf" sichtbar. Wer körperlich arbeitet, kann anscheinend seinen Rhythmus gegen die Bremsfläche besser durchhalten. Ich erinnere mich an einen Zimmermann und seine im Büro arbeitende Freundin. Er kann sich hinlegen und ist gleich weg – und sie liegt daneben und kann nicht einschlafen.

Nochmals zur eingerollten Seitenlage. Sie ist ein Zeichen für Mangel. Mangel an Berührung und Mitmenschlichkeit, Mangel an Wärme und Geborgenheit und Mangel an Wasser. Im Frühling, wenn das Wasser in den Bäumen hochsteigt, wachsen die Blätter und strecken sich. Im Herbst geht das Wasser zurück und die Blätter kringeln sich ein. Als mir bewusst wurde, dass ich zu wenig Wasser trinke, konnte ich es im Bett kaum zehn Minuten auf dem Rücken aushalten. Ich erinnere mich, als ich abends einen halben Liter trank, lag ich mit Wohlgefühl circa drei Stunden auf dem Rücken; das ist doch schon was. In Rückenlage – auf einer formstabilen Matratze – geht's der Wirbelsäule gut. Wenn früher die Betten einen halben Meter durchhingen, steckte man ein Brett unter die Matratze. „Jetzt ist es gut, hart muss man liegen", war die völlig unsinnige Schlussfolgerung. Das Gegenteil von „durchhängend" ist doch nicht „hart"!

Liege ich auf dem Boden, spüre ich die schmerzempfindlichen Stellen: Fersen, Becken, Schulterblätter. Tut es weh, drehe ich mich weg, verdrehe ich mich. In einer Gipsform meiner Rückseite könnte ich ohne Druckschmerz liegen, aber der Mensch schwitzt in der Nacht gut einen halben Liter; und wenn diese Flüssigkeit nicht weg kann, wird es heiß. Ich brauche also eine formstabile Matratze von mir behagendem Härtegrad, aus mir bekömmlichem Material, und das Bett sollte meinen Lebensrhythmus umso weniger behindern, je schwächer mein „Betriebssystem" ist.

Die Wirbelsäule ist ein lebendiges System. Es bekommt ihr nicht, wenn man sie immer wieder wie ein totes System gerade richtet. Lebendige Systeme brauchen vor allem gute Lebensbedingungen. Wir sollten also die Rechtsskoliose nicht bloß in Richtung Linksskoliose drücken, sondern uns darüber hinaus ein wenig mit der Neurophysiologie des Menschen befassen. Man funktioniert nämlich nur so gut, wie es der Informationsfluss zulässt. Durch einen verspannten Körper fließen viel weniger Informationen über die Nervenleitungen zum Gehirn, und wenn die Wahrnehmung schlecht wird, ist auch die Reaktion schlecht. Als Lebewesen ist der Mensch auf Leben angelegt. Deshalb sollte er Acht geben, dass seine Lebensbedingungen das Leben nicht behindern, sich seine Anlagen regenerieren können und er sich nicht Probleme buchstäblich zulegt. Über Problemlösungserfahrungen berate ich gern.

Franz Josef Neffe, Deutsches Coué-Institut für Problemlösung, Webergasse 10, 89284 Pfaffenhofen-Beuren, Tel./Fax 07302-5580, E-Mail: fjneffe@online.de www.fjneffe.de

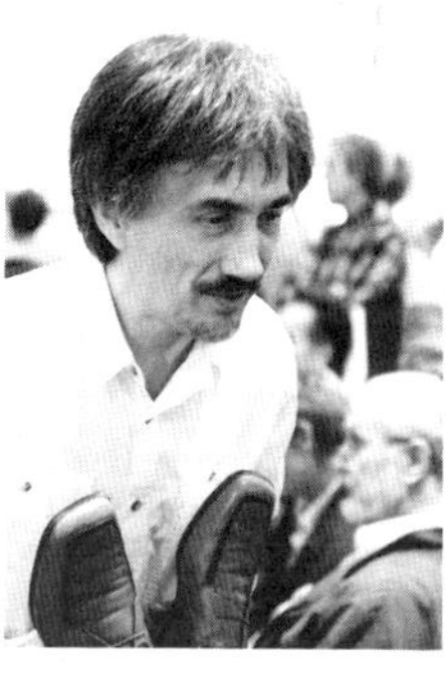

Die Dorn-Methode im Rhein-Neckar-Kreis

Alfred F. Hess

Ich bin staatlich anerkannter Masseur, und behandle seit sechs Jahren meine Patienten nach der sanften Wirbel- und Gelenktherapie nach Dieter Dorn. Bereits etwa drei Viertel meiner Patienten wünschen sich eine Behandlung nach Dorn.

Neben der Praxisarbeit betreibe ich auch Öffentlichkeitsarbeit für die Dorn-Methode durch Vorträge, z.B. beim Landfrauenverein oder auch der Firma SAP, in verschiedenen örtlichen Vortragsräumen und Volkshochschulkursen. Diese Vorträge führen regelmäßig zu Artikeln in der Lokalpresse mit Bild und allgemeinen Informationen zu Dieter Dorn und seiner Methode.

Zur Illustration meiner Praxisarbeit ein Fallbericht:

Im Mai 2005 kam Frau K. in meine Praxis in Leimen bei Heidelberg. Sie berichtete von ihrem tragischen Unfall; er hatte sich vor einigen Jahren bei ihr in der Schule ereignet. Während des Sportunterrichts stürzte ein Kind von der Sprossenwand und fiel der Sportpädagogin direkt auf den Kopf. Dabei wurde ihr Kopf auf die rechte Schulterseite abgewinkelt. Das Ligamentum atlanto occipitale und der Muskulus sternocleidomastoideus wurden weitgehend überdehnt und kleine Halswirbelsäulen-Bänder wurden einseitig abgerissen.

Ihr Kopf wurde seit diesem Unfall hauptsächlich von der Muskelkette gehalten und gestützt. Sie klagte seitdem über Schluckbeschwerden, Ohrgeräusche, akute Schwindelanfälle und Sprachstörungen. An manchen Tagen konnte die Patientin nicht aus dem Bett aufstehen. Ihre Kopfschmerzen, die in starke Migräneanfälle übergingen, häuften sich. Die Ärzte und der Schmerztherapeut wussten nicht, wie sie ihr helfen sollten. Ärztlicherseits konnte ihr nur eine Operation am überdehnten Ligamentum angeboten werden.

Nachdem sie wieder einmal einen Schwindel- und Migräneanfall erlebt hatte, suchte sie nun meine Praxis auf.

Behandlung:

Untersuchung durch Palpation der knöchernen Struktur der HWS von C1 bis C7 sowie der BWS Th1 bis Th12.

Die HWS bearbeitete ich zunächst mit einer heißen Rolle (Wärmetherapie).

Danach richtete ich C1, C3, C5 und C7, sowie Th1, Th5 und Th6 nach der Dorn-Methode ein.

C2 war nach innen verschoben. Ich brachte ihn durch Schröpfen wieder in die ursprüngliche Position.

Die Patientin legte sich nach der Regulation mit dem Rücken auf die Behandlungsliege. Ich gab ihr eine Lymphdrainage, um gestaute Energie, insbesondere Stauungsbeschwerden vom Kopf und

HWS-Bereich, von cranial bis caudal abzuführen.

Zum Abschluss behandelte ich die Patientin energetisch mit der Breuß-Massage, um ihre Erschöpfungs- und Schmerzzustände abzustellen, damit ihre Vitalkräfte wieder fließen konnten.

Mit nur einer Dom-Behandlung hatte die Patientin wieder ihre volle Kraft.

Eine Woche danach besuchte mich Frau K. bei einem meiner Vorträge in der Volkshochschule in Leimen. Sie sagte mir, sie habe den vorgesehenen OP-Termin in der Klinik abgesagt und Herrn Professor Lorenz (Uni Klinik Heidelberg) von meiner Behandlung berichtet.

Dankbar habe ich registriert, dass Herr Dr. Bischoff (Thorax Klinik, Heidelberg) bei einem meiner letzten Vorträge anwesend war.

Bericht der Patientin Sigrid K., Heidelberg[1]:

Hilflos Schmerzen ausgesetzt zu sein ...

Die Dorn-Methode, kombiniert mit einem genialen Masseur wie Herrn Hess, ließ mich nach achttägigen, plötzlich aufgetretenen unerträglichen Schmerzen spontan wieder gesunden. Die Beschwerden zeigten sich als heftiges Brennen auf der Haut des gesamten Oberkörpers, Muskelschmerzen in den Oberschenkeln, Kreislaufbeschwerden, niedriger Blutdruck, Unwohlsein sowie Energiemangel.

Verzweifelt suchte ich bei mehreren Fachärzten wie auch einem Schmerztherapeuten Rat und Hilfe – aber ohne Erfolg. Leider behandelten alle Ärzte und auch die medizinische Klinik nur die Symptome mit Schmerzmitteln. Nach der Ursache wurde nicht gesucht.

Ich bin Herrn Hess zu unendlichem Dank verpflichtet, dass er mir durch seine Behandlung mit der Dorn-Methode so schnell die Schmerzen nehmen konnte.

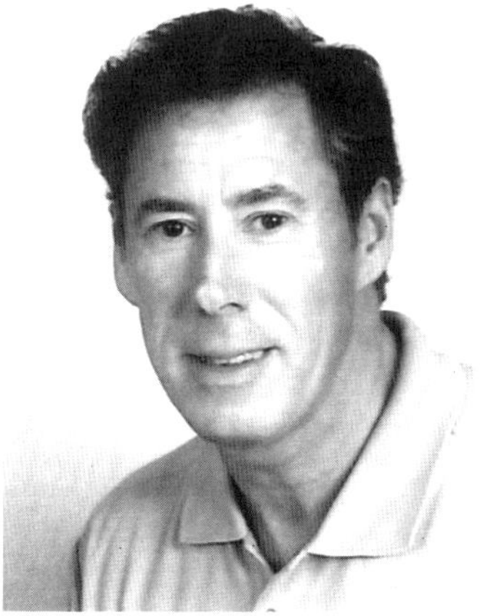

Praxis für physikalische Therapie
und Fortbildungszentrum Dorn-Therapie
Alfred Hess
Turmgasse 34
69181 Leimen
Tel./Fax 06224-766381,
Handy 0172-7524964

1) Unterschriebener Patientenbericht mit voller Adresse liegt der Redaktion vor.

Dorn „International“

Dorn-Kurse in den Niederlanden, Belgien und Luxemburg

Jos Dassen

Als so genannter *Naturheilkundiger* (natuurgeneeskundige) habe ich das Studium an der Europäischen Akademie für komplementäre Gesundheit in Maastricht, Niederlande, in den Fächern Nahrungsmittel und Naturheilkunde mit gutem Erfolg abgeschlossen.

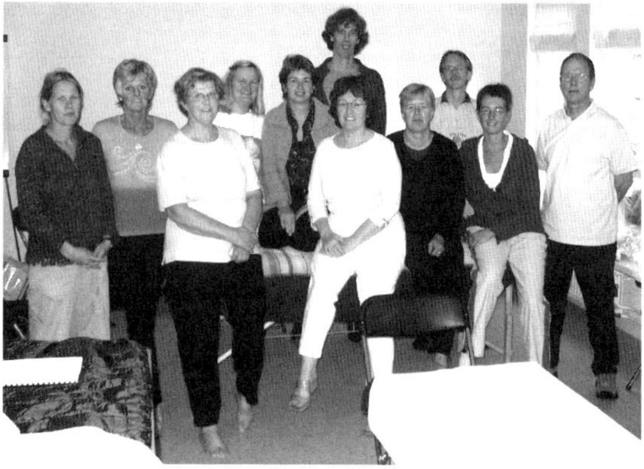

Hier das Gruppenfoto, rechts – mit den Händen auf dem Rücken – Jos Dassen

Während dieses Studiums machte ich in Deutschland die Ausbildung zum Dorn-Therapeuten. Um auf diesem Gebiet Erfahrungen zu sammeln, absolvierte ich bei verschiedenen Heilpraktikern Praktika. Schließlich erhielt ich meine Empfehlung als Dorn-Therapeut von Helmuth Koch.

Da das Interesse an der Dorn-Therapie in den Niederlanden und in Belgien wirklich groß ist, konnte ich auch ein erstes Dorn-Ausbildungsseminar am 2./3. Oktober 2004 anbieten.

Die Gruppe der Auszubildenden bestand aus 10 Personen, der Kurs fand in Schin op Geul in Limburg, Niederlande, statt.

Die Dorn-Methode hat auch das Interesse des niederländischen Berufsvereins VBAG – Verein zu Förderung Alternativer Genesung – geweckt. Der VBAG erkennt die Dorn-Methode als alternative Heilmethode an und ich erhielt die Ehre einer „Akkreditierung“ als Ausbilder für Mitglieder des VBAG. Die von mir gegebenen Unterrichtseinheiten zum Thema Dorn werden vom VBAG für die Ausbildung der Mitglieder voll angerechnet.

2005 sind diverse weitere Dorn-Seminare sowohl in den Niederlanden als auch in Belgien geplant. Die „Belgische Vereniging Ruggensteun“ – Verein zur Hilfe bei chronischen Rückenproblemen, ein Mitglied der flämischen Schmerz-Liga – hat inzwischen ebenfalls Interesse gezeigt und mich eingeladen, in diesem Jahr vier Vorträge über die Dorn-Methode zu halten.

Jos Dassen, Natuurgeneeskundige
Heidestraat 53, B-3640 Kinrooi
Tel. (0032) (0)89-563740
jos.dassen@telenet.be
www.dewegnaargezondheid.com
2. Praxis in den Niederlanden in Susteren, telefonische Absprachen bitte immer über die belgische Telefonnummer

Die Methode Dorn in Honduras, Mittelamerika

Gabriele Kirchmann

Honduras ist nach Haiti das ärmste Land Lateinamerikas. Die Menschen dort haben kein Geld, um sich Ärzte, Medikamente, Krankenhausaufenthalte oder sonstige Therapien zu leisten. Hilfe und Unterstützung kommen nur schleppend, dafür hat dieses Land einfach zu wenig zu bieten und ist zu unbekannt.

Anfang dieses Jahres habe ich in Honduras ein erstes Dorn-Seminar gegeben. Während dieses Seminars bekamen 36 Ärzte, Krankengymnasten, Psychologen, interessierte Laien und Curanderos – das sind einheimische Heiler – ein Werkzeug in die Hände, um schnell, wirksam und kostengünstig zu helfen.

Es war eine große Freude für mich, zu sehen, mit welchem Geschick und Selbstverständnis die Menschen die Dorn-Methode erlernten. Ihre Natürlichkeit, Offenheit und ihr Zutrauen im Umgang miteinander waren ihnen dabei eine hervorragende Basis. Es war fast, als würden sie die Methode schon kennen.

Ich hoffe, „Dorn" verbreitet sich schnell unter den Honduranern und bietet somit eine echte Alternative und Hilfe für die Ärmsten.

Unten ein Foto der ersten Kursteilnehmer. Sie schicken viele Grüße nach Deutschland – und ganz besonderen Dank an Dieter Dorn.

Gabriele Kirchmann, Heilpraktikerin
Aufkircher Str. 24, 88662 Überlingen
Tel. 07551-915875, www.ohneschmerz.de

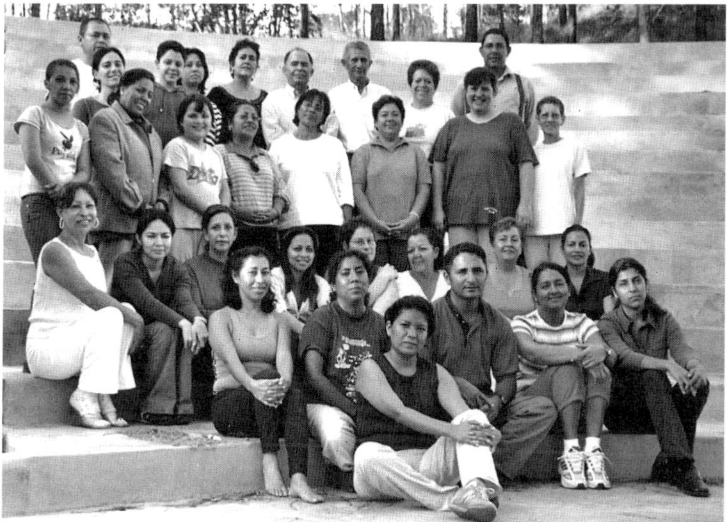

Die Dorn-Methode in Spanien

Magnetfeld- und Schmerztherapie optimieren die Dorn-Methode

Angie Holzschuh

Magnetfeld-Therapie

Ich arbeite seit drei Jahren auf Fuerteventura in Kooperation mit den Robinson Club Hotels im Bereich Gesundheit. Der Robinson Club hat den Stellenwert von Gesundheitsprogrammen bereits erkannt und sieht hier einen deutlich zunehmenden Trend.

Mehrmals wöchentlich biete ich für die Gäste Workshops zur Magnetfeld-Therapie an. Dabei erzielen die Teilnehmer eine Tiefenentspannung der Rückenmuskulatur mit Hilfe von Therapie-Magneten.

Durch die Magnetfeld-Therapie wird die Durchblutung verbessert und vermehrt Sauerstoff ans Gewebe abgegeben. Dadurch kann man Muskelverspannungen sehr gut auflösen.

So lösen sich während der Tiefenentspannung viele kleine Blockierungen der Wirbelsäule, was die Patienten selbst deutlich spüren – beispielsweise durch bessere Beweglichkeit, Schmerzfreiheit, etc.

Bei größeren Fehlstellungen, die sich über viele Jahre aufgebaut haben, stößt die Magnetfeld-Therapie jedoch an ihre Grenzen. Da muss zusätzlich nach Dorn behandelt werden, vor allem zur Korrektur von Beinlängen und Becken.

Nach der Magnetfeld-Therapie ist die Muskulatur deutlich entspannt. Das ist eine wichtige Voraussetzung für eine anschließende erfolgreiche Dorn-Behandlung – sie wird dadurch wesentlich erleichtert und für den Patienten schmerzfreier.

Die Nachbehandlung zuhause durch Therapie-Magnete

Auch zur Nachbehandlung ist die Magnetfeld-Therapie ein fester Bestandteil meiner Dorn-Behandlungen geworden. Ich zeige dem Patienten, auf welche Wirbel er die Magnete zuhause aufkleben soll. Dadurch wird verhindert, dass die Muskulatur sich wieder verspannt, wodurch sich die Wirbel erneut verschieben würden.

Wenn sich mehrere aufeinander folgende Wirbel kompliziert verschoben haben, werden nach der 1. Behandlung an diesen Stellen Magnete aufgeklebt. Die Magnete können dort bis zur nächsten Behandlung bleiben. Falls ich bei der Nachbehandlung feststelle, dass die Blockierungen in diesem Bereich noch spürbar sind, ist eine optimale Korrektur spätestens jetzt bei der 2. Behandlung ein Kinderspiel. Die Muskulatur ist butterweich und die Wirbel lassen sich nun ganz einfach positionieren.

Die Kosten für zwei dauermagnetisierte medizinische Therapie-Magnete liegen bei 25 Euro. Das ist eine Investition, die sich jeder Patient leisten kann.

Schmerzbeseitigung durch Elektro-Akupunktur

Bei sehr verspannten Muskeln oder starken Schmerzen arbeite ich zusätzlich mit Piezo-Elektro-Akupunktur. Das ist ein wichtiger Bestandteil meines Erfolgs, denn hiermit kann man dem Patienten in Sekunden Schmerzen nehmen oder zumindest deutlich lindern. Dadurch kann sehr schnell das Vertrauen vom Patienten zum Therapeut aufgebaut werden. Die Wahrscheinlichkeit, dass er seine „Hausaufgaben" macht, ist dadurch sehr hoch – weil er daran glaubt!

In meinen mehrtägigen Seminaren für Dorn-Therapeuten werden daher neben der Magnetfeld-Therapie auch wichtige Grundlagen zur Meridianlehre und Schmerztherapie vermittelt.

Hier kooperiere ich mit Dozenten der Deutschen Gesellschaft für Naturheilverfahren und energetische Schmerztherapien (DGNS). Für Dorn-Therapeuten ist das ein optimaler Einstieg in Themen wie beispielsweise Piezo-Elektroakupunktur, Farblichttherapie, Ohrakupunktur, Bio-mechanische Stimulation (BMS), MediTaping, u.v.m.

Dem Präsidenten der DGNS, Dr. Jürgen Aschoff, danke ich für viele wertvolle Tipps. In seiner Praxis in Wuppertal wird der aufwendige Aschoff-Test durchgeführt, bei dem in einer 4-Stunden-Untersuchung der komplette Körper inkl. aller Organe anhand des Blutes getestet wird. Auch bei chronischen Prozessen kann man mit dem Aschoff-Test die genauen Ursachen ermitteln. Befunde werden hier Jahre vor der Schulmedizin erkannt und erfolgreich behandelt.

Patienten, bei denen sich bestimmte Wirbel immer wieder verschieben, schicke ich grundsätzlich zur Abklärung zum Aschoff-Test.

Ich danke meinem Freund Jürgen Aschoff für diese einmalige Möglichkeit der Zusammenarbeit! Auch andere Dorn-Therapeuten sollten diese Methode kennen lernen und für ihre Patienten nutzen.

Training stabilisiert den Erfolg

Muskelaufbau zur Stabilisierung der Wirbelsäule durch z.B. FLEXI-BAR® oder Nordic Walking halte ich ebenfalls für sehr wichtig. Gleichzeitig müssen jedoch Fehlstellungen der Wirbelsäule und anderer Gelenke durch die Dorn-Methode beseitigt werden, um Verschleiß vorzubeugen.

Unter meinen Patienten sind viele Profisportler (Windsurfer, Fußballer, Läufer, Fitness-Trainer, etc.). Gerade im Leistungssport wird deutlich, wie wichtig die Dorn-Therapie als Ergänzung zum Training ist, um die Leistungsfähigkeit der Sportler zu erhalten.

Die 1. Dorn-Akademie, Las Palmas

Ich bin zweisprachig aufgewachsen, deutsch/spanisch, und gebe die Dorn-Methode deshalb auch an Spanier weiter. Mit der Genehmigung von Dieter Dorn habe ich die 1. Dorn-Akademie in Las Palmas, Gran Canaria, gegründet. Unsere Dorn-Schüler sind u.a. Masseure, Physiotherapeuten, Osteopathen.

Beim Unterrichten der Dorn-Methode vermitteln wir nicht nur die Grundtechnik, sondern zeigen immer auch Varianten von Dorn-Griffen, die uns sinnvoll erscheinen.

Da es unterschiedliche Therapieansätze gibt, bin ich der Meinung, dass einige Varianten den Horizont der Therapeuten durchaus erweitern, ohne zu verwirren! Im Endeffekt muss jeder Therapeut seinen eigenen Stil finden und entwickeln. Dabei sind wir unseren Schülern behilflich.

Das Ergebnis muss stimmen! Solange ich positives Feedback von meinen Patienten erhalte, sehe ich mich darin bestätigt, nicht nur nach Schema F zu behandeln, sondern flexibel zu bleiben – auch wenn ich verschiedene Griffe mische.

Jede Therapie entwickelt sich über die Jahre. Mehr Toleranz gegenüber unterschiedlichen Meinungen und Ansätzen ist hier meiner Meinung nach eine Bereicherung.

In diesem Sinne möchte ich meinen großen Dank aussprechen an Dieter Dorn, dem wir es alle zu verdanken haben, dass wir jeden Tag unseren Patienten helfen dürfen. Es ist einmalig, wie großzügig er sein Wissen und seine Erfahrungen freigegeben hat und wie viele Menschen er an seiner Methode teilhaben lässt ... Danke Dieter!

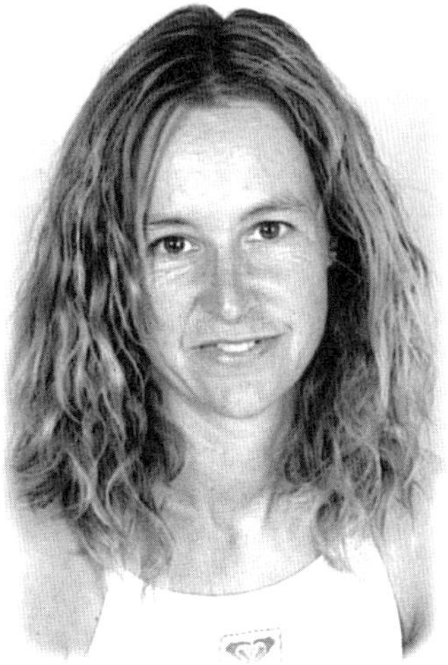

Angie Holzschuh
Staatl. geprüfte Sportlehrerin u. Therapeutin, Schwerpunkt Sportmedizin, Spezialisierung auf Magnetfeld-Therapie und Wirbelsäule
Energetische Schmerztherapeutin der DGNS (Deutsche Gesellschaft für Naturheilverfahren und energetische Schmerztherapien)

Seminare zur Dorn-Therapie und Schmerztherapie finden regelmäßig im Robinson Club auf Fuerteventura statt (s. Anzeige letzte Seite)

1. Dorn-Akademie
Islas Canarias
Tel. 0034-620327635
www.magnetics-fuerteventura.com
www.dorn-akademie.com

Aus der Praxis – für die Praxis

Die Dorn-Selbsthilfeübungen

Renate Adrigan

Im letzten Jahr habe ich erst so richtig die Wichtigkeit und den großen Wert der Selbsthilfeübungen erkannt. War es Schicksal? Anfang des Jahres hatte ich einen Skiunfall mit einer schweren Knieverletzung: Kreuzbandriss, Innenbandriss, Meniskus angerissen, zudem war der Übergang Kreuzbein/Steißbein angebrochen. Wer jemals Krücken benötigte, weiß, welche Auswirkungen dies auf die gesamte Wirbelsäule und den Beckenbereich hat.

Selbstverständlich habe ich immer wieder Dorn-Behandlungen bekommen, aber zugleich verstärkt die Selbsthilfeübungen gemacht. So war ich nach einem halben Jahr wieder in der Lage, mich normal zu bewegen. Aufgrund dieser guten Erfahrungen habe ich ein Konzept für Selbsthilfekurse erarbeitet und dann Mitte des Jahres den Kurs abgehalten.

Inzwischen sind es über zehn Kurse mit Betroffenen geworden. Wegen der damit verbundenen positiven Erfahrungen möchte ich an alle Dorn-Therapeuten und Dorn-Berater appellieren: Legt größten Wert auf die Selbsthilfeübungen – und vor allem: Gebt diese in Gruppen weiter. Gut bewährt haben sich Kurse mit vier Terminen. Diese haben den Vorteil, dass die Menschen die Übungen durchführen und dann auch eine Kontrolle gewährleistet ist, ob sie alles richtig machen. Dabei ist natürlich im Kurs auch ab und zu mal eine Korrektur meinerseits erforderlich: Doch ich zeige immer, welche Selbsthilfeübung genau in Frage kommt.

Eine wertvolle Unterstützung haben Hildegard Steinhauser und Helmuth Koch mit der Broschüre „Selbsthilfe-Übungen“[1] geschaffen. Es gibt kaum einen Teilnehmer, der nicht die Broschüre kauft.

Zwei Beispiele, denen ich weitere anfügen könnte

1. Beispiel:

Erst im letzten Kurs hat eine Dame im Rentenalter berichtet, dass sie nun – am Ende des Kurses – keine Schmerzmittel mehr benötigt. Seit zwei Jahren nahm sie täglich Medikamente, bekam sehr viele Spritzen gegen die Schmerzen von den Ärzten – und die Aussage, damit müsse sie leben. Sie hatte einen Beckenschiefstand, immer wieder Ischias-Probleme und verschobene Halswirbel. Nun ist sie glücklich, dass sie wieder im Garten arbeiten kann. Wenn es etwas zu viel wird, macht sich schon mal der Rücken bemerkbar, und dann hilft sie sich selber. Wohlgemerkt: Alles ohne Dorn-Behandlung, nur einmal habe ich im Kurs „gedrückt“.

2. Beispiel:

Im letzten Jahr hatte ich eine Frau im Kurs, etwa Mitte 30, mit sehr großen Knieproblemen, einem von weitem sicht-

1) „Selbsthilfe-Übungen der DORN-Methode“, erhältlich direkt über die Praxis Koch/Steinhauser, Webergasse 13, 88131 Lindau, Tel. 08382-23319, Fax 946239, www.dornmethode.com.

bar schiefen Becken, Skoliose und abwechselnd links und rechts verschobenen Brust- und Halswirbeln. Nachdem sie durch die Selbsthilfeübungen schon eine Verbesserung verspürte, bat sie mich, doch einmal ihre Wirbelsäule zu kontrollieren und zu korrigieren. Sie kam dann ein halbes Jahr etwa alle vier Wochen zur Kontrolle. Zwischendurch übte sie fleißig.

Sie zog dann mit ihrer Familie in eine andere Stadt und ich hörte erst vor ein paar Tagen wieder von ihr, per E-Mail:

Liebe Frau Adrigan,
erinnern Sie sich noch an mich?

Wir sind doch Anfang des Jahres umgezogen. Ich war seitdem bei keiner Dorn-Therapie mehr, weil es mir gut geht und weil ich mich noch auf keinen anderen Therapeuten einstellen konnte. Ich bin wohl auch zu anspruchsvoll geworden.

Mein Rücken ist bestens in Schuss, ich mache brav meine Übungen abends und habe endlich wieder mit dem Laufen angefangen. Leider machen jetzt meine Knie Probleme, und mein Sportmediziner sagt, dass mein Kreuzband ausgeleiert sei und ich es lieber lassen sollte. Mein Hausarzt dagegen meint, dass man mit entsprechendem Muskeltraining ein kaputtes Kreuzband ausgleichen könnte.

Gibt es hier aus der Dorn-Therapie auch Übungen dazu? Außerdem möchte ich gerne mal wieder meinen Rücken kontrollieren lassen …

Zwischenzeitlich habe ich in einem Dorn-Seminar von einem teilnehmenden Physiotherapeuten einige interessante Übungen gezeigt bekommen, die hervorragend bei Beckenblockaden eingesetzt werden können. So entwickeln sich auch die Selbsthilfeübungen weiter und ich bin sehr gespannt auf meine weiteren Erfahrungen damit.

Ich bin gerne bereit, diese in einem Workshop weiterzugeben. Ebenfalls erkläre ich gerne, wie man am besten solch einen Dorn-Selbsthilfe-Kurs aufbaut.

Renate Adrigan
Staffelweinberg 5
74182 Obersulm-Affaltrach
Tel. 07130-401135, Fax 401137
info@schulungszentrum-obersulm.de
www.schulungszentrum-obersulm.de

Das Kreuzbein in der Dorn-Methode

Physiologie, Symptomatik und Behandlung von fünf eigenständigen Wirbeln im Beckengürtel

Sven Koch

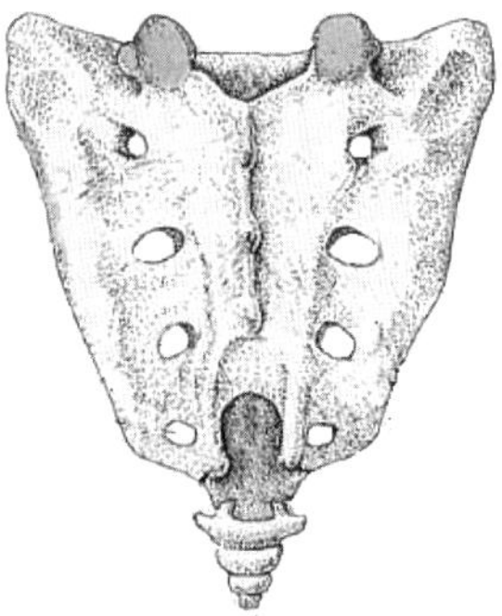

Das Kreuzbein von hinten

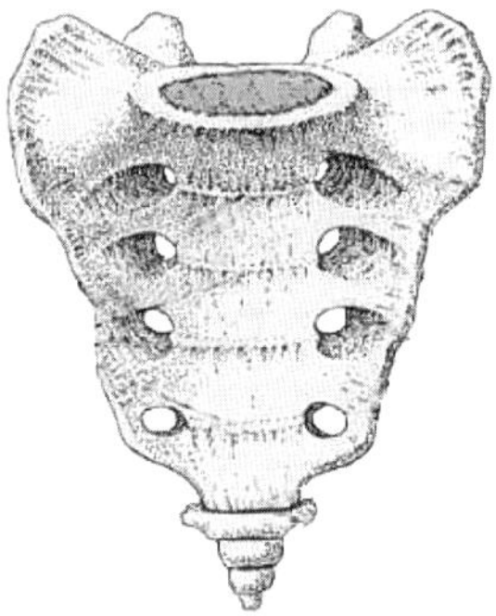

Das Kreuzbein von vorne

Das Kreuzbein ist bisher in der Dorn-Literatur als Kreuzbeinplatte beschrieben, folglich wird es natürlich auch so diagnostiziert und behandelt. Dies ist eine reduzierte Sichtweise auf einen der wichtigsten statischen Übergangsbereiche des menschlichen Körpers. Die bisherigen Beschreibungen basieren auf der leider unvollständigen Wiedergabe der in der Schulmedizin geltenden und gelehrten Anatomie. Das Ergebnis ist die allgemeine Annahme, das Kreuzbein sei eine Platte.

Das Kreuzbein ist ein wichtiger Teil des Beckenringes, die Basis für die Statik der Wirbelsäule und für die stabile Aufrichtung des Menschen. Die Funktion des Kreuzbeines besteht in der Kraftumleitung des Körpergewichtes und getragener Lasten im Beckenring symmetrisch auf beide Beine. Der Beckenring besteht aus den zwei Schambeinen, zwei Sitzbeinen, zwei Darmbeinen und dem Kreuzbein. Das ISG ist der gelenkige Übergang zwischen dem Kreuzbein und den Darmbeinen. Die Hüftgelenke setzen sich aus den Hüftpfannen und Oberschenkelköpfen zusammen.

Die knöcherne Anatomie des Kreuzbeins

In den Anatomieatlanten ist das Kreuzbein mit Varianten folgendermaßen beschrieben – je nach Wahl der Literatur können sich kleine Abweichungen ergeben:

Das Kreuzbein (os sacrum) ist eine knöcherne Platte, aus den Anlagen von fünf Kreuzbeinwirbeln gebildet. Zur Vorderseite (Facies pelvina) und Rückseite (Facies dorsalis) zeigen sich jeweils vier Öffnungen für Nerven und an der Kreuzbeinspitze ist die Öffnung des Rückenmarkskanal (hiatus sacralis) gelegen. Der Rückenmarkskanal verläuft wie bei den anderen Wirbeln hinter den Wirbelkörpern. Aus den vorderen vier Öffnungen treten die Rami ventralis und aus den hinteren die Rami dorsalis der Spinalnerven mit ihren jeweiligen Aufgaben aus. Von hinten sieht der Betrachter fünf vertikale Linien oder Leisten, die sich aus dem Verschmelzen der Dornfortsätze in der Mitte (Christa sacralia mediana) und der Rudimente der Gelenkfortsätze und außen der Querfortsätze (Christa sacralia laterlis) bilden. Von vorne sind vier horizontale Linien (Linea transversae) der ehemals dort befindlichen Bandscheiben und der sich dort treffenden Wirbelkörper zu sehen. Der breite Übergang zur Lendenwirbelsäule wird Basis des Kreuzbeines genannt, mit zwei Gelenkfortsätzen zum fünften Lendenwirbel und der Fläche zur untersten Bandscheibe. Die Gelenkfläche des Kreuzbein-Darmbein-Gelenkes (ISG) ist seitlich hinten am oberen Kreuzbeindreieck gelegen. An der Kreuzbeinspitze ist das Steißbein gelenkig oder bindegewebig verbunden.

Varianten zu dem beschriebenen Aufbau können folgende sein:

Rund ein Drittel der Menschen haben „sechs Kreuzbeinwirbel", dieser zusätzliche Wirbel wird entweder durch den fünften Lendenwirbel oder ersten Steißbeinwirbel durch ein einseitiges oder beidseitiges Verschmelzen zum Kreuzbein gebildet. Der erste Sakralwirbel kann sich manchmal nicht vollständig mit dem Kreuzbein verbinden, so dass er „lumbalisiert" (scheinbar zur Lendenwirbelsäule gehörig) und dies beim Röntgenbild als sechster Lendenwirbel diagnostiziert werden kann.

Der mittige vertikale Strich aus den zusammengewachsenen Dornfortsätzen kann unvollständig sein. Es können einzelne Lücken bis hin zum gesamten Fehlen der Verknöcherung auftauchen. Als Zufallsbefund können bei 15-jährigen Menschen Lücken bis zu 44 Prozent gefunden werden und bei 50-jährigen noch bis zu 10 Prozent – jedoch immer ohne Symptome. Das gesamte Fehlen der Verknöcherung des hinteren Kreuzbeinrückens wird „Spina bifida" genannt; wenn hier das Rückenmark intakt (Spina bifida occulta) ist, gibt es keine Symptome. Nur bei Veränderungen des Rückenmarkes erscheinen Beschwerden wie muskuläre und/oder sensible Ausfälle.

Die embryologische Entwicklung der Wirbel des Kreuzbeines

Wirbelknochen entstehen aus drei Knochenanlagen: einer Knochenanlage im Wirbelkörper und zwei in den Wurzeln des Wirbelbogens mit jeweils seitlich zwei Rippenanlagen. Für die Kreuzbeinwirbel gilt das Gleiche – also insgesamt fünf Knochenanlagen. Der Bereich zwischen den Wirbeln bei den Bandscheiben verschmilzt ab dem 15. bis 16. Lebensjahr, als letzte wird die oberste verknöchert, bei den Rippenanlagen ab dem 2. bis 5. Lebensjahr. Der Verschmelzungsprozess endet ungefähr im 25. bis 35. Lebensjahr. Zwischen den Steißbeinwirbeln endet dies ungefähr im 20. bis 30. Lebensjahr.

Die Nerven im Kreuzbein und ihre Funktion

Die Nerven im Bereich der Kreuzbeinwirbel und des Steißbeins:

Aus dem Kreuzbein treten vorne und hinten jeweils Nerven aus den Foramina sacralia (Nervenöffnungen) aus. Die beckenwärts austretenden Nerven haben motorische und die rückenwärts austretenden haben sensorische Aufgaben.

Die aus dem Kreuzbein austretenden Nerven bilden:

1. Das Kreuzbeingeflecht (Plexus sacralis L4 – S3) mit den Nerven für die Gesäßmuskulatur, einem Beinnerv und dem bekannten Ischias-Nerv. Dieser Plexus hat teilweise auch noch Wurzeln aus den unteren beiden Lendenwirbeln, die ich hier jedoch nicht weiter berücksichtige.
2. Der Nervus pudendus (S2 – S4)
3. Der Nervus coccygeus (S4 – S5)
4. Das parasympathische Geflecht (S2 – S4), das mit ein paar Hirnnerven zusammen den parasympathischen Anteil des vegetativen unwillkürlichen Nervensystems des Menschen bildet.

1. **Der Plexus sacralis** hat motorische und sensorische Anteile. Die motorische Versorgung lenkt die Muskelgruppen der Gesäßmuskulatur und Beugemuskulatur des Fußes (dies sind hauptsächlich die LWS-Wurzeln), die hintere Oberschenkelmuskulatur (ischiocrurale Muskulatur), die Streckmuskulatur des Fußes, teilweise die äußere Wadenmuskelgruppe und die kleine Fußmuskulatur.

Die sensorische Versorgung nimmt Informationen aus den Hautbereichen des hinteren Beines vom Gesäß bis hinunter zur Fußsohle und Fußaußenkante auf. Der Hautbereich erstreckt sich von der hinteren Seite bis zum mittigen inneren Beinbereich. Der Ischias-Nerv nimmt hier einen Großteil der muskulären und sensiblen Beinfunktion ein.

2. **Der Nervus pudendus** leitet Teile der Beckenbodenmuskulatur für die Harn- und Stuhlkontinenz (willentlich aktives Harnanhalten) sowie der Sexualfunktion. Sensorisch werden die äußeren Genitalien versorgt.

3. **Über dem Steißbein tritt der Nervus coccygeus** aus und empfängt von der Haut um das Steißbein sensorische Informationen.

4. **Die vegetativen Fasern** aus dem Kreuzbein verlaufen zu inneren Organen und unterstützen ihre Funktion mit parasympathischen Information. Diese Organe sind der im linken Bauchraum liegende absteigende Teil des Dickdarms, der Enddarm, Nieren und Blase und die Genitalien.

Funktionsbeeinträchtigungen

Aus den oben beschriebenen Funktionen der Nerven lassen sich die Beschwerden ableiten, die bei Beeinträchtigung oder Ausfall auftreten können. Organe können in ihren Funktionen herabgesetzt werden (Achtung: Verdacht auf Notfall!). Ein Beispiel: der Harn oder Stuhl tritt unwillkürlich aus. Muskeln können schwächer werden oder vollständig ausfallen (Achtung: bei akuten Veränderungen Differentialdiagnose nötig). Ein Beispiel: Der Fuß lässt sich seit kurzer Zeit nicht mehr willentlich heben. Die Wahrnehmung der Haut kann gestört sein, wie z. B. Schmerzen, Taubheit, Kribbeln, etc. Ein Beispiel: Der Daumen wird taub, kann aber noch normal bewegt werden.

An Gegenanzeigen – Kontraindikationen – muss ein Therapeut immer auch denken, wie beispielsweise: Unfälle mit stabilen/instabilen Knochenbrüchen oder Verletzungen, akute Gewebeverän-

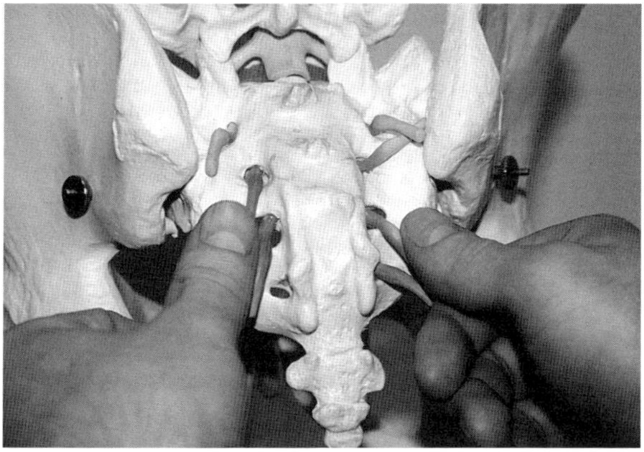

Kreuzbein-Diagnose

derungen, Tumore und tatsächliche Entzündungen. Die Symptome können in verschiedenen Lebensabschnitten auftreten und entsprechend andere Ursachen vermuten lassen.

Diagnose und therapeutische Möglichkeiten am Kreuzbein nach Dorn

Das Kreuzbein ist an der hinteren Fläche ertastbar. Seitlich setzen unmittelbar Sehnen-Muskel-Ansätze und Bänder an, einerseits von Rücken- und Gesäßmuskulatur (gluteale Muskulatur), andererseits die gelenkstabilisierenden Bänder um das Kreuzbein herum. Das Steißbein wird von hinten und seitlich ertastet, jedoch wird es in der Dorn-Therapie nicht von vorne durch den Anus gespürt.

Beginnend bei den beiden hinteren oberen Darmbeinstacheln, vor denen die Hauptanteile des ISG liegen und die dort nach Dorn behandelt werden, gleitet der Therapeut daumenweise Richtung Analfalte und vergleicht den Befund von rechts und links in der Ebene vorne-hinten (ventral-dorsal). Diese Bereiche sind die Querfortsätze der Kreuzbeinwirbel und implizieren überwiegend eine Rotationsblockade. Darunter folgt das Steißbein, das in den Ebenen seitlich-mittig (lateral-medial) und vorne-hinten ertastet wird. Die hauptsächliche Blockaderichtung des Steißes ist die seitliche Verschiebung.

Jeder einzelne Kreuzbeinwirbel kann zu seinen benachbarten Wirbeln in der beschriebenen Art blockiert sein! Daraus können sich für den Patienten ebenfalls unterschiedliche Symptome ergeben, die der Therapeut bei der anfänglichen und während der Behandlung begleitenden Anamnese erfährt. Die Symptome ergeben sich aus der Funktion der jeweiligen Spinalnerven.

Die röntgenologisch sichtbare Verknöcherung schließt schulmedizinisch zwischen dem 25. und 35. Lebensjahr ab, so kann bis dahin allgemein akzeptiert noch eine Bewegung zwischen den Wirbeln statt finden. In der Praxis der Dorn-Therapie jedoch existieren wesentlich ältere Patienten, die bei einer Behandlung eines einzelnen Kreuzbeinwirbels eine Symptomverbesserung oder -befreiung erfahren! Diese positionelle Veränderung des Wirbels zu den umliegenden

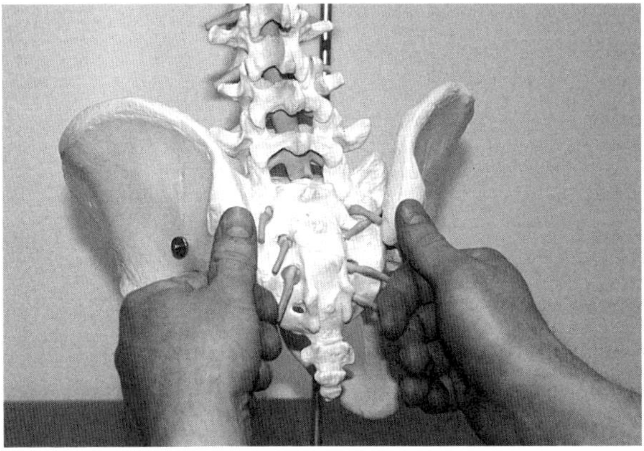

ISG-Diagnose

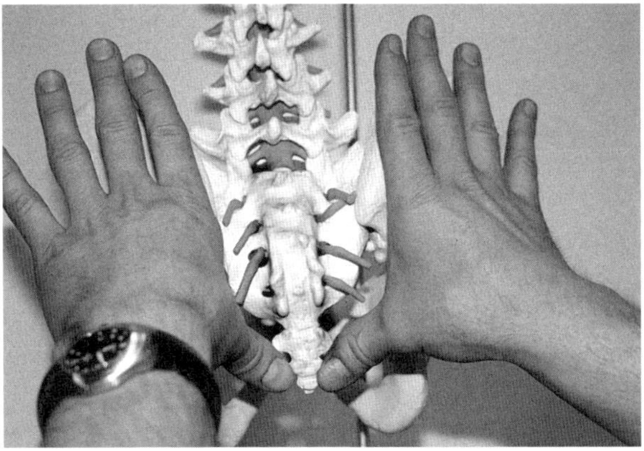

Steisbein-Diagnose in seitlicher Ebene

Knochen kann der Therapeut deutlich ertasten. Bei jedem lebenden Menschen können die Kreuzbeinwirbel zueinander beweglich sein!

Die mögliche Bewegungsfähigkeit der Kreuzbeinwirbel zueinander kann ähnlich wie die Verbindung der Schädelnähte (Suturen) erklärt werden. Allerdings werden sogar die Bewegungsmöglichkeiten der Schädelknochen teilweise heute noch bestritten. Natürlich können Kreuzbeinwirbel zu einer Platte verschmolzen sein; dennoch kann ein Dorn-Therapeut bei einer gefühlvollen Behandlung einzelner Kreuzbeinwirbel Erfolg haben. Auch bei alten Knochenbrüchen, die beim Steißbein ab und zu auftreten, kann es bei dem Unfall zusätzlich zu einer Blockade gekommen sein. Positive Befunde an den Knochen werden behandelt, geheilte Knochenbrüche sind nicht ein einziges kleines Stückchen veränderbar. Heilende Knochenbrüche im Menschen werden natürlich erst bei Vollbelastbarkeit behandelt, da die Kraftanwendung der Behandlung wesentlich geringer ist als die tägliche Belastung. Vor der Behandlung von Kreuzbeinwirbeln diagnostiziert und behandelt der Therapeut das ISG und überprüft es danach nochmals.

Resümee

Die fünf Kreuzbeinwirbel sind von ihrer anatomischen Größe und Struktur relativ klein, jedoch in ihren zu bewältigenden Aufgaben vielfältig beansprucht. Die Diagnose und Behandlung erfordert vom Therapeuten gutes Einfühlungsvermögen und Gespür. Mit differenziertem Wissen kann der Therapeut seine Interventionsmöglichkeiten abschätzen und die ursächlichen Strukturen besser einkreisen. Verschiedenste Vorschläge für die Behandlung kann ein Dorn-Therapeut den existierenden Dorn-Büchern entnehmen – z.B. kraftvolle Behandlung mit dem Ellenbogen oder mit Hilfsgeräten (diese sind nur für eine Muskelentspannungsmassage vor einer Dorn-Behandlung gedacht). Da immer von einer Kreuzbeinplatte ausgegangen wird, werden nur ein oder zwei Punkte gedrückt. Teilweise wird sogar das Kreuzbein mit dem ISG gleichgesetzt. Auf solche Vorschlägen reagiert Dieter Dorn verständlicherweise mit dem Hinweis, möglichst wenig am Kreuzbein zu behandeln. Der Grundsatz „so wenig Behandlungsdruck wie möglich, so viel wie nötig" gilt natürlich auch für die gefühlvolle Behandlung im Kreuzbeinbereich.

Über eine entsprechende Befragung – Anamnese – des Patienten erfährt der Therapeut Symptome, die auf einzelne Kreuzbeinwirbel oder das ISG in seiner Differenzierung hindeuten. In dieser Situation kann der Therapeut über ein feines Gespür und differenzierte Behandlung zielgerichtet zur Lösung gelangen. Patienten können dem Therapeuten, wenn dieser sie lässt und offen dafür bleibt, oft sehr aufschlussreich ihre Beschwerden schildern. Der Therapeut sollte sich dafür die entsprechende Zeit nehmen und einen vertrauensvollen Raum schaffen. Allein über eine gründliche Anamnese kann der Therapeut schon relativ genau erfahren, welche Strukturen – wie Gelenke oder Kreuzbeinwirbel – wahrscheinlich das Problem verursachen.

Literatur:

Rauber u. Kopsch: Anatomie des Menschen 1: Bewegungsapparat. Thieme-Verlag 1987

Platzer, W.: Taschenatlas der Anatomie, Band 1 Bewegungsapparat. Thieme-Verlag 1991

Trepel: Neuroanatomie, Struktur und Funktion. Urban & Fischer Verlag 1999

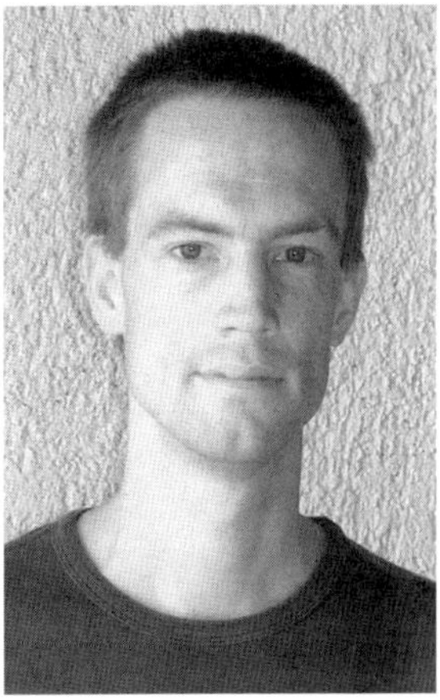

Sven Koch, HP, PhT
Prinz-Eugen-Str. 20
79102 Freiburg
Tel. 0761-8814655, Fax 8814656
E-Mail: dorn-praxis@gmx.de
www.dorn-praxis.de

Dorn-Therapie bei Behinderten, Säuglingen und Hunden

Berichte von meinen Patienten nebst kurzem Seminarbericht

Reinhild Isensee

Die Dorn-Methode geht von einem aktiven Patienten aus, dem der Behandler während der Behandlung bestimmte Anweisungen gibt. Was aber, wenn man dem Patienten solche Anweisungen nicht geben kann? Dass auch hier die Methode einsetzbar ist, zeigen folgende Patientenberichte:

Fall 1, berichtet von Frau Kerstin K., Bonn:

Im Alter von fünf Monaten war *Paula* zufällig mit dabei, als ich – ihre Mutter – nach Dorn behandelt werden sollte. Mein Baby lag – wie immer – ungewöhnlich gebogen, und ich wurde von Frau Isensee gefragt, ob sie die Beine sowie den Rücken der Kleinen mal genauer ansehen dürfe.

Ich berichtete, Paula könne sich noch nicht drehen, und sie sei offenkundig unlustig, sich zu bewegen, den Kopf zu heben und die Welt zu entdecken.

Paulas Bewegungsarmut sei bereits im Vergleich zu den gleichaltrigen Kindern in der Pekip-Gruppe aufgefallen.

Durch Steißlage habe Paula bereits im Mutterleib besondere Entwicklungsbedingungen gehabt und sei mit Kaiserschnitt auf die Welt gekommen. Die während der Schwangerschaft entstandenen Blockaden ihrer kleinen Wirbelsäule seien noch nie gelöst worden.

Schon in der ersten Dorn-Behandlung konnten ihre vier größten Blockaden gelöst werden. Paula war dabei ganz still und schien die Behandlung weitgehend zu genießen. Sie lag während der Beinlängenprüfung auf dem Rücken, ebenso bei den Korrekturen der entsprechenden Gelenke. Dann nahm ich die Kleine vor meinen Oberkörper. Nach dem Abtasten der Wirbelsäule wurden Beinchen bzw. Ärmchen bewegt, und dann folgte ein leichtes Drücken an den Wirbeln.

Unmittelbar danach ging es Paula deutlich besser. Noch am gleichen Tag drehte sie sich erstmals selbst und hatte offensichtlich Spaß an der Bewegung. Seitdem fiel es ihr viel leichter, die Welt zu bestaunen.

Ich vereinbarte mit Reinhild Isensee einen Mütter-Info-Tag, damit sie auch

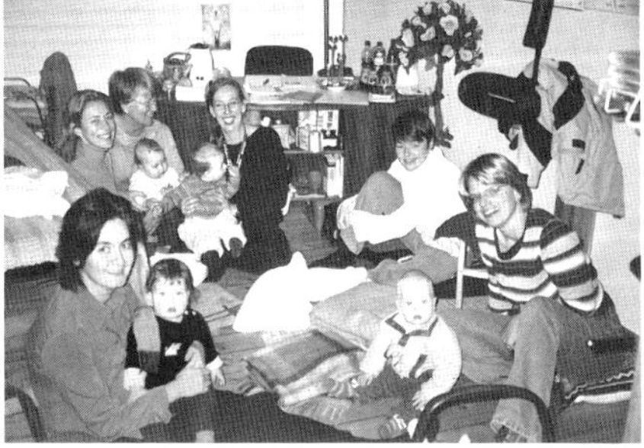

Mütter-Info-Tag: „Kontaktaufnahme“

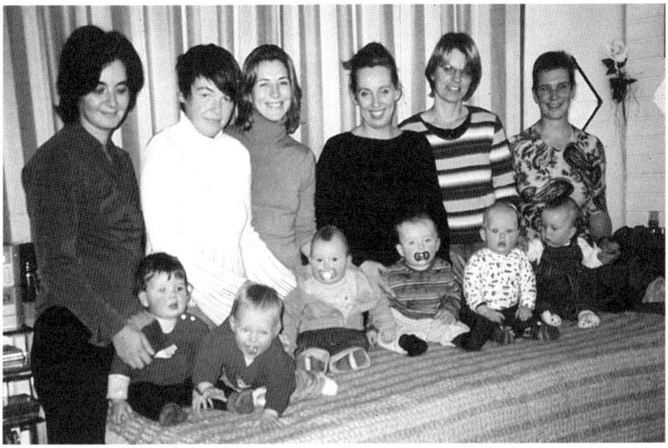

Mütter-Info-Tag: „nach getaner Arbeit"

den anderen Müttern unserer Krabbelgruppe zeigt, wie die Hüft-, Knie- und Sprunggelenke ihrer Babys geprüft und korrigiert werden können.

Paula ist jetzt ein Jahr und vier Monate alt. Sie läuft seit zwei Monaten und entwickelt sich ganz normal zu einem fröhlichen Kind. Dass Paula durch die Steißlage Startschwierigkeiten hatte, haben wir heute bereits vergessen.

Fall 2, berichtet von Frau Ulrike E., Bonn:

Unser *Bruno* kam nach den guten Erfahrungen von Paula gezielt zur Baby-Therapie nach Dorn – dank des Mütter-Info-Tages.

Bruno war acht Monate alt, ein kräftiges Baby. Er zog sich bereits zum Stehen hoch, hatte aber große Probleme mit seinem linken Fuß.

Schon während der Schwangerschaft war der Gynäkologin aufgefallen, dass der kleine Fuß im Mutterleib eine seltsam abgeknickte Haltung einnahm: „Können Sie sich erklären, wie der Fuß da hinkommt?"

Nach der Geburt konnte Bruno den linken Fuß beinahe einmal um sich selbst drehen, so dass wir ihn liebevoll den „Knickefuß" nannten.

Als Bruno allerdings sich aufzurichten begann, war der Knickefuß meistens im Weg, wurde nachgezogen, oder Bruno stellte sich gleich rechts auf Zehenspitzen und links umgekehrt auf den Spann statt auf Zehenspitzen. Er benutzte ausschließlich das gesunde Bein, um sich hinzustellen.

Mit der Dorn-Therapie konnte der Fuß in wenigen Minuten gerichtet und konnten die entstandenen Blockaden im Hüft-, Knie- und Wirbelsäulenbereich entfernt werden. Sofort, noch im Praxisraum von Frau Reinhild Isensee, stand Bruno das erste Mal ohne Fußschwierigkeiten auf und setzte dabei den linken Fuß gerade auf. Für seine Entwicklung war sicher entscheidend, dass er seitdem beide Beine gleich stark nutzte.

Im Laufe der folgenden Wochen knickte der Fuß zwar immer wieder mal ein wenig ab, aber durch die von Frau Isensee erlernten Korrekturmöglichkeiten konnte ich ihn schnell wieder in die optimale Lage richten.

Heute ist Bruno ein Jahr und vier Monate alt. Er hat schon mit einem Jahr zu laufen begonnen und ist sehr bewegungsfreudig, kräftig und sicher auf seinen kleinen Beinen.

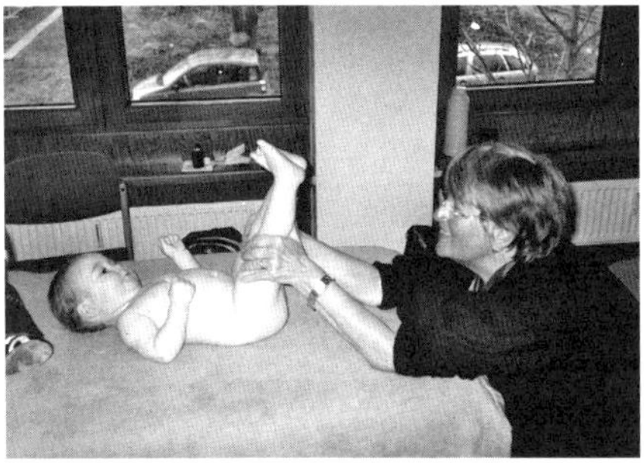

Beinlängendifferenz bei Paula

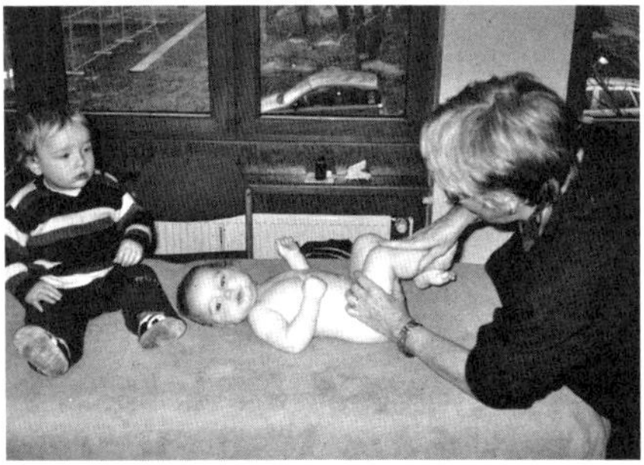

Kniekontrolle und Kniekorrektur

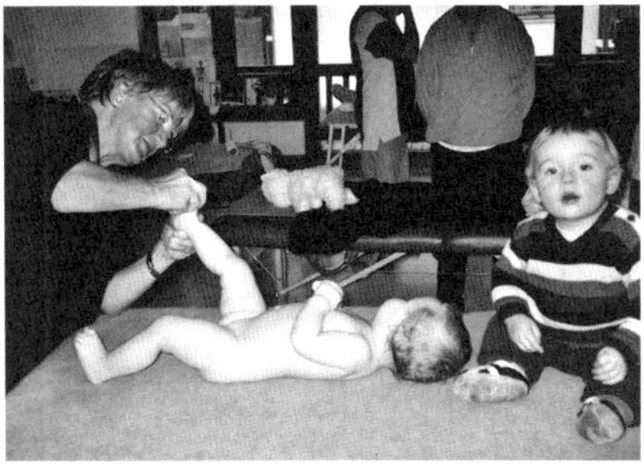

Sprunggelenkbehandlung bei Paula, rechts Bruno

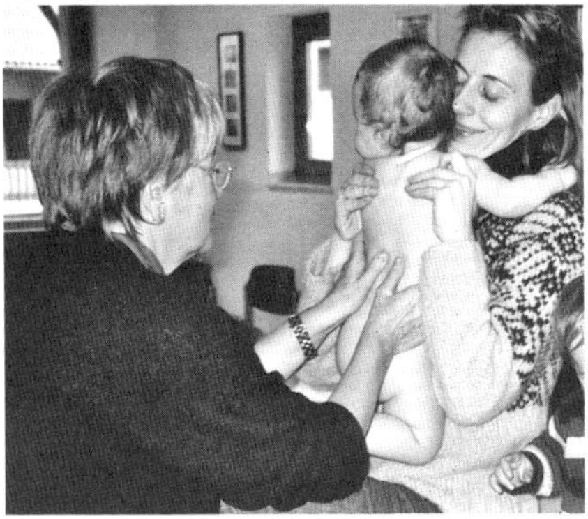

Paula mit Mama

Mein Seminarangebot für Fortgeschrittene der Dorn-Methode

Die oben beschriebenen guten Erfahrungen mit allen Babys und ihren Müttern bzw. Vätern veranlassten mich, entsprechende Erkenntnisse an andere Dorn-Behandler weiterzugeben.

So entstand im Februar 2005 ein „Dorn-Aufbau-Tag“. Ich erklärte zuerst wichtige Dinge des Praxisalltags; dann ging es zur Demonstration und Einübung der Behandlungsmöglichkeiten von

- Senioren, Bettlägrigen und Behinderten,
- Babys und Kleinkindern,
- Tieren.

Es kam mir neben der Theorie besonders auf das „praktische Tun“ an. Alle Fälle wurden von den Teilnehmern ausprobiert.

Die beiden Mütter von *Paula* und *Bruno* waren ebenfalls anwesend, und ihre Kleinkinder durften abgetastet werden.

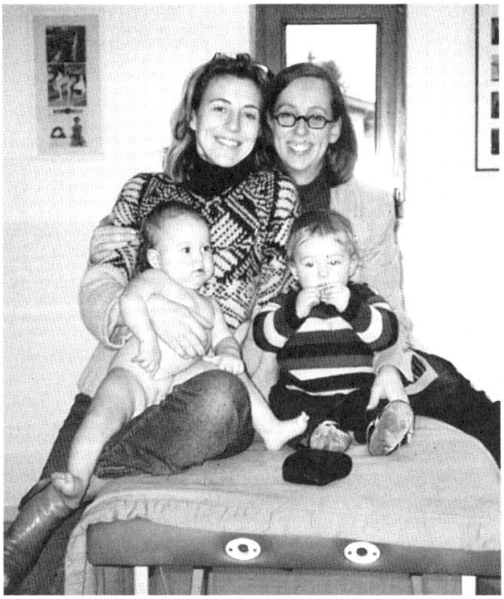

Kerstin K. mit Paula und Ulrike E. mit Bruno

Das Abschluss-Thema war ein Abtasten eines großen Hundes.

Lobo (ein schmerzgeplagter Berner-Sennen-Hund) gestattete mir, seine Gelenke zu korrigieren und durch sein dickes Fell zu tasten. Um seine verschobenen Wirbel korrigieren zu können, bedurfte es allerdings zusätzlich der helfenden Hände von Frauchen und Herrchen.

Dass Hunde auch erfolgreich nach Dorn behandelt werden können, erlebte ich bereits 1998. Eine Patientin kam – für sich selbst – zum Behandlungstermin. Auf dem Arm trug sie ihren großen Hund, der nicht mehr laufen konnte und am nächsten Tag eingeschläfert werden sollte. Was konnte ihm noch Schlimmeres passieren?

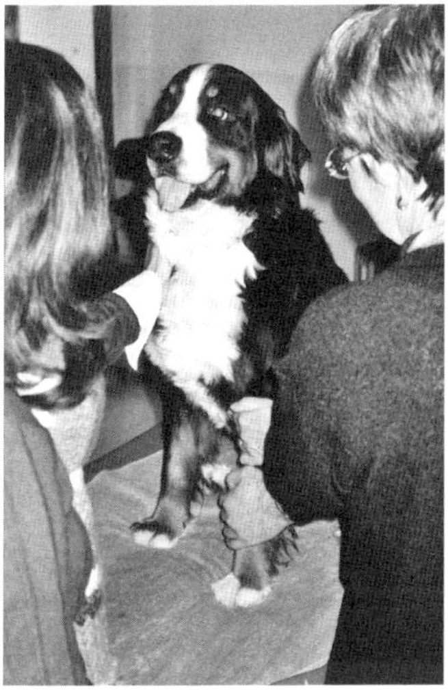

Lobo

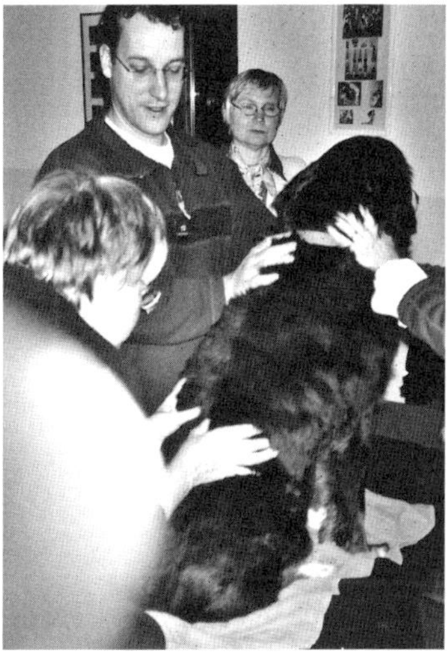

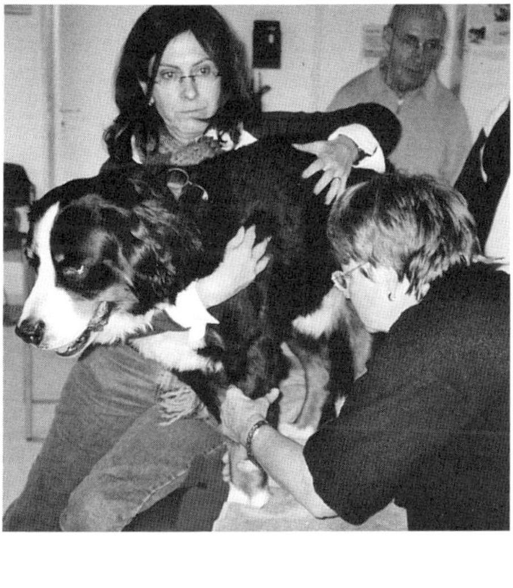

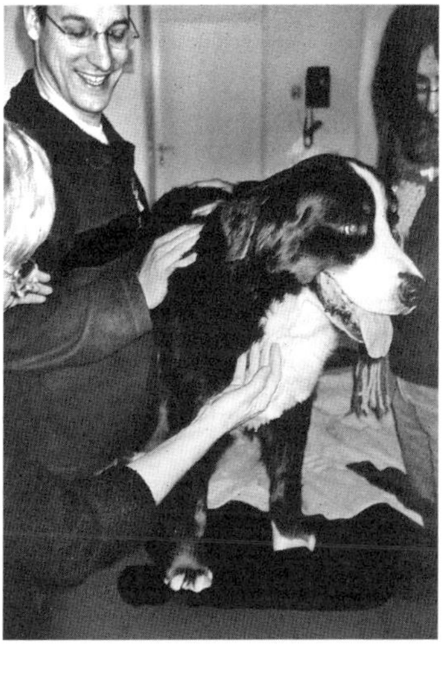

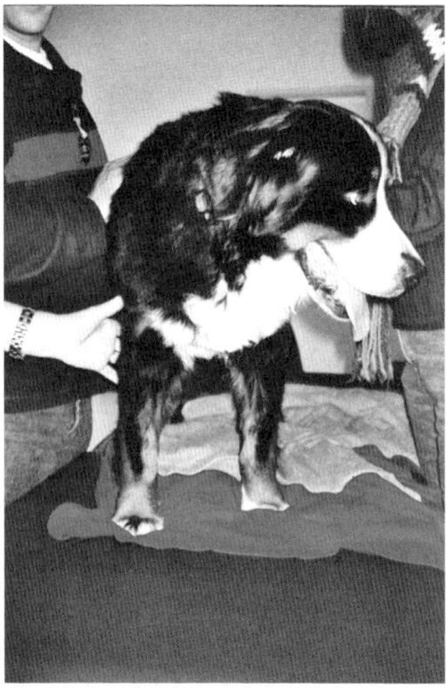

Ich nahm meinen Mut zusammen und arbeitete an den Gelenken des mir vollkommen fremden Hundes. Nach etwa einer halben Stunde schüttelte er sich, rannte im Praxisraum hin und her – und hat noch heute viel Freude an seinem Hundeleben!

Nun noch der Bericht von Frauchen und Herrchen von Lobo:

Marcus und Hilka Jüptner, Bonn/Berlin: Unerwartete Erfolge bei der Tier-Therapie

Als wir im letzten Jahr an einem Dorn-Kurs von Reinhild Isensee teilnahmen, kam bei uns schnell die Frage auf, ob man eigentlich auch Hunde „dornen" kann. „Wie der Herr, so's Gescherr!" So hatten nämlich nicht nur wir, sondern auch unser 5-jähriger Berner-Sennen-Hund Lobo seit längerem Rücken- und Gelenkprobleme.

Wir waren mit Lobo, der das linke Vorderbein wahrscheinlich aufgrund von Schmerzen kaum mehr belastete, bei verschiedenen Tierärzten. Diese verordneten aber immer nur Schmerzmittel.

Das konnte keine Dauerlösung sein, und deshalb fragten wir Reinhild, ob wir unserem Hund durch die Dorn-Therapie ebenfalls helfen könnten.

Drei Tage nach dem Wochenend-Seminar war es dann so weit: Wir standen mit Lobo bei Reinhild Isensee in der Praxis.

Damit es für Reinhild einfacher wurde, hoben wir Lobo kurzerhand auf die Liege, und nach ein paar Streicheleinheiten von ihr ging es mit der gemeinschaftlichen Arbeit los.

Eigentlich unterscheidet sich die Dorn-Therapie bei Hunden nicht wesentlich von der bei Menschen. Die größten Unterschiede waren für uns das dicke Fell und das Halten des Hundes. Beim Ertasten der Wirbel mussten wir ein bisschen ausprobieren, um uns an das andere Gefühl zu gewöhnen. Besonders beim Schwingen mit den Beinen mussten wir zu zweit arbeiten: Einer „dornt", der andere hält und schwingt.

Nach dieser kurzen Eingewöhnungsphase merkten wir schnell, dass Lobo ähnlich wie ein Mensch auf die Therapie reagierte. Anfangs versuchte er, das Schwingen zu verhindern und verkrampfte sich, wenn Reinhild mal wieder einen „bösen" Wirbel fand. Nach ganz kurzer Zeit fühlte er aber offensichtlich auch, dass ihm diese Behandlung gut tat und ließ den Rest bereitwillig über sich ergehen.

Als wir ihn dann wieder auf den Boden hoben, waren wir begeistert, wie selbstverständlich er mit dem linken Bein auftrat. Anscheinend waren die

Schmerzen weg – und das ganz ohne Medikamente !

Im Nachhinein fanden wir heraus, dass der Auslöser für die Schmerzen kaputte Gelenke waren, ausgelöst durch Borreliose, also irreparabel. Hierdurch nahm er eine Schonhaltung ein, die dann auf die Rückenwirbel durchschlug und zu einer noch stärkeren Schonhaltung führte.

Also setzten wir zu Hause die Dorn-Behandlung fort. Da wir keine Massagebank besitzen und alleine behandeln wollten, testeten wir verschiedene Behandlungsplätze. Am einfachsten war für uns die Behandlung, wenn Lobo seitlich entspannt auf dem Boden lag. So funktionierte „das Dornen" von Pfote bis Schulter auch alleine.

Bei der Wirbelsäule wurde es etwas schwieriger. Schnell merkten wir, dass Lobo im Sitzen ebenfalls sehr geduldig alle Übungen über sich ergehen ließ.

Nur für den unteren/hinteren Teil der Wirbelsäule mussten wir noch zu zweit arbeiten.

Wir können also die Dorn-Therapie nicht nur für Menschen empfehlen, sondern auch für Tiere – gerade bei Hunden ist dies sehr einfach.

—

Abschießend noch ein Hinweis zur Dorn-Arbeit an Bettlägrigen und Behinderten: Hier sollten dem Behandler zwei Personen helfend zur Seite stehen.

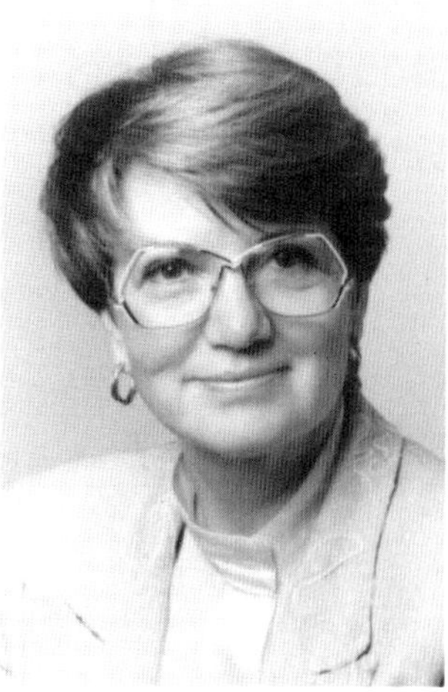

Reinhild Isensee
Dorn-Säule, Stieldorferhohn 13
53639 Königswinter
Tel. 02244-872 888
Fax: 872167
E-Mail: info@dorn-saeule.de
www.marktstern.de/dornsaeule

Mit Magie im Daumen

Oliver Lorch

Die Vorführung eines Zauberkünstlers versetzt uns oft in Staunen. Auch mit genauester Beobachtung und differenziertem Nachdenken kommen wir nicht darauf, wie seine Tricks funktionieren. Wahrscheinlich liegt das Geheimnis in Folgendem verborgen: Je komplizierter man denkt, desto weiter ist man von der Lösung entfernt.

Übertragen wir dieses Phänomen auf die Dorn-Methode. Vielleicht werden sich einige über meinen Vergleich mit Zauberei empören. Andere wiederum werden vielleicht lächeln, da sie eh der Meinung sind, diese Methode habe vor allem mit Hokus-Pokus zu tun.

Aus materieller Sicht tun wir bei einer Behandlung Folgendes: Wir vermessen die Beinlängen unserer Patienten. Durch bestimmte Griffe justieren wir diese so lange, bis wir keinen Unterschied mehr erkennen können. Wir kontrollieren Hüfte und Kreuzbein. Auch hier justieren wir, bis alles am rechten Platz sitzt. Genauso verfahren wir mit den einzelnen Wirbeln, den Schulter-, Arm- und Fingergelenken. Meistens verschwinden dann die Beschwerden unserer Patienten, die im direkten oder indirekten Zusammenhang mit diesen schlecht eingestellten Gelenken standen.

Gleicht der Therapeut da nicht dem Mechaniker, der z.B. durch Einstellen der Ventilspiele am Automotor lästiges Klappern verschwinden lässt und die Laufeigenschaften verbessert?

Nun: Auch ein Neurologe, der die Nervenleitgeschwindigkeit seiner Patienten misst, ähnelt dem Elektriker, der herausfinden möchte, weshalb das Licht ausbleibt, obwohl der Schalter an ist.

Doch neben der reinen Mechanik gibt es noch die psychologische oder die geistige Seite:

Schon in der Anamnese wird durch eine innere Einstellung des Therapeuten zum zu Behandelnden eine konzentrierte Atmosphäre erzeugt. Wenn der Patient dazu bereit ist, werden jetzt schon Ursachen für Verspannungen entdeckt und deren Lockerung gefühlsmäßig vorbereitet. Während der Behandlung konzentriert sich der Behandler vollständig auf das Geschehen und versucht, das Leiden des Patienten vor seinem inneren Auge erscheinen zu lassen. Der Behandler identifiziert sich sozusagen für einen Augenblick mit dem Patienten.

Durch Erläuterungen, gutes Zureden und offenes Zuhören macht man dem Patienten die weniger sanften Seiten der Dorn-Methode so angenehm wie möglich.

Und nach der Behandlung werden dem Patienten Hausaufgaben mitgegeben, die es ihm ermöglichen, sich – quasi intuitiv – mit dem Verfahren und sich selbst in Einklang zu bringen.

Jeder Mensch hat seine „mechanischen“ und seine „geistigen“ Eigenarten, die außerdem ständig dynamisch aufeinander einwirken. Der Mensch ist eine

Symbiose aus Körper und Geist. Für uns Dorn-Therapeuten bedeutet dies: Unser gleichzeitiger Einsatz guter mechanischer sowie guter geistiger Fähigkeiten, beide konzentriert in den Daumen, *bringt die Dorn-Methode mit den materiellen und geistigen Elementen des Patienten in Einklang*. Das Ergebnis erscheint den Behandelten wie Magie.

Kurz, ehrliches Helfen-Wollen in Kombination mit einem geschickten Händchen bildet die Grundlage dafür, vielen Menschen ihr Leid zu nehmen.

Aus diesem Grund ist die Methode dermaßen erfolgreich, dass man überhaupt darauf kommt, sie mit Zauberei zu vergleichen – sobald sie mit der entsprechenden Magie angewandt wird.

Wir Dorn-Therapeuten können ein Behandlungsprinzip verkörpern, welches durch ein wissenschaftlich-technisiertes Weltbild immer mehr verloren geht. Nicht der Mensch hat aufgrund der Methode zu funktionieren, sondern die Methode aufgrund des Menschen.

Dafür müssen wir uns nicht rechtfertigen – schon gar nicht mit fortwährenden Bemühungen, die Dorn-Methode vollständig in bestehende wissenschaftliche Erklärungsmuster zu zwängen. Schließlich wurden die Prinzipien dieser Methode nicht künstlich *geschaffen*, sondern am lebendigen Menschen *entdeckt*.

Wenn wir uns einfach nur daran halten, behandeln wir weiterhin mit Magie im Daumen.

Oliver Lorch
Bismarckstr. 16
71634 Ludwigsburg
Tel. 07141-2421351
E-Mail: mail@praxislorch.de
www.praxislorch.de

Methodenkombinationen

Autosuggestive Wirbelkorrektur?

Franz Josef Neffe

In den 1920er Jahren kamen bis aus Russland, Australien und Amerika die Rat- und Hilfesuchenden nach Nancy zu dem französischen Apotheker Émile Coué (1857-1926), den viele für einen Wunderheiler hielten. Coué aber ließ keine Gelegenheit aus, diesen Nimbus zu zerstören. „Ich habe nie jemand geheilt", erklärte er. „Die Kraft, die Sie mir zuschreiben, müssen Sie bei sich selber suchen!" und „Wenn ich Sie in dem Irrtum lasse, dass ich es bin, der Sie gesund macht, mindere ich Ihre Persönlichkeit." Welcher Therapeut hat sonst so ehrlich zugunsten der Patienten die Wahrheit gesagt?

Natürlich kamen zu Coué auch Leute mit Problemen des Skelett- und Bewegungsapparates. Die Schweizer Ärztin Dr. Gisela Lucci beschreibt, wie Coué eine gehbehinderte Dame in Minuten zum Laufen brachte. Coué forderte immer im Hier und Jetzt alles heraus und erlebte darum mit den Betroffenen oft Spontanheilungen, was bei der Fixierung auf Behandlungsschablonen vereitelt wird. Die Frau musste die Blockaden in den Beinen weg-weg-weg-suggerieren, wobei Coué über die Beine strich. Dann kam die Ich-kann-Suggestion, bei der sie sich in Bewegung setzte. Das Ganze endete damit, dass Coué über die leeren Bänke sprang und sie aufforderte, ihn zu fangen. Als sie endlich erheitert, erschöpft und glücklich auf die Bank sank, konnte sie von den alten Schmerzen in den Beinen nichts mehr finden.

Jemand, der es so macht wie Coué und auch ganz vergleichbare Ergebnisse hat, ist der Diplom-Ingenieur Klaus Dieter Ritter aus Gondelsheim, der bei mir die Dorn-Methode gelernt hat.

Am 20. Mai 2004 kehrte er auf dem Weg zu seinem zweiten Schweizer Schmerzen-weg-Seminar in der Autobahnraststätte Basel ein. An der Auffahrtsrampe überholte er ein älteres Ehepaar. Der Mann hielt sich krampfhaft mit der Linken am Geländer, rechts hatte er eine Krücke und die Frau führte ihn am Arm. Klaus Dieter Ritter fragte ihn nach dem Befinden.

Er habe solche Schmerzen, dass er allein fast nicht gehen könne, war die Antwort. Ritter schilderte ihm kurz die Möglichkeiten der Dorn-Methode. Da er weiter musste, wollte er dem Mann eigentlich nur meine Telefonnummer geben, unter der er eine Dorn-Therapeutenadresse erfragen konnte. Doch da der Gefragte bei dem Gehörten sichtlich aufblühte, stellte ihm Ritter seine bewährte Verblüffungsfrage: „Wollen Sie den Schmerz gleich weghaben oder erst in fünf Minuten?"

Zur Beinlängenprüfung bat er den Mann, sich auf den nächsten leeren Stuhl zu setzen; in vorsichtigen Bewegungen begab der Leidende sich dorthin. Die Beinlängenprüfung ergab, sein rechtes Bein war 2 cm länger als das linke. Im Stehen vollführte er dann die Anweisung zur Beinlängenkorrektur. Die erneute Beinprüfung zeigte Gleichstand. Dann kam

Ritters „Schnellaufstehmethode nach Coué“: „Vorbeugen! Hinterteil hoch! Aufrichten!“ Und schon stand der Herr. Er war verblüfft, wie flott das ging – ohne Krücke. Danach: Gehen auf der Stelle und die Knie immer höher heben. Das ging auch. Klaus Ritter rief: „Gehen Sie!“ Und der Mann ging flott dahin, ohne Krücke, ohne Geländer, ohne Hilfe seiner Frau. An dem Tag war außerdem sein Geburtstag. Nun ein Freudentag.

Klaus D. Ritter demonstriert die Wirkung der Autosuggestion auch als Referent des 5. Dorn-Kongresses am 29./30. Okt. 05 im Congress Centrum Würzburg.

aus: F. J. Neffe: 3. Selbsthilfe-Kalender der Dorn-Therapie 2005

Literatur:

Dr. G. Lucci: Die Praxis der bewussten Autosuggestion (vita nova)

Klaus D. Ritter: Das wunderbare Schmerzenweg-Buch (B. Krey)

Coué Deutschland, Klaus Dieter Ritter
75053 Gondelsheim, Bruchweg 29, Tel. 07252-959609, E-Mail: K.D.Ritter@t-online.de

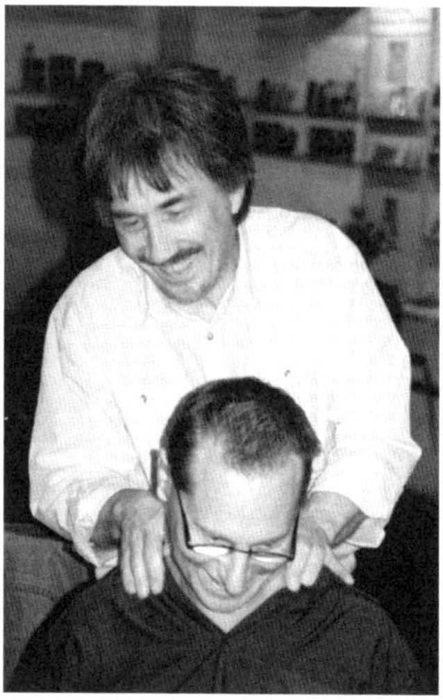

Franz Josef Neffe Original Dorn-Ausbildung
Webergasse 10, 89284 Pfaffenhofen
Tel./Fax 07302-5580
E-Mail: fjneffe@online.de, www.fjneffe.de

Die Dorn-Methode als Hilfe bei geistigem Heilen

Angela Grötsch

Als Heilerin und Medium integriere ich gerne die Dorn-Methode in meine Behandlungen – zumal nach meiner Erfahrung manch einer die persönliche Berührung benötigt oder es gelegentlich eines sanften Impulses bedarf, um das gewünschte Ziel zu erreichen.

Ich arbeite primär mit rein energetischem, geistigem Heilen im feinstofflichen Bereich und mit meiner Medialität; sie ermöglicht es mir, sofort auf den Kernpunkt einer Problematik zu kommen. Diese Vorgehensweise allein ist oft ausreichend – vorausgesetzt, mein Gegenüber lässt sich darauf ein. Sogar Wirbelfehlstellungen können dann ohne Berührung wieder in ihre Mitte gelangen.

Außerdem nehme ich das Gespräch und das Aufzeigen der Problemursache als sehr wichtig wahr. Eine meiner ersten Fragen lautet generell: „Sind Sie bereit für eine Veränderung?", oder: „Möchten Sie etwas verändern in Ihrem Leben?" Nur wenn das bejaht wird, kann ich eine Brücke bauen. Hinübergehen jedoch muss der andere selbst.

Erfahrungsgemäß haben die Menschen Angst vor Veränderungen. Doch wenn sie erst einmal den Kern des Ganzen erfassen und erkennen, worum es geht, sehen sie klarer und haben mehr Mut. Eine oder zwei Behandlungen sind oft ausreichend, da sowohl körperlich wie auch emotional so viel passiert. Die Patienten übernehmen mehr Verantwortung für sich und gehen bewusster mit sich und ihrem Körper um.

Die Dorn-Methode ist da eine große Hilfe. Besonders durch die Kombination von Dorn-Methode und geistigem Heilen erfahre ich häufig innerhalb kürzester Zeit die schönsten Erfolge.

Einige Berichte aus der Praxis:

Fall 1

Ein etwa 40-jähriger Mann suchte mich für eine Massage auf. Er hatte starke Schmerzen und seine gesamte Körperstatik war eindeutig schief. Also schlug ich ihm die Dorn-Methode vor. Etwas skeptisch – er hatte noch nie davon gehört – erklärte er sich einverstanden. Sofort nach der Beinlängen- und Beckenkorrektur war er zu seinem eigenen Erstaunen weitgehend schmerzfrei. Die Sichtung und anschließende Behandlung der Wirbelsäule brachte dann völlige Beschwerdefreiheit. L4, L3, nach rechts außen, waren relativ fest miteinander verkantet; TH11, TH10, TH8, TH2 und TH1 waren so aus stark aus ihrer Mitte, dass ich ihn nicht anfassen konnte. Ich bearbeitete vorab energetisch die Wirbelsäule und die Muskulatur, sprach ihn direkt auf die Themenpunkte und Seelenhintergründe an, welche er sofort bejahte. Nachdem er seiner Seele Luft gemacht hatte, ließen sich auch die Wirbel problemlos richten. Er beteuerte fortwährend, er könne es gar nicht fassen, keine Schmerzen mehr zu haben. Seit Jahren laufe er von Arzt zu Arzt, bekäme Medikamente und Spritzen, aber nichts habe bislang geholfen.

Fall 2

Ein Pilot klagte über starke Rückenschmerzen. Er zeigte mir seine Einlagen, die er laut ärztlicher Anweisung immer trage. Die Prüfung der Beinlängen zeigte eine Differenz von 2 cm, die problemlos ausgeglichen werden konnte. Ich klärte ihn auf über die Beinlängendifferenz und darüber, dass man ihm auch noch unter das längere Bein eine Einlage verschrieben habe. Diese Einlage lasse er am besten sofort weg, und das Ganze solle er ärztlich noch einmal prüfen lassen. Er war entsetzt, konnte oder wollte mich nicht verstehen. Seine Einlage legte er gleich wieder ein und meinte, ich hätte wohl keine Ahnung. Sein Arzt habe schließlich studiert und müsse das ja wohl besser wissen ... Schade, sage ich nur.

Fall 3

Eine Ärztin, 72 Jahre, kam zu mir wegen starker Knie-, Hüft- und Nackenschmerzen. Da sie sehr offen für geistige Heilweisen war, konnte ich das energetische Arbeiten wunderbar integrieren. Nach der Korrektur von Beinlängen und Becken konnten wir uns zügig bis zur Halswirbelsäule durcharbeiten. Wir besprachen die seelischen und körperlichen Hintergründe für ihr Befinden. Ich zeigte ihr verschiedene Selbsthilfeübungen und riet ihr dringend, Übungen zum Muskelaufbau zu machen und sich auch ihrem Problem zu stellen. Sie verließ mich beschwerdefrei, laut eigener Aussage zum ersten Mal seit zehn Jahren. Einige Zeit hörte ich nichts von ihr, dann kam ein Anruf: Es sei ihr so gut gegangen nach meiner Behandlung und sie brauche einen neuen Termin. Die Behandlung war ähnlich der ersten, brachte ihr schnell die ersehnte Linderung. Leider macht sie weder Selbsthilfeübungen noch Muskelaufbautraining. Sie ist nicht bereit, selbst etwas für sich zu tun oder ihr Problem anzugehen. Sie kommt lieber gelegentlich zur Behandlung.

Fall 4

Eine 29-jährige Frau, sehr offen für geistige Heilweisen, suchte meine Hilfe wegen lang anhaltenden Schwindels, Kopfschmerzen und Endometriose. Sie hatte Chiropraktik, Akupressur, Akupunktur, TCM, Tees, Homöopathie und vieles mehr ausprobiert, jedoch mit nur geringem Erfolg. Nach der Korrektur der Beinlängen wusste ich dann am Kreuzbein nicht mehr weiter; es ließ sich absolut nicht einrichten. Das Kreuzbein stand rechts stark hoch und nach hinten. In meiner Ratlosigkeit bat ich sie dann, sich auf den Rücken zu legen, und rotierte intuitiv das linke Bein ein wenig nach außen, was ihr schnell Erleichterung brachte. Das Kreuzbein ging ohne Probleme in seine Grundposition. Die Wirbel TH11, TH6 und TH1 ließen sich bis auf TH11 rein energetisch in ihre Mitte bringen. Nach der Behandlung von C3 und C1 waren ihr Kopfschmerz und ihr Schwindel weg. Sie konnte das selbst kaum begreifen und war sehr skeptisch. Ich nahm mir sehr viel Zeit für ein Gespräch, zeigte ihr die Hintergründe für diese Auswirkungen auf, die sie auch teilweise nachvollziehen konnte. Auf die Selbsthilfeübungen war sie ganz gespannt – und hat diese gewissenhaft durchgeführt. Nach der ersten Behandlung war sie einige Tage ohne Schwindel, der später nur leicht wiederkam; die Schmerzen im Kreuzbein kamen ebenfalls zurück. Bei der zweiten Behandlung kam dann ein starker Schmerz im Kreuzbein hinzu, den sie vorher so nicht wahrgenommen hatte, sie aber an eine andere Situation erinnerte. Auch diesen Bereich konnten wir erfolgreich angehen.

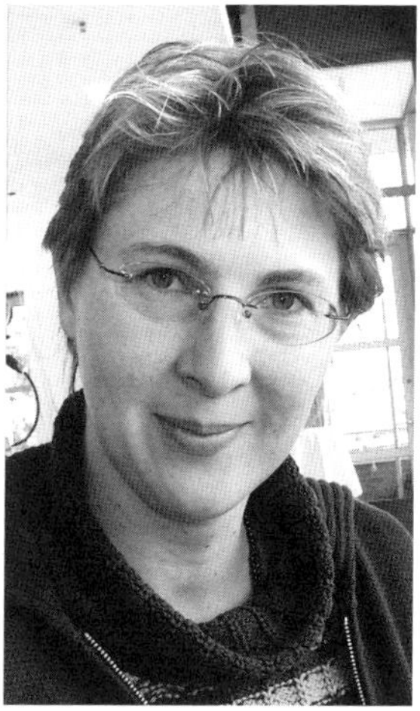

Angela Grötsch, Heilerin und Medium
Berliner Str. 9, 61118 Bad Vilbel
Tel. 06101-499660
www.angela-groetsch.de
info@angela-groetsch.de

Die Dorn-Methode in Verbindung mit geistiger Energiearbeit

Hans-Hermann Lenger

Im April kam Frau U. zu mir wegen massiver Rückenschmerzen im Brustwirbelbereich, Herzrhythmusstörungen, Ängsten, Unruhe und Panikattacken.

Ich tastete die Wirbelsäule ab. Unter anderem im Bereich des 2. Brustwirbels bemerkte ich einen zur Seite verschobenen Wirbel. Ich behandelte einmal komplett nach Dorn, und die Beklemmungen und Schmerzen der Patientin ließen nach. – Frau U. war schon öfter bei mir wegen dieses Problems gewesen und jedes Mal durfte ich ihr mit der Dorn-Methode helfen, einige Zeit schmerzfrei zu sein. Nach einer Dorn-Behandlung verschwanden normalerweise die Herzrhythmusstörungen und auch die Ängste wurden weniger. Vor der ersten Dorn-Behandlung – so berichtete Frau U. mir – hatte sie Beruhigungstabletten und Schmerzmittel benötigt, um einigermaßen gut leben zu können. –

Da aber trotz der Dorn-Behandlung dieses Problem – zwar zunehmend weniger – in gewissen Abständen immer wieder auftrat, fragte ich Frau U., welcher

Umstand denn dieses Mal zu den Beschwerden geführt habe. Sie sagte mir, sie habe einen heftigen Streit mit einer nahe stehenden Person gehabt. Daraufhin seien die Beschwerden schlagartig wieder aufgetreten.

Weil ich auch energetisch arbeite, schlug ich zusätzlich eine solche Behandlung vor. Beim Abtasten der Aura von Frau U. nahm ich im Herzbereich eine große energetische Blockade wahr. Dabei fiel mir intuitiv die Wendung „alte seelische Wunden" ein. Das teilte ich ihr mit und fragte sie, ob sie damit etwas anfangen könne. Sie bejahte dies und berichtete daraufhin von traumatischen Ereignissen aus ihrer frühen Kindheit, die ihr wieder bewusst wurden. In der anschließenden energetischen Behandlung haben wir gemeinsam diese Blockaden lösen dürfen.

Zwei Wochen später fragte ich meine Patientin noch einmal nach ihrem Befinden. Sie berichtete, sie habe die großen Panikattacken nicht mehr und auch ihr Rücken sei schmerzfrei. Des Weiteren fühle sie sich vollständiger, da bei der energetischen Heilung ein „abhanden gekommener" Bewusstseinsanteil wieder in ihr Platz genommen habe.

Wie in diesem beispielhaften Fall stelle ich immer wieder fest: Die Methoden Dorn und Breuß lassen sich wunderbar mit der geistiger Energieheilung kombinieren.

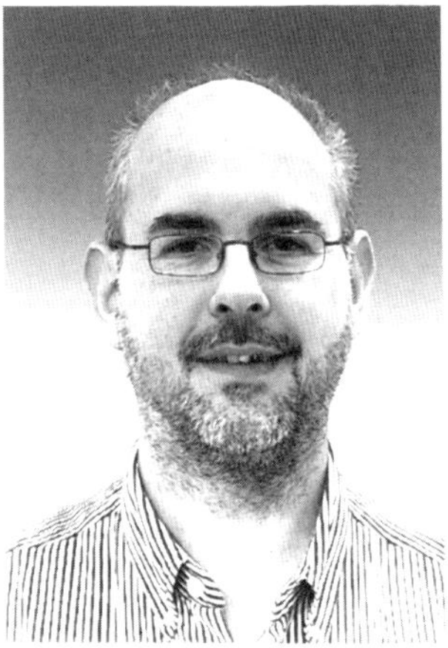

Hans-Hermann Lenger,
Gesundheitsberater
für Rücken, Füße u. Gelenke,
Entspannungs- und Meditationslehrer,
Birkenallee 33, 26871 Papenburg,
Tel./Fax 04961-75809,
E-Mail: hans-h.lenger@lycos.de

Die Methode Dorn und Yoga

Dietgard Herrmann

Mit seiner herzerfrischenden Art renkt Dieter Dorn nicht nur die Wirbel ein. Er prägte auch den Satz: „Wenn dir ein Therapeut keine Hausaufgaben gibt, dann gehe nicht mehr hin, denn dann möchte er nur dein Geld." Und hier berühren sich beide Heilmethoden sehr eng. Jede Krankheit hat seelische Ursachen. Es nützt nur einer kurzen Schmerzlinderung, wenn ein Wirbel regelmäßig durch die Dorn-Methode wieder an seinen Platz gebracht wird. Die Ursachen müssen aufgedeckt und verarbeitet werden. Ich möchte Ihnen die Geschichte meiner Heilung erzählen.

Vor über 30 Jahren litt ich an einer Hautkrankheit. Mein Arzt sagte: „Damit werden Sie leben müssen." Unmittelbar danach kam ich mit dem Buch „Sport und Yoga" von Selvarajan Yesudian in Kontakt und wusste instinktiv: Das ist es!

Die sehr gute Beschreibung der täglichen Programme ermöglichte mir, sofort zu beginnen. Ich praktizierte die Übungen jeden Tag eine halbe Stunde; nach sechs Wochen war nichts von einer unheilbaren Hautkrankheit übrig geblieben.

Dieser durchschlagende Erfolg machte mir Mut. Mit dem täglichen Training habe ich nicht mehr aufgehört – und mein Leben hat sich von Grund auf zum Guten verändert. Ich erhielt Kraft, um mein Leben mit Leichtigkeit und Freude zu bewältigen.

Meine Arbeit im Diakonissenkrankenhaus Dresden führte mir so viel Leid vor Augen, dass ich beschloss, meinen Beruf aufzugeben, um künftig Menschen zu helfen, die Gesundheit in eigene Verantwortung zu nehmen.

Bei Dieter Dorn durfte ich zwei Praktika erleben und auf diese Weise an seinen Erfahrungen teilhaben. Dafür bin ich sehr dankbar.

In meinen Yogagruppen leite ich die Übenden unter anderem an, sich selbst – als Erste-Hilfe-Maßnahme – die Wirbel einzurichten.

Am Beispiel einer HWS-Behandlung möchte ich das demonstrieren: Wir stehen entspannt auf dem Boden und stellen uns mit der Ausatmung vor, dass aus unseren Fußsohlen Wurzeln wachsen in den Erdboden hinein. Mit der Einatmung nehmen wir die Energie der Erde in uns auf, leiten sie durch den ganzen Körper. Dabei werden die Arme in Schulterhöhe gehoben. Die drei linken Fingerkuppen von Zeigefinger, Mittelfinger und Ringfinger werden seitlich links an die HWS gehalten, die rechten an die rechte Seite. Ausatmend drehen wir den Kopf nach links und drücken mit den drei Fingern der rechten Hand an die rechte Seite der HWS.

Einatmend wird der Kopf in die Ausgangslage gebracht und die Wirbelsäule gestreckt. Ausatmend beginnt der Seitenwechsel.

Die Übung kann dreimal wiederholt werden. Anschließend spüren wir mit geschlossenen Augen den HWS-Bereich nach. Das Nachspüren erhöht die Wirkung des Bewegungsablaufes.

Meine positiven Erfahrungen mit Yoga, der Methode Dorn und anderen Heilverfahren habe ich in meinem Buch „Mit Yoga glücklich altern" zusammengefasst. Es geht um einfache Übungen, die jeder Mensch zwischen drei und 99 Jahren – unabhängig von seinem Gesundheitszustand, seiner Weltanschauung oder sozialen Stellung – praktizieren kann; selbst Rollstuhlfahrern und Bettlägerigen ist ein Abschnitt gewidmet. Das Buch ist geprägt von Lebensnähe und Einfachheit und kann eine Chance sein, die eigene Lebensqualität zu verbessern. Einzige Voraussetzung ist klares Denken, damit die Übungen bewusst durchgeführt werden und die richtige Atmung ermöglicht wird.

Wenn jeder bereit ist, täglich etwas für die Gesundheit zu tun, seine Probleme ehrlich anzusehen und zu lösen, ist ein wesentlicher Beitrag zum eigenen inneren Frieden und auch zum Frieden in der Welt geleistet.

Und dazu wünsche ich allen Mut und Kraft und die Gewissheit, dass das Beste auf uns zukommen wird.

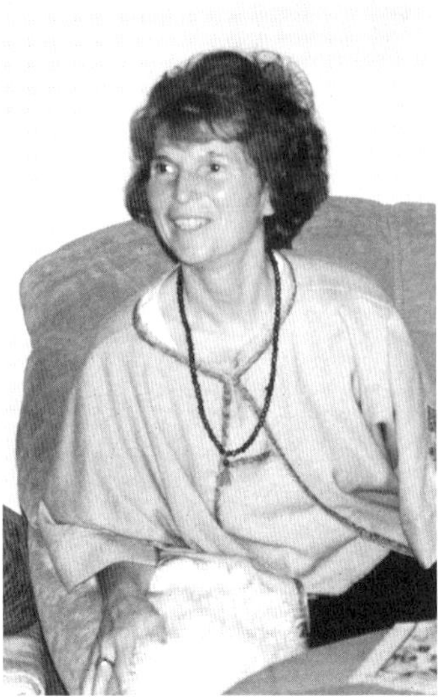

Dietgard Herrmann
Neubrunnstr. 20
01445 Radebeul
Tel. 0351-8306735

Autorin von:
Mit Yoga glücklich altern. Eine Chance zur Verbesserung der Lebensqualität. 150 Seiten, A5, zahlr. teilw. farbige Abb., ISBN 3-936439-28-1, Elbland Verlag Radebeul, 19,95 €.

Dorn, Yoga und Schwangere

Susanne Fülbier

Ich bin Physiotherapeutin, Yogalehrerin und Dorn-Therapeutin und arbeite jetzt schon seit über zehn Jahren mit der Dorn-Methode. Es gab und gibt immer wieder berührende und interessante Erfahrungen. Ein besonderes Augenmerk meiner Arbeit liegt in der Begleitung und Unterstützung schwangerer Frauen. In vielen Schwangeren-Yoga-Kursen klagen Frauen immer wieder über Kreuzbeinbeschwerden. Oft werden diese Frauen dabei sich selbst überlassen, da Medikamente in diesem Zustand nur ungern verabreicht und chiropraktische Griffe vermieden werden.

Anfangs hatte ich große Bedenken, so eingreifend die Beckenstellung mit der Dorn-Methode zu korrigieren. Doch der Erfolg stellte sich so schnell und durchschlagend ein, dass ich immer mutiger wurde. Und noch nie habe ich von einer Schwangeren gehört, dass die Behandlung negative Irritationen ausgelöst hat.

Meine größten Bedenken waren es, Fehlgeburten, Frühgeburten oder Geburtskomplikationen zu initiieren. Stattdessen waren und sind Frauen in kürzester Zeit wieder beschwerdefrei. Stehen, Gehen und Sitzen ist schon während der Behandlung, spätestens nach der Behandlung schmerzfrei möglich. Eine Frau beispielsweise war schon im achten Monat und hatte die Hoffnung auf Beschwerdefreiheit aufgegeben. Sie erlebte nach der Behandlung eine glückliche und beschwerdefreie Schwangerschaft und eine normale Geburt.

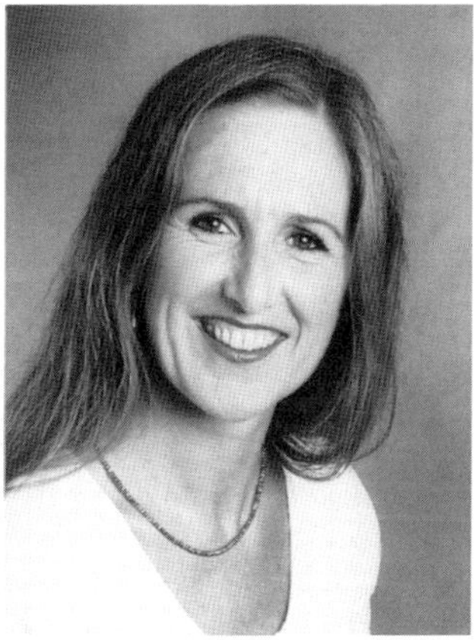

Inzwischen vermittle ich Tipps und Tricks – Beine richten und Kreuzbein ausloten – aus der „Dornkiste“ in meinen laufenden Yogakursen. Als leicht zu vermitteln hat sich das Richten der Beingelenke im Stand und in Rückenlage und das Ausloten des Kreuzbeines erwiesen: Beide Hände zu einer großen Faust gefaltet drücken auf die untere Kreuzbeinspitze, während mal das rechte, mal das linke Bein pendelt – im Stand. So können sich viele Frauen aufgrund besserer Wahrnehmung und eines geschulten Körperempfindens selbst helfen. Oftmals teilen sie diese Erfahrungen dann auch ihrem Familien- und Freundeskreis begeistert mit.

Ich wünsche anderen Dorn-Therapeuten Mut, sich ebenfalls um diese „heißen Eisen“ zu kümmern. Denn solche Behandlungen kommen gleich zwei Menschen zu Gute!

Die Kombination der Ausrichtung der Gelenke nach Dorn mit sinnvoll unterstützenden Yoga-Übungen ist so zu einem wichtigen Pfeiler meiner Arbeit geworden.

Susanne Fülbier
Bundschuhstr. 7
79110 Freiburg
Tel./Fax 0761-8866114

Heigl-Konditions-Kurzprogramm für täglich ca. fünf Minuten

Die Übungen werden, nach oben ausgerichtet, in der Grundstellung ausgeführt: Füße parallel nebeneinander, Knie dabei immer leicht gebeugt.

*1. **Lockern** der Arme und Beine*

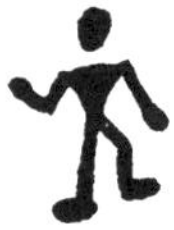

*2. **Wechselseitiges Heben** je eines Armes*

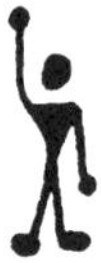

*3. **Aufrichtung der Wirbelsäule**; beide Arme heben*

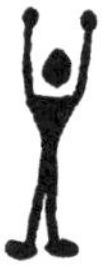

*4. **Schulterkreisen**; beide gleichzeitig*

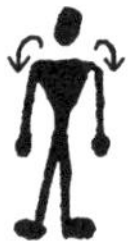

*5. **Schwingen der Arme** gestreckt gegenläufig vor und zurück*

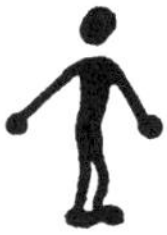

*6. **Schwingen der Arme** gestreckt gleichzeitig vor und zurück*

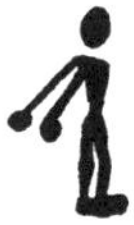

*7. **Schwingen der Arme** angewinkelt gegenläufig vor und zurück*

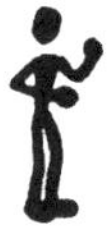

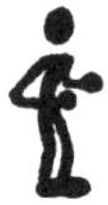

*8. **Schwingen der Arme** angewinkelt gleichzeitig vor und zurück*

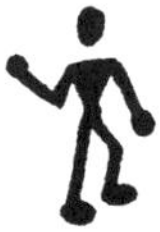

*9. **Lockern** der Arme und Beine*

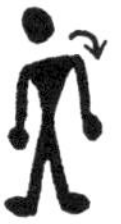

*10. **Schulterkreisen** rechts wie links hintereinander*

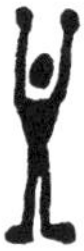

*11. **Aufrichtung** der Wirbelsäule*

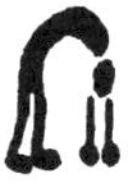

*12. **Rumpfbeuge** vorwärts (in Grätsche) mit Aufrichtung*

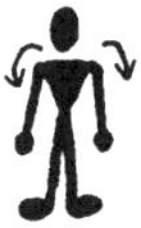

*13. **Schulterkreisen** gegenseitig und ausschütteln*

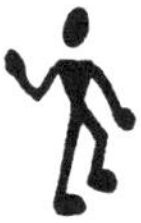

*14. **Lockern** der Arme und Beine*

Die Übungen sind Kurzdarstellungen. Für korrekte Ausführung ist eine Einweisung von geschulten Heigl-Lehrkräften notwendig. Ein ausführliches Buch mit allen Übungen wird im Herbst 2005 erscheinen. (Doris Kolb-Meyer, 4.6.2005)

Wie ich zur Dorn-Methode und zum „Heigln“ fand

Doris Kolb-Meyer

Meine eigene Befindlichkeit hat sich mit der Dorn-Methode grundlegend geändert. Mein sonst recht anfälliger Rücken rebelliert nicht mehr durch Schmerzen. Auch meine X-Beine veränderten sich zunehmend im Laufe der Dorn-Selbstbehandlungen.

Als ausgebildete Masseurin und medizinische Bademeisterin bin ich immer auf der Suche nach alternativen Methoden. Zuerst fiel mir eines Tages das Buch „Heilen über die Wirbelsäule“ (von Harald Fleig) in die Hände. Mit großem Interesse verschlang ich die Worte. Danach war ich auf der Suche nach einem geeigneten Kurs. Der Zufall kam mir 1998 in einem meiner eigenen Massagekurse zu Hilfe. Eine Teilnehmerin schwärmte, ein Heilpraktiker namens Helmuth Koch, der die Dorn-Methode lehre, komme nach Norddeutschland. Wiederum der Zufall bescherte mir noch einen Platz in diesem Kurs. So erlernte ich meine ersten Schritte. Und später – wenn Helmuth Koch in unserer Gegend Seminare abhielt – vertiefte ich mein Wissen durch Assistenz und erwarb die nötige einfühlsame Fingerfertigkeit.

Organisiert wurde dieses Dorn-Seminar von der ersten Vorsitzenden vom Heigl-Verein. In der Mittagspause bot sie uns an, unsere vom Sitzen ein wenig steifen Glieder durch Gymnastik nach „Heigl“ zu aktivieren. Gut dabei war: Wir brauchten keine besondere Kleidung oder Schuhe – nur eine Wiese und uns. Als ehemalige Leistungssportlerin (Basketball) suchte ich schon länger eine Sportart, bei der ich mich auch im „fortgeschrittenen“ Alter noch etwas bewegen konnte. Gymnastik in der Gruppe hatte mich allerdings noch nie sonderlich interessiert. Von dieser Art der Gymnastik – an frischer Luft und auf weichem Boden – war ich jedoch sofort begeistert. Nun bin ich aber ein bequemer Mensch und bleibe als Teilnehmer bei Kursen nicht immer bei der Stange. Deshalb entschied ich mich spontan zu einer Heigl-Ausbildung. Als Heigl-Lehrkraft der „Konditions-Therapie Methode Heigl“, wie sie offiziell heißt, zeige ich die Übungen. So bewege ich mich und bin gezwungen – trotz Bequemlichkeit – immer vor Ort sein.

Während meiner „Ausbildung“ zur Heigl-Lehrkraft – sozusagen parallel zur Dorn-Methode – wurde mir am eigenen Körper gezeigt, wie gut beide Methoden zusammenpassen.

Eine meiner Ausbilderinnen riet mir damals, meine zu der Zeit vorhandenen X-Beine doch nicht nur mit „Leggins“ zu bekleiden (damit die Grundstellung nicht missverstanden würde), sondern besser andere Hosen zu wählen. Ein halbes Jahr später traf ich diese Ausbilderin bei einem Heigl-Treffen wieder. Natürlich trug ich noch meine heiß geliebten Leggins. Ein Blick auf meine Beine erstaunte sie sehr. Sie hatten nicht mehr diese X-Stellung, sondern waren schon – dank der Dorn-Methode – viel gerader anzusehen.

Gerade in der Kombination ergänzen sich die beiden Wege: Die Dorn-Methode bringt den Menschen wieder ins Lot, und das Konditionstraining nach Heigl baut die Muskulatur auf.

Heute verbinde ich Dorn noch mit anderen bioenergetischen Methoden. Denn bei körperlichen Leiden ist immer auch die Seele betroffen

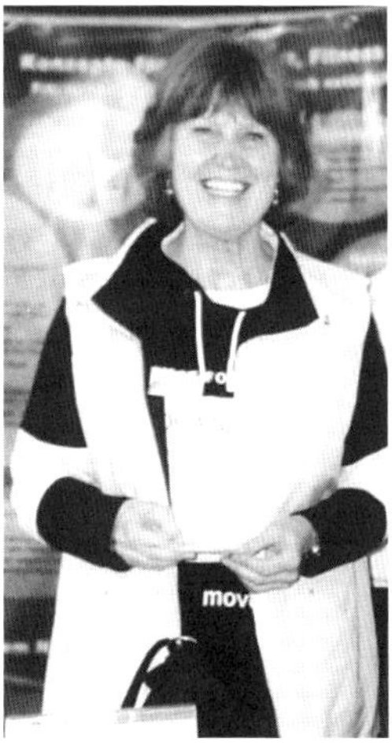

Doris Kolb-Meyer
staatl. gepr. Masseurin u.
med. Bademeisterin,
Therapeutin und Ausbilderin
in der Dorn-Methode,
Körper- und Seelen-Balancen
mit Lebensberatung
Meisterweg 3
31535 Neustadt a. R.
Tel./Fax 05036-2267
E-Mail: dokomeyer@t-online.de

P.S.: Bei jedem Dorn-Kongress wird die Methode Heigl vorgestellt – jeder, der Spaß am Bewegen hat, kann seine gestressten Glieder während des Dorn-Kongresses vor Ort entspannen.

Dorn im Zentrum meiner vielfältigen Methoden

Johann Fink

Vor zwölf Jahren absolvierte ich – gemeinsam mit sieben Freunden – eine Heilpraktikerausbildung bei Kurt Hartmann. Damals baute er elf Schulen in Österreich auf; bald darauf wurde er per Gesetz aus unserem Lande vertrieben. Seinerzeit sog ich alles, was ich zum Thema Gesundheit entdecken und erlernen konnte, auf. Und in meiner Begeisterung riss ich ständig Bekannte und Freunde – wir hatten seinerzeit einen kleinen „Therapeuten-Stammtisch“ – mit.

Im Magazin „Zeiten-Schriften“ entdeckte ich einen Bericht von Helmuth Koch. Es war ein – aus meiner Sicht – dermaßen geschwollen geschriebener Artikel, dass ich sogleich zum Telefon griff und ihn anrief. Ich fragte ihn, ob er seine Aussagen ernst meine, oder ob es wohl eher darum gehe, ein Geschäft anzukurbeln. Ganz bescheiden beantwortete er meine Fragen; darauf lud ich ihn gleich zweimal nach Salzburg ein. So erlernte ich von ihm die Dorn-Breuß-Methode, die ich sofort anwandte und nach einem Jahr dann selbst in Seminaren weitergab.

Lieber Helmuth, auf diesem Wege danke ich dir nochmals für die Geduld und Liebe, mit der du uns die Grundbegriffe der Dorn-Breuß-Methode beibrachtest!

Im Laufe der Zeit baute ich dann diese Methode auf meine Weise aus.

Kinesiologie

Der erste Punkt, den ich besser verstehen wollte, war: Warum lässt sich ein Wirbel manchmal nicht auf seinen richtigen Platz verschieben?

Über unseren kleinen Stammtisch von Therapeuten kam ich zur *Neuralpsychokinesiologie* nach Dr. Dietrich Klinghardt. Diese Methode ist eine einfache und wirkungsvolle Verbindung von Körperarbeit und Psychotherapie – inzwischen wurde sie umbenannt in *Neurobiologie*. Die Methode faszinierte mich sehr. Es blieb mir folglich gar nichts anderes übrig, als sofort mit der Ausbildung bei Dr. Wolf Funfak und seiner Gattin in Isen bei München zu beginnen. Da ich mich vorher schon mit Radiästhesie – Rutengehen und Pendeln – intensiv befasst hatte, war mir vieles an dieser Methode schon vertraut. Jetzt erweiterte sich mein Instrumentarium – und zwar um den Deltamuskel. Die Methode nutzt diesen Muskel des Klienten. Und es ist deshalb so leicht, den Behandelten von diesem Verfahren direkt zu überzeugen, weil man ja dessen Muskeln verwendet und sonst nichts.

Fünf Jahre dauerte es, bis ich den höchsten Ausbildungsstand – PK4 – bei Dr. Klinghardt erreicht hatte. In dieser Zeit durfte ich ihn als großen Lehrer und Arzt – in Amerika und bei uns in Schladming – erleben.

Hellinger

Schon in vorhergehenden Kursen und Seminaren war ich mit so genannten Hellinger-Merksätzen konfrontiert worden, die ich gerade bei meiner eigenen Familiengeschichte sehr wirksam fand. Schließlich machte ich die zweieinhalbjährige Ausbildung zum Familiensteller nach Bert Hellinger im Seminarzentum ZIST – zusammen mit sechs engen Freunden. Durch dieses neue zusätzliche Element wurde meine Arbeit im Gesundheitsbereich so richtig interessant. – Leider sind mir inzwischen einige Kollegen auf der Strecke geblieben und unser Therapeuten-Stammtisch ist geschrumpft.

Dr. Hamer

Vor fünf Jahren begann auch meine Bekanntschaft mit der so genannten Neuen Germanischen Medizin nach Dr. Hamer. So lernte ich die Möglichkeit einer Überprüfung durch die fünf biologischen Gesetzmäßigkeiten kennen. Damit konnte ich meinen Klienten vieles besser erklären, insbesondere hinsichtlich des ontogenetischen Systems der sinnvollen biologischen Sonderprogramme der Natur – wie es Dr. Ryke Geerd Hamer nennt.

Persönlich habe ich Dr. Hamer nicht kennen gelernt. Das war und ist mir auch kein Bedürfnis, da er als Mensch im direkten Kontakt eher schwierig ist – so wurde beispielsweise gleich unser erstes Telefonat zu einem Streitgespräch. Er meinte, alles besser zu wissen, und ließ keine andere Meinung zu.

Dennoch: All seine Entdeckungen und Behauptungen sind bisher unwiderlegt. Wohl deshalb will man ihn in Frankreich zwangspsychiatrieren – und so zum Märtyrer machen. Dabei gibt es noch so viel zu erforschen – gerade, was das Gehirn betrifft.

Was mache ich nun mit meinen Klienten?

Ein interessierter Klient – eventuell aufgrund einer Empfehlung durch andere Klienten – meldet sich ganz normal zum Termin an. Dabei erfährt er bereits, dass er sich mindestens zweieinhalb Stunden Zeit nehmen muss.

Beim Termin selbst biete ich dann fast immer einen guten Tee an und bespreche zunächst vor allem die genaue Vorgehensweise.

Danach legt sich mein Klient auf eine Massageliege. Über den Muskeltest frage ich alle Systeme ab, so dass ich anschließend über alles Wesentliche Bescheid weiß, inklusive der Ursache der Rückenbeschwerden. Natürlich frage ich den Körper auch über den Therapiewunsch ab und bespreche das Ergebnis mit den Klienten.

Bei den Tests geht es auch um eventuelle Allergien und Zahnschäden. Ich kann mich glücklich schätzen, drei gute Zahnärzte gefunden zu haben, die mit Dreifachschutz Amalgam entfernen und von mir ausgetestete metallfreie Materialien verwenden. Die Aufklärung der Klienten über die zahntechnischen Arbeiten findet bei mir statt, was für die Klienten kostengünstiger ist. Eine eventuell nötige Ausleitung von Schwermetallen wird ebenfalls von mir überwacht und mit dem Zahnarzt koordiniert.

Erst nach diesen Klärungen beginne ich mit der Breuß-Massage. Eine Woche später wiederhole ich sie und führe dann die Dorn-Methode durch – wobei ich auch Schröpfgläser nutze. Nach dem dritten, maximal vierten Besuch (Termine zu jeweils zwei Stunden) ist meine manuelle Arbeit erledigt.

Sind noch immer Beschwerden vorhanden, ist es höchste Zeit, sich die Ursprungsfamilie des Klienten mit Hilfe einer Familienaufstellung im Sinne Hellingers anzuschauen. Bei dieser Übung erwische ich fast ausnahmslos einen entscheidenden Punkt. Fazit: Erst durch Demut lösen sich viele Probleme; da bedarf es keiner Gehirnwäsche, keiner Psychotherapie, keiner Medikamente oder Nahrungsergänzungsmittel.

Doch Gesundung bedarf einer besonderen Disziplin! Da ich selbst vor Jahren drei Monate im Rollstuhl saß und zur Therapie ins Krankenhaus musste, kann ich meinen Klienten die Schmerzen nachfühlen und die nötige Disziplin mit gutem Beispiel und begeisternd vorleben.

Mittlerweile bin ich Vegetarier – häufig vegan – und Nichtraucher; auch versuche ich, mich im Umgang mit meinen Mitmenschen ständig zu verbessern. Als gläubiger Christ sehe ich meinen Körper als einen Tempel an, den ich weder vernachlässigen noch vergiften darf. Ich versuche, meinen beiden Kindern ein guter Vater zu sein und meiner Lebensgefährtin, die seit 20 Jahren zu mir hält, ein guter Partner. Ich versuche, in meinem Leben beständig weiter zu lernen und das Gelernte umzusetzen.

Meine Arbeit könnte man Neurobiologische-Dorn-Familien-Therapie nennen. Ich bin stolz, mich als Dorn-Therapeut bezeichnen zu dürfen. Wo immer ich kann, werde ich unsere gute Sache anwenden oder weitergeben.

Meine Vortrags- und Seminartermine findet man mittlerweile im Internet unter: www.Vereinteig.at

Abschließend noch eine kleine Geschichte

Vor circa einem Jahr musste ich in Salzburg zur Wirtschaftskammer, um eine Auskunft direkt einzuholen.

Beim Betreten des Gebäudes sah ich etwa acht Personen bei der Treppe um einen Mann herumstehen, der allem Anschein nach unter heftigsten Schmerzen litt: Tränen liefen ihm über das schmerzverzerrte Gesicht. Auf meine Frage, was denn passiert sei, antworteten fast alle gleichzeitig, die Rettung sei bereits auf dem Wege und ich könne nichts mehr tun.

Ich fragte den Verletzten, ob er sich beim Sturz über die Treppe – circa 20 Stufen – auch am Kopf verletzt habe. Das verneinte er. Stattdessen wies er auf seinen Knöchel, der ihm entsetzlich weh tat. Ich fragte weiter, ob ich ihn von seinen Schmerzen befreien dürfe, und er stimmte sofort zu.

Zwei Herren mussten sich stramm hinstellen, damit ich den Verunglückten mit seinem Rücken gegen deren Schienbeine lehnen konnte. Dann richtete ich nach der Dorn-Methode sein Sprunggelenk mit drei Übungen ein. Danach bat ich ihn, auf beiden Beinen zu stehen und einige Schritte zu gehen – was er auch konnte. Die Gesichter der Umstehenden hättet ihr sehen sollen! Ich zog mich aber gleich mit dem Hinweis zurück, dass die gerufene Rettung jetzt wohl nicht mehr gebraucht werde und der Herr wahrscheinlich sowieso keine Zeit für all die Zeremonien im Spital hätte.

Ich jedenfalls war glücklich und stolz, dass es mir vergönnt war, diese Hilfe weiterzugeben. Danke – lieber Dieter Dorn und Helmuth Koch!

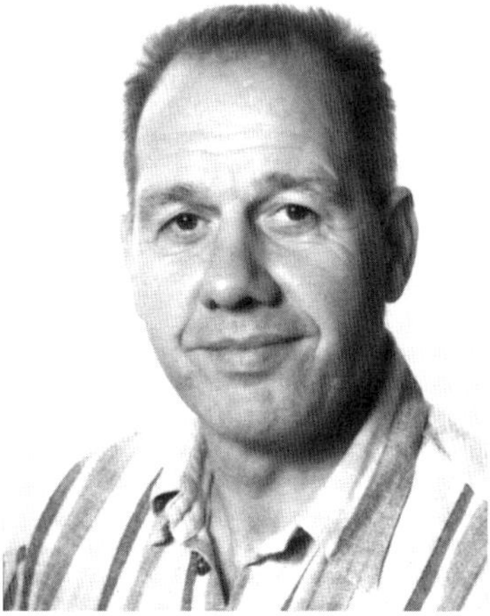

Johann Fink
Josef-Ressel-Str. 25
A-5020 Salzburg
Tel./Fax 0662-431868
E-Mail: Johann.Fink@tele2.at
www.vereinteig.at

Tuina-Therapie: Eine Ergänzung zur Dorn-Methode

Sabine Bähr

Die Dornmethode ist oft ausreichend, um schmerzhafte Wirbelsäulenfehlstellungen in einer oder wenigen Sitzungen erfolgreich zu therapieren. Aber wie wir alle wissen, laufen wir bei chronisch verspannten Muskeln – z.B. Postzosterneuralgien – gegen die Wand, weil der fehlinformierte Muskel sich immer wieder neu verspannt und unsere Bemühungen der Skoliosebegradigung nach einiger Zeit zunichte macht.

Auch verspannte Gesäßmuskeln sind oft starke Plagegeister. Häufig denkt man, man habe es mit einer Ischiasreizung zu tun hat, doch weit gefehlt, einer der Glutäusmuskeln kann auch der Übeltäter chronischer Schmerzen sein.

Auch Schmerzen am äußeren (lateralen) Oberschenkel können von einer Störung im Verlauf der Gallenblasenleitbahn herrühren, besonders bei Fibromyalgie-Patienten.

Schulterschmerzen, die nicht arthrotisch oder verletzungsbedingt sind und nach Dorn-Korrektur weiterbestehen, können etwa durch Zugluft (Wind-Kälte-Einfluss) entstanden sein, worauf die Muskeln manchmal fast entzündlich reagieren.

Eine mögliche Besserung solcher Beschwerden kann mit Hilfe der Tuina-Massage erzielt werden.

Tuina ist einer der fünf Grundpfeiler der traditionellen chinesischen Medizin: Kräuter, Akupunktur, Qigong, Diätetik, Tuina.

Sie ist eine 2.000 Jahre alte Massage und manuelle Therapie, die sich auch das System der Akupunktur (Leitbahnen und Akupunkturpunkte) zu Nutze macht und in den Aufzeichnungen des legendären „gelben Kaisers“ u.a. eingehend beschrieben wird.

Anmo-Massage (An = pressen, Mo = reiben), die Vorgängerin der Tuina-Massage (Tui = schieben, Na = greifen), ist die Mutter vieler asiatischen Massagetechniken, wie z.B. Shiatsu, Thai-Massage – alle beruhen auf der chinesischen Medizin.

Eine Tuina-Behandlung teilt sich in drei Phasen ein.

1. *Vorbereitende Techniken:* Lockern der Muskeln und des Gewebes durch Rollen, Reiben und Stoßen.
2. *Behandlung:* Suchen der schmerzhaften Punkte (wobei diese auch Akupunkturpunkte sein können) und Therapie von Leitbahnen (Durchgängigmachen) und Akupunkturpunkten durch Pressen, Daumen-Chang, usw.
3. *Nachbehandlung:* Fördern der Durchblutung der Körperoberfläche durch Reiben und Stoßen (Schlackenstoffabtransport).

In meiner Praxis, in der ich schwerpunktmäßig Gelenk- und vor allem Wirbelsäulenbeschwerden behandle – mit degenerativen, aber auch rheumatoiden Ursachen – ist die Dorn-Methode ein Grundpfeiler der alternativen Behandlungskonzepte. Nicht wenige Patienten haben einen längeren Leidensweg hinter sich, mit mehr oder weniger erfolgreichen schulmedizinischen Therapieversuchen. Hier bestehen häufig chronische Schmerzzustände, die auch nach einer Dorntherapie nur eine leichte Besserung erfahren. Neben anderen Verfahren der Muskelentspannung stellt die Tuina-Therapie eine erfolgreiche Methode im Behandlungskonzept chronischer Verspannungen dar.

P.S.: Zu erlernen ist die Tuina-Therapie in Zentren für TCM (Traditionelle Chinesische Medizin), z.B.: TCM-Klinik, 93444 Kötzting/Bayr. Wald.

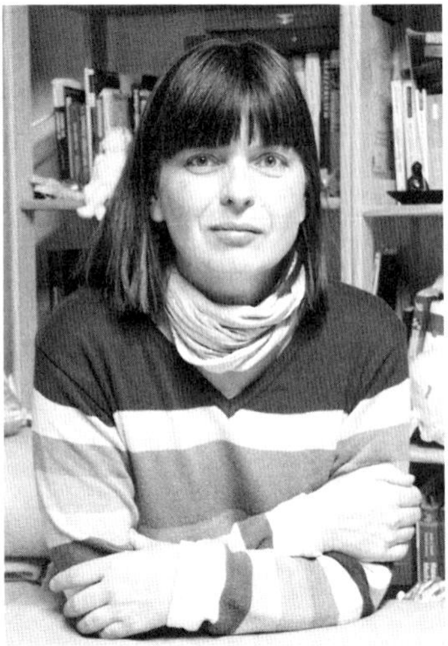

Sabine Bähr, Heilpraktikerin
Leoprechtstein 6
94469 Deggendorf
Tel. 0991-32188
Fax 0991-32168
E-Mail: baehrhs@t-online.de

Die Methode Dorn und die klassische Harnschau

Karin Heller-Walter

Kommt ein Patient zum ersten Mal in meine Praxis, mache ich normalerweise einen Harntest nach der klassischen Harnschau. Dieser Test gibt mir erste Hinweise, wonach ich bei dem Patienten schauen muss.

Häufig finde ich in der Harnschau Hinweise auf Funktionsstörungen im Körper, die von bestimmten Organen ausgehen. Diese Störungen kann man in 90 Prozent der Fälle auch Wirbelsäulen-Segmenten zuordnen. Meiner Erfahrung nach ergänzen sich die Methode Dorn und die klassische Harnschau fabelhaft.

Traditionelle Harndiagnostik

Die traditionelle Harndiagnostik ist ein Diagnoseverfahren, das einen umfassenden Einblick in das Stoffwechselgeschehen geben kann. Diese aussagekräftige Ganzheitsdiagnose liefert eine Vielzahl relevanter Parameter und Informationen; sie übertrifft hinsichtlich ihrer Aussagekraft die allgemein übliche Harn-Labordiagnostik um ein Vielfaches. Die Methode erfolgt unter Verwendung von vier verschiedenen Reagenzien, wie es bis in die fünfziger Jahre im medizinischen Labor, vor Einführung der modernen Schnelltest-Verfahren, üblich war.

Somit können unklare Krankheitsbilder aufgeklärt und das Behandlungskonzept exakt abgestimmt werden; ebenso ist eine gute Kontrolle der Behandlungswirksamkeit möglich. Doch auch schon im Vorfeld manifestierter Erkrankungen können Tendenzen erkannt und prophylaktische Maßnahmen ergriffen werden.

Mit Hilfe des Zusatzes von Reagenzien und thermischer Veränderung des Harns erhält man Einblick in die funktionelle Leistungsfähigkeit und den Zustand von: Nierensystem, Verdauungstrakt, Schleimhaut, Herzkreislaufsystem, Leber und Galle, Bauchspeicheldrüse, Stoffwechsel und inneres Milieu (pH-Situation).

Die Verdauungsorgane Magen, Bauchspeicheldrüse, Dünndarm, Dickdarm, Leber und Gallenblase bilden eine funktionelle Einheit. Störungen in diesem Organsystem haben gravierende Auswirkungen auf den gesamten Organismus. Symptome wie Heißhunger auf Süßes, Blähungen, Durchfall, Verstopfung und Müdigkeit sind oft Anzeichen einer gestörten Darmflora und werden leider häufig nicht ernst genommen. Im Dünn- und Dickdarm existiert eine Darmflora, die für die Bildung unseres Immunsystems zuständig ist. Durch Fehlbesiedlung kommt es zu Störungen wie: Immunschwäche, Allergie/allergische Reaktionen, Asthma/Atemnot, Bauchschmerzen/-krämpfe, Blasenentzündung, Hautausschlag/Ekzeme, Heuschnupfen, Kopfschmerzen, Leistungsschwäche, Migräne, Neurodermitis und/oder psychische Störungen.

Beschreibung des Verfahrens

Zur Untersuchung wird normalerweise der frische Morgenharn des Patienten verwendet. Nach einer ersten allgemeinen Beurteilung (Farbe, Urin-Teststreifen, sichtbare Inhaltsstoffe, pH-Wert) werden vorbereitete Reagenzgläser (6 Teströhrchen) mit je 5 ml Urin befüllt. Durch Zugabe verschiedener Reagenzien kommt es zu unterschiedlichen Reaktionen und deutlich erkennbaren Veränderungen (→Phänomene). Die dabei auftretenden sichtbaren Phänomene werden in kaltem und anschließend in gekochtem Zustand abgelesen und bewertet, so dass Rückschlüsse auf Belastungen im Körper gezogen werden können. Das erste Röhrchen dient lediglich der Kontrolle und wird nicht verändert oder gekocht. Das zweite Röhrchen wird erst nach dem Kochen beurteilt. Die Röhrchen 3 bis 6 werden sowohl im kaltem Zustand wie auch nach dem Kochen beurteilt.

1	2	3	4	5	6
ohne Reagenz	ohne Reagenz	Nylanders Reagenz	Ehrlichs Reagenz	NaOH 20%ig	H_2SO_4 95%ig
Vor der Kochprobe					
Kontrolle	Beurteilung erst nach der Kochprobe	**Darm und Darm-schleimhaut**	**Herz / Kreislauf**	**Bauchspeicheldrüse** Stoffwechselbezug	**Leber,** Farbausfälle haben Leberbezug, andere Phänomene haben Stoffwechselbezug
Nach der Kochprobe					
Kontrolle	**Niere** funktionelle Leistungsfähigkeit	primär: **Darm** und **Stoffwechsel** sekundär: Schleimhäute	**Gallesystem**	**Bauchspeicheldrüse** mit Bezug nur auf die Verdauungssäfte	Farbausfälle haben Leberbezug, andere Phänomene haben Stoffwechselbezug

Die Röhrchen 2 bis 6 können bis zu drei bis vier verschiedene Phänomene zeigen – je nach Störung. Sie alle hier aufzuzählen, würde den Rahmen sprengen. Ab und an gebe ich Kurse, in denen ich detaillierter informiere; denn die Methode ermöglicht für uns Heilpraktiker einen Röntgenblick ins Körperinnere.

Inhaltstoffe der Reagenzien

- Nylanders Reagenz, reizend, 4 g Segnettsalz + 2 g Wismutsubnitrat in 100 g 8% Natronlauge
- Ehrlichs Reagenz, reizend, 2 g p-Dimetylaminobenzaldehyd, ad. 100 g Salzsäure (HCL 20 %)
- Natronlauge 20 %, ätzend, NaOH 20 %
- Schwefelsäure, ätzend, Schwefelsäure reinst mind. 95 bis 98 %

Vorteile der klassischen Harnschau

- Kontrolle über den Therapieverlauf – unabhängig von den Aussagen des Patienten
- Überprüfung der Wirkkraft verordneter Medikamente
- Einblick in die individuelle Stoffwechselsituation

Literatur

Wichtige Bücher zum Thema sind leider nur noch antiquarisch zu beziehen, da sie nicht mehr gedruckt werden. Empfehlenswert sind:

Dr. Hugo Thaa: „Harnkunde – Harnuntersuchung – Harndeutung", Alwin Fröhlich Verlag.

Anton Schwenk: „Traditionelle Harndiagnostik", Con Media Verlag.

Sind Sie neugierig geworden und sind Sie Heilpraktiker(in)? Dann lade ich Sie gerne dazu ein, in einem meiner Kurse die traditionelle Harnschau zu erlernen.

Fallbeispiel

Patientin: 70 Jahre alt mit Depression, Verspannungen im Schulterbereich, Schlaflosigkeit und schmerzhaften Kopfgeräuschen. Ernährung: absolute Katastrophe. Die Patientin nimmt seit 10 Jahren zwei verschiedene Psychopharmaka-Produkte und Schlaftabletten.

Die klassische Harnschau ergab:

- Röhrchen 1 (Kontrollharn): renale Ausscheidungsschwäche, bedingt durch eine reduzierte Leistungsfähigkeit der Leber
- Röhrchen 2: Entzündung im Harnweg
- Röhrchen 3: Störung der Darmschleimhaut und Darmflora, hochgradige Übersäuerung
- Röhrchen 4: Gallenfluss qualitativ und quantitativ gestört
- Röhrchen 5: Fettstoffwechsel gestört, Ausscheidung des Bauchspeicheldrüsensaftes qualitativ und quantitativ gestört
- Röhrchen 6: Leberschwäche mit Erschöpfung, Müdigkeit, Verdauungsschwäche, psychische Verstimmung, Abwehrschwäche, Flatulenz

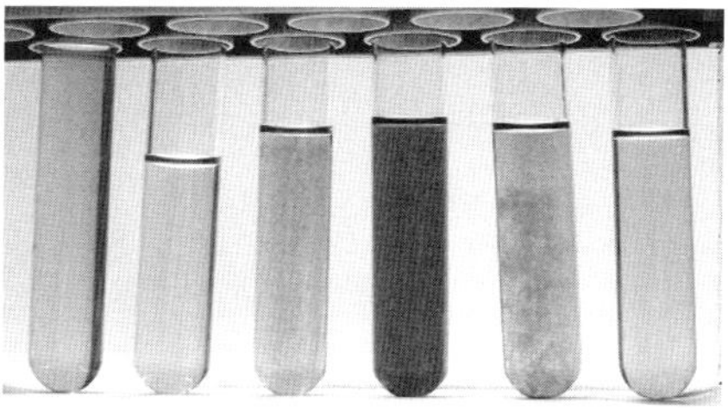

Harnschau Ersttermin

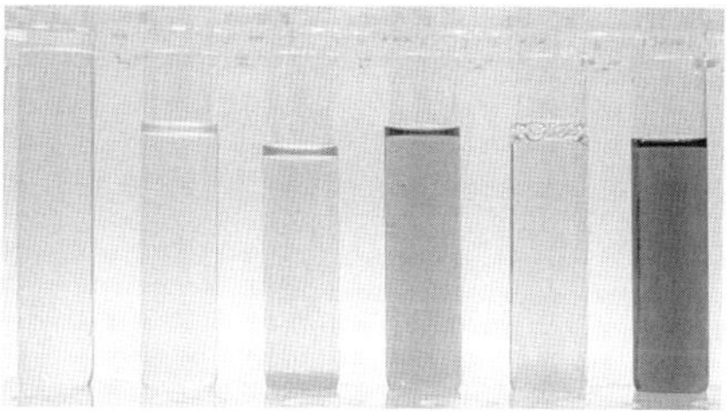

Harnschau nach drei Monaten

Therapie:

- Entgiftung und Ernährungsumstellung mit Schwerpunkt Verdauungssystem über drei Monate hinweg; zusätzlich Schüßlertherapie mit Mag. phos. D6 zur Entspannung.
- Breußmassage, um die Muskulatur, aber auch die Wirbelsäule erstmals im Leben zu lockern. Anschließend Dornbehandlung.

Die Dornbehandlung hat Folgendes ergeben:

Beinlängendifferenz von 1 cm (rechts länger) von der Hüfte ausgehend. Rechte Hüfte nach hinten geneigt, sowie Schmerzhaftigkeit im:

- TH10 – steht für: Nierenprobleme, Salz kann nicht raus, Arterienverkalkung, chronische Müdigkeit
- TH5 – steht für: Leberstörung, niedriger Blutdruck, Kreislaufschwäche, Blutarmut, Müdigkeit, Gürtelrose, Arthritis
- TH4 – steht für: Gallenleiden, Gallensteine, Gelbsucht, seitliche Kopfschmerzen
- Halswirbelsäule komplett – Kopfbereich

Dorn-Behandlung und Breuß-Massage werden zweimal wöchentlich durchgeführt. Nach der vierten Dorn-Behandlung hat die Patientin wieder häufiger ruhigere und entspanntere Nächte.

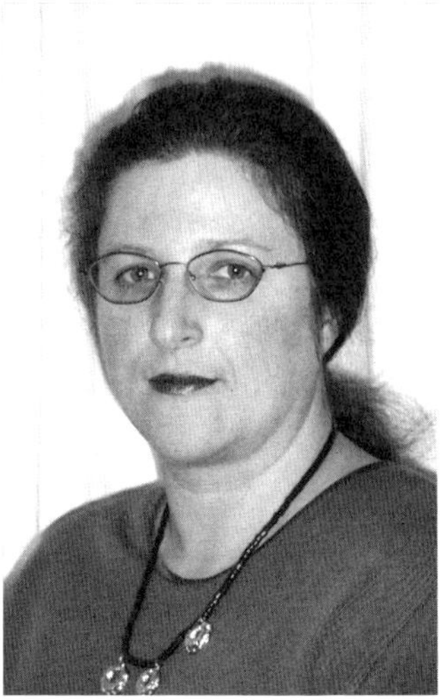

Karin Heller-Walter, HP
Heilpraktikerschule Heller-Walter
Prüfungsvorbereitungskurse,
Kurse in traditioneller Harndiagnostik
Münchinger Str. 31
71254 Ditzingen
Tel. 07156-7870
Fax 350028
heller.walter@t-online.de
www.heller-walter.de

Unterstützung der Dorn-Behandlung durch altbewährte naturheilkundliche Methoden

Anna Velišek

Bei meinen Fortbildungen zur Dorn-Methode machte ich die Bekanntschaft von Kurt Wenzel, der sich seit vielen Jahren mit der Naturheilkunde und Phytotherapie beschäftigt. Bald entwickelte sich ein reger Gedankenaustausch zwischen uns, dessen Ergebnis ich hier vorstellen möchte: die Verknüpfung der Dorn-Methode mit altbewährten Hausmitteln.

1) Der Kreuzbeinbereich

Häufige Problematik:

Schmerzausstrahlungen, Verstopfung und bei Frauen Unterleibsprobleme.

Typische Behandlung nach Dorn:

Behebung von Beinlängendifferenz und Beckenschiefstand als Voraussetzung für den Erfolg.

Kurt Wenzel verweist hier auf Pfarrer Kneipp, der mit seinem Ausspruch „Im Darm liegt der Tod" auf einen wunden Punkt hinweist. Der Darm – genannt die Speisekammer des Menschen – hat mit einer inneren Oberfläche von ca. 400 qm sehr große Bedeutung für die gesamte körperliche Gesundheit. Durch Trägheit oder schlechte Nahrungsauswertung wird vom Menschen nur „teurer" Stuhlgang produziert. Mangelstörungen im ganzen Körper sind die Folge. Bei einer chronischen Verstopfung sind die Ursachen meist einseitige Ernährung, zu wenig Bewegung oder Darmflorastörungen z.B. durch Medikamente. Ein- bis zweimal pro Jahr wird eine Senfkörner-Kur als „Darmbürste" empfohlen. Eine dauerhafte Verbesserung des Stuhles kann jedoch erst mit einer Darmflora-Aufbaukur mit ballaststoffreicher Zusatzkost erreicht werden. Hier haben sich Erdmandelflocken, „Nature's secret" Vollkorn-Reispulver oder auch Wildhirse mit Topinamburpulver bewährt. Diese natürlichen Lebensmittel können ungekocht einfach in Flüssigkeit eingerührt kurmäßig getrunken werden. Der hohe Mineralstoffgehalt führt zu regelmäßigem Stuhlgang und zur Verbesserung der Nährstoffaufnahme.

2) Lendenwirbelbereich

Häufige Problematik:

Kalte Füße, Durchblutungsstörungen, Wadenkrämpfe, vermehrte Hornhaut.

Zuerst sollte eine Lockerungsmassage im Lendenbereich durchgeführt werden.

Typische Behandlung nach Dorn:

Nach Lockerungsmassage des Lendenbereichs Einrichten der Lendenwirbel.

Pfarrer Kneipp ist als Wasserdoktor bekannt geworden. „Im Wasser ist Heil!" Abhärtung ist hier der entscheidende Punkt.

Kalte Füße werden mit täglichen warmen Salz-Fußbädern („Meine Base Basensalz") behandelt; gleichzeitig wird dadurch der Körper über die Haut entsäuert. Nach der aufsteigenden Wärme des Fußbades sollte stets daran gedacht werden, dass ein kurzer kalter Kneipp-Guss mit einem Gießrohr die Blutzirkulation stark verbessert. Hierbei wird der rechte Fuß – d.h. der Fuß der Herz-abgewandten Seite – zuerst behandelt. Die Fußsohlen sollten wegen der Reflexzonen nicht vergessen werden. Alternativ kann man das Fußbad mit einem Wechselfußbad mit kaltem Wasser beenden.

Das Wasser an den Füßen sollte nur abgestreift, niemals abgetrocknet werden. Danach warme Socken anziehen und bewegen. In kurzer Zeit sollte ein wohlig warmes Gefühl in Füßen und Beinen spürbar werden. Als bekanntes Therapiegerät sind hier die Kneipp-Socken (etwa 95 cm lang) zu erwähnen: ein Paar Leinenstrümpfe, die stets nass angezogen werden, getränkt mit Basensalzwasser oder Retterspitz 1902. Darüber werden sofort die gleich langen warmen trockenen Wollstrümpfe gezogen. Damit sollte der Anwender dann zu Bett gehen. Auch hier wird in kurzer Zeit ein wohlig warmes Gefühl in den Füßen und Beinen entstehen. Wird dieser Beinwickel mit den Socken unangenehm warm, so können diese schnell ausgezogen werden.

Bei *Wadenkrämpfen* spielt die Kräuterheilkunde eine besondere Rolle. Oft liegt Magnesiummangel vor, der gut mit pflanzlichen Mitteln reguliert werden kann. Hier haben sich die „Urheimischen Pflanzenauszüge" bewährt. Die Kombination von Bärlauch als Darmreinigungsmittel in Verbindung mit organischen Magnesium oder mit Kalium sei ebenfalls erwähnt. Hier schließt sich der Kreislauf, da der Lendenwirbelbereich nach Auffassung von Dorn im engen Zusammenhang mit dem Kreuzbeinbereich (Verstopfung, Darmstörungen) steht.

Vermehrte *Hornhautbildung* deutet auf eine starke Übersäuerung des Körpers hin. Häufige Salzbäder, Salz-Peeling der Füße, Bürstenmassagen und ganzheitliche Körperentsäuerung würden sich in jedem Fall bei der Selbstbehandlung als sinnvoll erweisen.

3) Mittlerer Brustwirbelbereich

Häufige Problematik:

Stoffwechsel-Gallenleiden, Leberstörungen, Sodbrennen, Nierenprobleme, Diabetis und Abwehrschwäche.

Typische Behandlung nach Dorn:

Einrichtung des mittleren Brustwirbelbereiches und des Brustkorbs mit Schulterblättern und Rippen.

In den letzen 100 Jahren wurden vermehrt Bitterstoffe aus den Lebensmitteln herausgezüchtet. Viele Menschen haben Bitterstoffmangel! Der Naturforscher Bertram Heidelberger verweist in seinem Testament auf die wichtigsten Kräuter für die Stoffwechselprozesse. Das Bitterpulver wird kurmäßig zu Verbesserung der Leber- Gallenfunktion geschluckt. Ähnlich ist es in der Hildegard Medizin mit den Bittersterntropfen. Bitter kontrolliert Süß (stillt das Verlangen nach Süß); Bitter löst Schleim und vermindert die Gefahr der Entstehung von Krankheiten. Bitterstoffe putzen die Meridiane und entschlacken das Drüsensystem vortrefflich. Der verbesserte Energiefluss mit Bittersterntropfen oder -gel wirkt bei jeder Dorn-Behandlung sehr angenehm und verbessert die Versorgung der Wirbelzonen.

4) Oberer Brustwirbelbereich

Häufige Problematik:

Lunge, Husten, Asthma, Atemprobleme, Bronchitis.

Typische Behandlung nach Dorn:

Einrichtung des oberen Brustwirbelbereiches.

Der altbewährte Heusack ist ein ideales Selbsthilfemittel zur Schleimlösung, bei Bronchitis, Verspannungen und Muskelverkrampfungen. Über heißem Wasserdampf wird der Heusack erhitzt und so heiß wie möglich auf die Brust oder den Nackenbereich gelegt. Fest in Decken eingepackt spürt man eine wohlig entspannende dämpfende Wärme mit einem angenehm belebenden Kräuterduft. Jeder Heusack kann zwei- bis dreimal verwendet werden. Danach ist er einfach zu kompostieren. Auch auf die wässrigen Pflanzenpresssäfte wie Spitzwegerich und Thymian ist zu verweisen; sie können schnell und ohne Nebenwirkungen verwendet werden.

Bereits bei den Pharaonen war das kaltgepresste Schwarzkümmelöl aus Ägypten beliebt als Hilfe bei Atemwegsproblemen, Asthma oder geschwächtem Immunsystem.

Jeder Dorn-Behandler sollte seine Patienten ermutigen, regelmäßig unterstützende Maßnahmen für die eigenen Problemzonen zu ergreifen. Dazu gehören neben den Selbstübungen nach Dorn das Umsetzen von Ernährungsratschlägen, die Anwendung altbewährter Hausmittel und die Beachtung der Naturgesetze. Nur so entwickelt sich wieder eine größere Eigenverantwortung für die Gesundheit – mit dem dann folgenden Glücksgefühl, Herr im eigenen Körper zu sein.

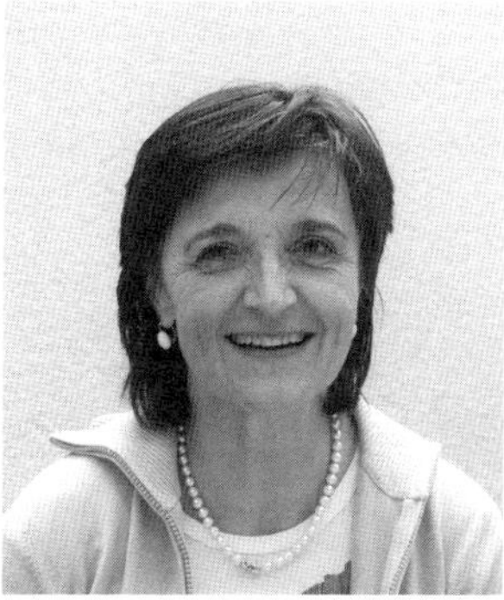

Anna Velišek, Gesundheitsberatung
Dorn-, Breuß- und Su-Jok-Ausbilderin
Rauschbergweg 1, 90471 Nürnberg
Handy 0179-5891057, Fax 0911-613664
E-Mail: anna.velisek@gmx.de

Nordic Walking

Zum Stellenwert der Trendsportart Nordic Walking in Prävention und Therapie für Dorn-Patienten

Peter Bahn

Wir als Heilpraktiker/Heilpraktikerinnen haben in der Regel unsere spezifischen Therapieformen. Von den Ausleitungsverfahren nach Aschner über die Homöopathie, der Neuraltherapie bis hin zum Schröpfen, der Zellentgiftung und der Dorn-Therapie.

Jede dieser Therapien hat ihre Berechtigung, ihren Erfolg und findet Akzeptanz bei den Patienten.

Oft müssen wir uns jedoch Fragen des Patienten stellen, was er denn mit seinen Symptomen, seinem Krankheitsbild noch selbst tun könne, um wieder zu mehr Vitalität und damit auch zu mehr Lebensfreude zu gelangen.

Viele Patienten, die vor einer Erkrankung Sport getrieben haben, fühlen sich oft hierzu nicht mehr in der Lage. Sei es, dass sie übergewichtig, kurzatmig sind, oder sie haben Gelenkprobleme o. Ä. zu beklagen. Adipositas, schwache Rücken- und Bauchmuskulatur, Bewegungsmangel usw. führen zu Gelenkproblemen, Belastungen der Wirbelsäule und Bandscheiben – um nur einige Folgen zu nennen.

Ich glaube schon, dass wir als Dorn-Therapeuten die Aufgabe haben, auch hier zumindest beratend tätig zu sein.

Ich selbst war und bin immer noch ein sportlich ambitionierter Mensch. Früher als Langstreckenläufer hin bis zum Marathon und als Lehrer für Selbstverteidigung; heute als leidenschaftlicher Nordic Walker.

Sport hatte somit in meinem Leben einen hohen Stellenwert, konnte ich hierbei doch Stress abbauen und für Vitalität und Gesundheit Gutes tun.

Nordic Walking habe ich im Herbst 2003 anlässlich eines Urlaubs in Südtirol kennen gelernt. Ein Jahr später habe ich an der Deutschen Sporthochschule Köln den Schein zum Nordic Walking Instructor absolviert und setze diese Sportart nunmehr auch als Therapie bei meinen Dorn-Patienten ein.

Vorab einige Informationen zur Geschichte des Nordic Walking:

- Ursprünglich eine Sommertrainingsmethode von Skilangläufern als Lauf- und Sprungtraining mit Stöcken
- Dann Bergwandern mit Wander- bzw. Trekkingstöcken
- 1992 erstmals in der amerikanischen Fachliteratur als Pole Walking erwähnt
- 1992/1993 erste Studien zu Ausdauereffekten (Walking mit Stöcken)
- 1996 Aufnahme des Berglaufs mit Stöcken in den Lehrplan Skilanglauf des Deutschen Sportverbands.
- 1997 Vorstellung des Breitensportkonzepts „Nordic Walking“ durch den Carbonstockhersteller Exel in Finnland

- 2000 erste Nordic Walking-Angebote in Deutschland
- 2002 erste Nordic Walking-Strecken in Deutschland, Beginn der breitentouristischen Vermarktung von Nordic Walking (circa 50.000 Nordic Walker in Deutschland)
- 2003 Nordic Walking etabliert sich in Deutschland (schon circa 750.000 Nordic Walker)
- 2004 Tendenz bis 3 Millionen Nordic Walker

Im Ursprungsland Finnland betreibt ein Drittel der Gesamtbevölkerung Nordic Walking dreimal wöchentlich. Auf Deutschland bezogen wären dies circa 28 Millionen Menschen.

Was geschieht nun beim „Walken mit Stöcken"?

1) Muskelkräftigung; etwa 400 Muskeln werden bewegt, insbesondere Oberkörper- und Rumpfmuskulatur.
2) Entlastung für Hüft-, Knie- und Sprunggelenke, geringere Stauchung der Wirbelsäule
3) Herz-Kreislauf-Beeinflussung; Regulation des Blutdrucks, Kapillarisierung, Muskel-Venenpumpe, Aktivierung der Lymphbahnen.
4) Sauerstoffaufnahme; Verbesserung der Sauerstoffaufnahme in der Muskulatur, höhere Sättigung des Blutes, Verbesserung der Lungenventilation.
5) Stoffwechsel; vermehrter Kalorienverbrauch, Regulation der Cholesterinwerte, Senkung der Blutfettwerte, Erhöhung der muskulären Enzyme und der Mitochondrienzahl, Regulation der Hormone.
6) Stressreduktion; Bewegung in der Natur, emotionales Erlebnis, Abbau von Adrenalin und Noradrenalin.

Aus diesem großen Potenzial an Einfluss auf unseren Körper und Organismus ergeben sich eine Vielzahl von Indikationen.

Was erreiche ich mit Nordic Walking, respektive: Wo kann ich als Therapeut Nordic Walking gezielt in der Behandlung einsetzen?

1) Zur Muskelkräftigung; Verbesserung der muskulären Situation im Schulter-Nackenbereich, damit Minderung der Schmerzen und der Bewegungseinschränkung, Verbesserung der Körperhaltung, sicheres Bewegen auch im Gelände (Balancierung).
2) Zur Entlastung der Bandscheiben, der arthrotischen Gelenke, darüber Entlastung im prae- und postoperativem Zeitraum, Entlastung auch für Träger von Endoprothesen.
3) Hilfe bei Herz-Kreislauf-Problemen; positive Beeinflussung bei Arteriosklerose, Koronarsklerose, Hypertonie, Herzinfarkt und Bypass.
4) Unterstützung des Venen- und Lymphbahnsystems; auch hier positive Einflüsse bei Ödemen, Krampfadern und lymphatischen Stauungen.
5) Hilfe bei Lungen- u. Thorax-Problemen; Besserung der Symptomatik bei Kurzatmigkeit, Raucherhusten, Asthma.
6) Stoffwechselförderung; positive Impulse bei Diabetes mellitus, Rheuma, Krebs, Fibromyalgie und natürlich Gewichtsreduktion.
7) Stressreduktion.

8) Günstige Beeinflussung von Morbus Bechterew.
9) Günstige Beeinflussung von Osteoporose.
10) Verzögerung des Alterungsprozesses.

Der Therapeut hat somit mannigfaltige Möglichkeiten, Nordic Walking zumindest als Begleittherapie einzusetzen. Für Dorn-Therapeuten ist Nordic Walking die Sportart schlechthin. Sie ist bei fast allen Krankheiten des Bewegungssystems als Präventivmaßnahme und zur Therapie geeignet.

Die Herzfrequenzzonen

Jede Sportart kann man in Belastungszonen einteilen mit mehr oder weniger starker Belastung des Herz-, Kreislauf- und Lungensystems.

Zur Einteilung verschiedener Zonen nutzt man die individuelle maximale Herzfrequenz. Es gibt mehrere Möglichkeiten zur Ermittlung der maximalen Herzfrequenz (HF) als Basis zur Berechnung der Trainingszonen. Eine exakte Messung ist kompliziert, sie geschieht entweder über einen maximalen Belastungstest oder über die Messung der Herzfrequenzvariabilität. In der Praxis wird zur Errechung der maximalen Herzfrequenz meist die „Faustformel“ genutzt.

Hier gilt für Männer: max. Herzfrequenz
= 220 abzüglich Lebensalter,
und für Frauen: max. Herzfrequenz
= 226 abzüglich Lebensalter.

Auf meine Person bezogen berechnet sich die max. Herzfrequenz beispielsweise so: Alter 55, also ist die max. Herzfrequenz 220 minus 55 gleich 165 Pulsschläge pro Minute

Es sei noch erwähnt, dass etwa 5 Prozent der Menschen so genannte Hochfrequenzler sind, die immer einen höheren Puls haben. Dies ist bei einem guten Ausdauerzustand nicht pathologisch. Der Puls hängt auch mit der Größe eines Lebewesens zusammen, so ist der normale Puls beim Kolibri um 1.260, aber beim Elefanten nur 15-30 und beim menschlichen Baby 120.

Die Zonen im Einzelnen:

Je nachdem, wie schnell das Herz bei einer sportlichen Aktivität schlägt, unterscheidet man folgende Zonen:

- Gesundheitszone
- Fettverbrennungszone
- Fitnesszone
- Anaerobe Zone
- Warnzone

1) Gesundheitszone:

50-60 Prozent der max. Herzfrequenz (dies sind bei mir 83–99 Pulsschläge).

Dieser Bereich ist gut für Reha-Training, Koronarsport, regeneratives Training. Er hat einen positiven Einfluss auf Bluthochdruck, Diabetes etc.

2) Fettverbrennungszone:

60-70 Prozent der max. Herzfrequenz (dies sind bei mir 99–116 Pulsschläge).

Hier ist jetzt ein bisschen Erklärung nötig.[1] Die Muskeln beziehen ihre Energie aus drei Quellen: a) der Verbrennung von Fetten, b) der Verbrennung von Zuckern, c) aus energiereichen Phosphaten. Die Fette lagern unter der Haut und im Bauchraum, während die Zucker und

Phosphate direkt in den Muskelzellen lagern, Dabei ist schon bei schlanken Menschen 40-mal mehr Energie in Fetten als in Zuckern vorhanden, bei dicken Personen entsprechend mehr. Von den Phosphaten ist am wenigsten da, und sie liefern auch nur für etwa 10 Sekunden Energie, jedoch am schnellsten und intensivsten. Die Zuckerreserven sind bei intensiver Dauerbelastung nach 60-90 Minuten verbraucht. Die Zuckerverbrennung bringt den Muskeln die Energie doppelt so schnell wie die Fettverbrennung.

Je geringer die körperliche Belastung ist, desto mehr wird von den Muskeln auf die Fettverbrennung zurückgegriffen, Bei höherer körperliche Belastung greifen die Muskeln mehr auf die schnellere Zuckerverbrennung zurück. Im Schlaf wird also fast nur Fett verbrannt – da aber dann insgesamt nur wenig Energie angefordert wird, hält sich auch der Fettabbau in Grenzen. Es gibt also doch kein „Schlankwerden im Schlaf“. Um Fett abzubauen, müssen die Muskeln Energie anfordern.

In der Fettverbrennungszone verbrauchen die Muskeln Energie zu 3/4 aus Fetten und zu 1/4 aus Zuckern. Diese Zone ist gut geeignet für das Training des Herz-Kreislauf-Systems und zur Verbesserung der Langzeitausdauer.

3) Fitnesszone:

70-80 Prozent der max. Herzfrequenz (dies sind bei mir 116–132 Pulsschläge).

In dieser Zone holen sich die Muskeln ihre Energie je zur Hälfte aus Fetten und aus Zuckern. Durch die hohe Energieanforderung wird trotzdem mehr Fett verbraucht als in der Fettverbrennungszone.

Ein Beispiel: Langsames Laufen in der Fettverbrennungszone benötigt etwa 8 kcal Energie pro Minute, wovon 6 kcal aus Fetten stammen. Laufen in mittlerer Geschwindigkeit in der Fitnesszone verbraucht 16-18 kcal/min, wovon 8-9 kcal aus Fetten stammen.

In dieser Zone verbessern sich Atmung und Kreislauf.

4) Anaerobe Zone:

80-90 Prozent der max. Herzfrequenz.

Im anaeroben Bereich kann der Körper den Sauerstoffbedarf für die Zucker- und Fettverbrennung nicht mehr decken. Hier nutzt der Muskel die energiereichen Phosphate, die etwa 10 Sekunden die höchste Energie liefern, ohne Sauerstoff zu benötigen. Einen weiteren Teil seiner Energie bezieht der Muskel in dieser Zone aus unvollständiger Verbrennung von Zucker zu Milchsäure, was zu einer kurzfristigen Übersäuerung des Muskels führt.

Leistungssportler trainieren in der anaeroben Zone unter Aufsicht eines Trainers, um einen kurzfristigen maximalen Leistungszuwachs zu erzielen.

5) Warnzone:

90-100 Prozent der max. Herzfrequenz.

Die Annäherung an die maximale Herzfrequenz ist eine Gefahr für das Herz, besonders für Freizeitsportler.

1) Die Erklärungen folgen den Ausführungen von Dr. Kurt Moosburger, Universität Innsbruck, http://gin.uibk.ac.at/moosburger-ka/publikationen.html

Für mich ist das Training der Patienten in der Gesundheits- und Fettverbrennungszone besonders wichtig, da ich hier die beste Möglichkeit für effiziente Präventions- und Therapiearbeit sehe.

Zusammenfassung

Die Effizienz des Nordic Walking ist wissenschaftlich erwiesen. Studienergebnisse des amerikanischen Cooper Instituts haben ergeben, dass sowohl der Energieaufwand als auch der Sauerstoffverbrauch bei gleichem Tempo um 20 Prozent über dem des herkömmlichen Wanderns liegt.

Wissenschaftliche Auswertungen der Technischen Universität München haben ergeben: Prinzipiell kann festgestellt werden, dass Nordic Walking neben den unumstrittenen Vorteilen im physiologischen Bereich – d.h. durchschnittlich 20 Prozent höherer Energieumsatz und 6 Prozent höhere Herzfrequenz – bei gleicher Geschwindigkeit zu besonders hohen Belastungsreduzierungen führt, damit auch zu Reduzierungen der Gelenkbelastungen und der Wirbelsäule.

Dr. Ernst Jakob, DSV-Mannschaftsarzt und Chefarzt der Abt. Sportmedizin des Sportkrankenhauses Hellersen, kommt in seiner wissenschaftlichen Forschungsarbeit zu dem Ergebnis, dass Nordic Walking nicht nur Trainingssport für Skilangläufer ist, sondern sich diese Ausdauersportart auch besonders gut eignet für ältere Menschen und im gesundheitsorientierten Sport, so z.B. als begleitende Sporttherapie in der Behandlung von Adipositas oder in der Reha nach Gelenkersatz- oder anderen Operationen im Bereich der unteren Extremitäten sowie als Sporttherapie bei Fibromyalgie und auch Osteoporose.

Der Fachbereich für Biomechanik im Sport der TU München empfiehlt Interessenten dieser Sportart, sich durch autorisierte Nordic Walking Trainer die korrekte Technik zeigen zu lassen oder noch besser, einen Kurs zu besuchen, um mit Hilfe der sehr leicht zu erlernenden Nordic Walking Technik die Effektivität des Stockeinsatzes zu erhöhen.

Als Heilpraktiker und Dorn-Therapeut empfehle ich Nordic Walking meinen Patienten u.a. als unterstützende Maßnahme bei vielen Gelenkerkrankungen, als Sportart zur Entlastung der Wirbelsäule und Bandscheiben sowie zum Aufbau und zur Durchblutung der für den Rücken und den Rumpf so wichtigen Muskulatur. Dies sind nur einige Einsatzmöglichkeiten.

Also rann an die Stöcke!

Lernen und praktizieren Sie Nordic Walking entweder als Sporttreibender oder als Therapeut. Der Erfolg wird sich bald einstellen.

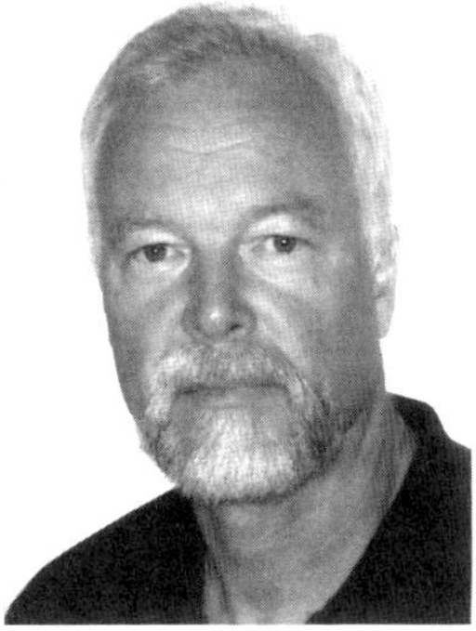

Peter Bahn, Heilpraktiker, Lehrbeauftragter Berufsfachverband „Freie Heilpraktiker e.V.“, Nordic Walking Instructor DSHS Köln
Teichgraben 8
53757 St. Augustin, Tel. 02241-29221,
Fax 923949, Naturheilpraxis-Bahn@gmx.de
www.dorntherapeuten.de/bahn/
www.bahn-naturheilpraxis.de
www.moierhof-naturheilpraxis.de

Lebensberatung mit Dorn-Breuß und Klangtherapie

Roswitha Weiß

Die Wirkung von Klang auf den Körper kann man mit Worten nicht erklären. Sie müssen sie spüren und wahrnehmen. Sie erleben dann Ihren Körper als Klangkörper, der sich in ständiger Resonanz mit den Klängen und Tönen der Umgebung befindet.

Musik ist Balsam für die Seele

Musik gehört zu den ältesten Heilmitteln der Menschheit. Das Singen vermag die Atmung zu verlangsamen, den Blutdruck zu senken und die Stimmung zu heben. Durch die hohen Frequenzen kann es zur Verbesserung der Denkfähigkeit, der räumlichen Wahrnehmung und auch des Gedächtnisses kommen.

Obertonreiche Streichermusik, z.B. des Barock, soll sich zum Lernen eignen, da beide Gehirnhälften angesprochen werden. Musik ist ferner wichtig für die Entwicklung gesunder Kinder – jedoch ohne Leistungsanspruch, nur als spielerisches Singen, Klingen, Ausprobieren.

Die Klangschalen aus dem Himalaya entfalten, mit einem Schlegel angeschlagen, einen faszinierenden, vielschichtig musikalischen Klang, der einen in der Seele berühren kann. Über eine tiefen Grundton entfalten sich singende Obertöne, die frei im Raum zu schweben scheinen. Die starken Vibrationen sind deutlich spürbar, selbst in etwas Abstand zur Schale. Hierdurch können sie hervorragend für eine Klangmassage eingesetzt werden. Einmal in Schwingung gekommen, hält der Klang an. Selbst nach einer Minute ist noch ein Nachklang vernehmbar, der langsam mit der Stille verschmilzt und in eine Erfahrung von Ruhe führt.

Was ist Klangmassage?

Die Klangmassage wurde aus vielfältigen Klang-Erfahrungen in Nepal und Tibet entwickelt. Ihr liegen uralte Erkenntnisse über die Wirkung von Klängen zugrunde, die schon vor Jahrtausenden in der indischen Heilkunst Anwendung fanden. In der östlichen Vorstellung ist der Mensch aus Klang entstanden, er ist Schwingung. Ist der Mensch mit sich im „Ein-Klang“, dann ist er auch in der Lage, sein Leben frei, kreativ und bewusst zu gestalten. Seine Wahrnehmung ändert sich, die Klänge gelangen tiefer, die Gefühle werden inniger.

Die Harmonie des Menschen mit sich selbst und seiner Umwelt ist bedroht durch alltäglichen Stress – in allen Lebensbereichen. Hier setzt die Klangmassage als eine sehr wirksame Entspannungsmethode an.

In der Klangentspannung lösen sich die im Alltag angesammelten Sorgen, Unsicherheiten und Blockaden. Der Klang schafft sich selbst ohne weiteres Zutun seinen Weg durch den Körper. Die Töne übernehmen die Arbeit des Sortierens und des Loslassens. Dieses Loslassen ist eine gute Basis für die Neubelebung und Stärkung der Selbstheilungskräfte. Es gibt während der Klangmassage keine strikten Regeln, jedoch ein Grundschema, nach dem das hohe intuitive Arbeiten möglich wird.

Wir funktioniert Klangmassage?

Unser Körper besteht zu einem großen Teil aus Wasser, in dem sich sämtliche Schwingungen fortsetzen, die von außen in ihn eindringen. Versetzt man Wasser durch Klang in Schwingung, so entstehen Wellenbewegungen, die sich in alle Richtungen ausdehnen. Unser Körper ist ein lebendiges Ganzes von Schwingungen, in dem jedes Organ mit seiner eigenen Frequenz abgestimmt ist auf die Gesamtheit seiner individuellen Schwingung. „Miss-Stimmungen", Unwohlsein, Krankheit oder gar Narben und Wirbelverschiebungen sind Disharmonien in den Energiezentren.

Die Klangschalen-Schwingungen regen den Körper nun zur Selbstheilung an, indem sie ihn zu seinen eigenen Schwingungen – zur Urschwingung – zurückfinden lassen. Häufig ist es der Fall, dass Blockaden, Narben, Wirbelverschiebungen, tiefe Schnitte, Knochenbrüche oder andere Verletzungen die Schwingungen gar nicht mehr weitergeben. Nach der Meridianlehre sind dann die Energiebahnen des Körpers durchtrennt. Der Therapeut spürt nun schnell und deutlich, welche Körperteile den Klang „schlucken" und durch welche Bereiche der Klang frei fließt. In Verletzungsbereichen ist nämlich kein Nachklang mehr zu hören.

Mit jeder Behandlung werden diese Blockaden jedoch leichter und die Personen spüren, wie der Klang und damit auch die Körperenergien wieder hindurchfließen können, die Zellen wieder im „Einklang" sind.

Eine Klangschalenmassage bedeutet eine Stunde Entspannung. Während Sie bekleidet auf dem Boden oder auf der Massagebank liegen, werden Klangschalen auf oder um Ihren Körper in Schwingung versetzt, so dass Sie vollständig und spürbar vom Klang und den Vibrationen der Schwingungen erfasst werden. Es wird mit verschiedenen Therapieschalen und Zimbeln gearbeitet, die verschiedene Schwingungen und Klänge an den Körper weitergeben. Die „Gelenkschale" beispielsweise wird auf die Fußreflexzonen oder Kniegelenke aufgesetzt – die Beckenschale auf den Lendenwirbelbereich oder Solarplexus. So kann tiefe Entspannung bewirkt und können Heilprozesse unterstützt werden, z.B. bei Muskelverspannungen, Bandscheiben- und Unterleibsbeschwerden, Einschlafstörungen. Ebenfalls kann die Behandlung zur Stärkung der Selbstheilungskräfte und als Hilfe in der Meditationsarbeit dienen. Den Körper wieder zu spüren, in den Körper hineinzutauchen, die Klangschwingung am Körper zu fühlen – das sind Erfahrungen, die Kinder und Erwachsene gleichermaßen begeistern.

Was bringt eine Klangmassage?

Das schnelle Erreichen einer tiefen Entspannung durch die Klangschalenarbeit ist deshalb so wertvoll, weil wir uns in unserer heutigen hektischen Zeit kaum mehr entspannen können. Der Klang der Obertöne spricht das ursprüngliche Vertrauen der Menschen an und bereitet das Loslassen von Problemen, das Lösen von Verspannungen vor. Es ist vergleichbar mit einer sanften heilsamen Massage, eine Harmonisierung jeder einzelnen Körperzelle. Es hat dadurch positiven Einfluss auf das Selbstbewusstsein, die Kreativität, die Schaffenskraft und den Gewinn neuer Lebensfreude. Es regt positive Gedanken an wie:

Ich bleibe gelassen,
wenn ich im Stau stehe.
Ich bin ganz ruhig und zuversichtlich,
wenn ich etwas Neues anpacke.
Ich bin konzentrierter bei der Arbeit.
Ich bin in Ordnung und lächle mir zu.

Gesund kann sich nur nennen, wer die drei Ebenen Körper, Geist und Seele ins Gleichgewicht bringt.

Ganz sein ist daher für mich das „im Einklang sein“, sich und andere gleichermaßen zu achten, respektieren und würdigen. Und es ist das Weitergeben des ursprünglichen Klanges und der feinen Schwingungen zur wachsenden Ganzheitlichkeit und Ebenbürtigkeit aller Menschen.

Roswitha Weiß,
Training und Seminare zur
Ganzheitlichen Gesundheitspraxis
Gärtnerweg 40 (Büro)
86825 Bad Wörishofen
Tel. 08247-5387 (nur zur vollen Std.)
Handy 0173-9395334
Fax 08245-960522
info@daoveda.de

Maximilian – eine (r)evolutionäre Entwicklung

Dorn-Therapie und Tachyonenanwendung bei Trisomie 21

Hermann Seidl

Als ich kontaktiert wurde, ob ich nicht einen Artikel für das Dorn-Forum schreiben möchte, hielt ich das aufgrund des letzten Dorn-Forums nicht für notwendig. Denn dort werden sehr viele Beispiele angeführt, die meinen Fällen gleichen, wie z.B.: jahrelange Migräneanfälle nach drei Behandlungen schmerzfrei, Bandscheibenvorfälle bis 11 mm, Fußballspieler mit vermeintlichen Adduktorenproblemen nach nur wenigen Behandlungen schmerzfrei, und so fort. Sollte ich jetzt nochmals dieselben Fallbeispiele vorbringen? Ich war der Meinung, nichts Neues beitragen zu können.

Doch bei einem Gespräch sagte mir meine Frau: „Warum sollten wir nicht unseren bis jetzt großartigsten Fall, nämlich Maximilian, einer breiten Öffentlichkeit – die durch das Dorn-Forum gegeben ist – zur Verfügung stellen!"

Maximilian kam im Jahr 2000 zur Welt, mit der Diagnose Trisomie 21 (Downsyndrom). Da meine Frau und ich Paten von Maximilian sind, haben wir uns natürlich besonders um Behandlungsmöglichkeiten verschiedenster Art bemüht.

Im November 2001 begannen wir in einer Kombination von Tachyonen-Energie und Dorn-Therapie mit Maximilian zu arbeiten. Der Erfolg kam uns anfänglich schier unmöglich vor. Maximilian war damals 22 Monate alt, konnte noch immer nicht gehen und zeigte alle typischen Symptome und Probleme, die diese Kinder charakterisiert.

Behandlung von Maximilian:

Da die Vermutung besteht, dass Kinder mit Downsyndrom unter starkem Tinnitus leiden und sehr lärmempfindlich sind, habe ich meine Behandlungen sehr stark auf dieses Thema fokussiert. Die Behandlung nach Dorn konzentrierte sich vor allem auf den HWS-Bereich sowie den LWS- und Kreuzbeinbereich. Maximilian reagierte darauf sehr stark. Ich glaube, seine Probleme waren nicht nur körperlichen, sondern auch seelischen Ursprungs.

Die Anwendungen mit Tachyonen-Energie erfolgten durch regelmäßige Anbringung tachyonisierter Produkte, insbesondere tachyonisierter Kristalle, auf den Kopfbereich (siehe Anmerkung).

Bereits wenige Monate unserer Behandlung erbrachten Erfolge, die wir kaum glauben konnten. Einrichtungen zur Frühförderung bestätigten uns ebenfalls seine sagenhafte Entwicklung.

Bald waren seine Gleichgewichtsstörungen verschwunden, und seine frühere Instabilität des gesamten Knochen- und Muskelaufbaus hatte sich völlig verän-

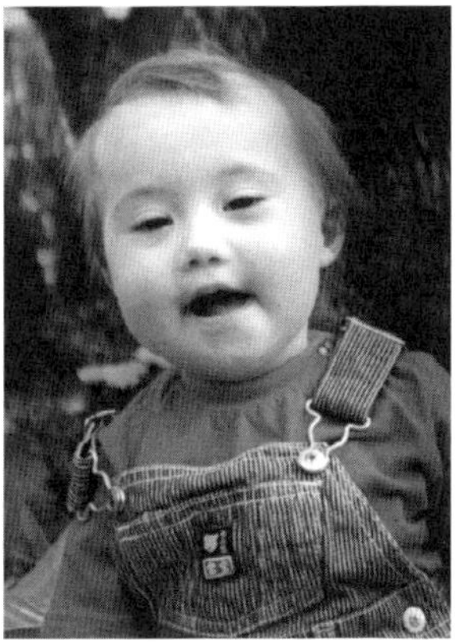

April 2001

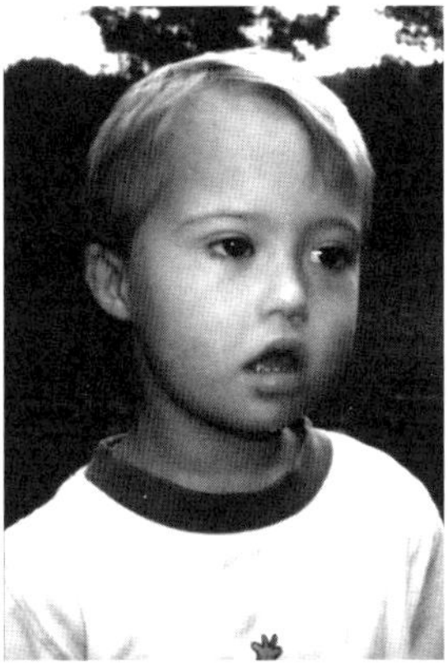

Juni 2002

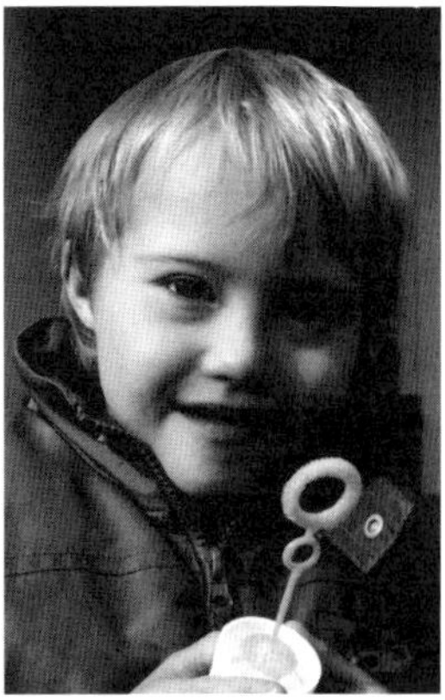

November 2004

dert. Seine Schwerfälligkeit sowie seine Verdauungsprobleme verschwanden. Und die Feinmotorik verbesserte sich drastisch – er konnte bereits mit zweieinhalb Jahren Dreirad fahren, was sonst für diese Kinder ziemlich unmöglich ist.

Kurz, Maximilians geistige Beweglichkeit und Auffassungsgabe wurden in einer Art verbessert, die einfach nur alle glücklich machte.

Auch äußerliche Veränderungen waren nicht ausgeblieben. So veränderte sich sowohl die Form seines Kopfes als auch die seiner Augen – die ja ein typisches Merkmal für Down-Kinder sind.

Die Erfolge mit dieser Kombi-Behandlung ließen sich jetzt unendlich weiter schildern!

Die Eltern von Maximilian führen über die Entwicklung ein Tagebuch.

Heute ist Maximilian etwas über fünf Jahre alt und seine Entwicklung ist einfach (r)evolutionär.

Hermann Seidl
Holzhauser Str. 54
A-5113 St. Georgen
Tel. 06274-4069, Handy 0664-5335633
office@energiezentrum-seidl.at
www.energiezentrum-seidl.at

Tachyonen?

Anmerkung der Redaktion:

Tachyonen (von griechisch *tachýs* »schnell«) sind hypothetische Elementarteilchen, die schneller als Lichtgeschwindigkeit sind.

Die Physiker Bilaniuk, Deshpande und Sudarshan wiesen 1962 darauf hin, dass es für die Gleichungen der speziellen Relativitätstheorie mehrere Lösungsmöglichkeiten gibt. Eine davon entspricht der ganz normalen Materie, die sich mit Unterlichtgeschwindigkeit bewegt. Eine andere würde Teilchen erlauben, die sich ständig mit Überlichtgeschwindigkeit bewegen und niemals bis auf Lichtgeschwindigkeit abgebremst werden können. Die Tatsache, dass es diese mathematische Lösungsmöglichkeit für die Gleichungen gibt, bedeutet allerdings keineswegs automatisch, dass

Tachyonen tatsächlich existieren (Quelle: Wikipedia). Ähnlich abstrus erscheinende Theorien konnten aber häufig irgendwann doch bestätigt werden.

Der Begriff dieser mysteriösen Tachyonen wurde nun – zur Überraschung der Physiker – in der alternativen Heilszene aufgegriffen. Und zwar geht es dabei um die Tachyonisierung von Materialien: eine Erfindung des Amerikaners David Wagner.

Mit 28 Jahren zerriss sich Wagner bei einen Arbeitsunfall drei Lendenwirbel-Bandscheiben. Bei der folgenden Operation wurde sein Rückenmark beschädigt, mit dem Ergebnis, dass er dauerhaft starke Beinschmerzen hatte und ihm ärztlicherseits vollständige Invalidität für den Rest seines Lebens vorhergesagt wurde.

Auf der Suche nach dem Sinn seines weiteren Lebens erlebte Wagner schließlich in einer tiefen Meditation eine besondere Einsicht und Eingebung, die ihn zur Konstruktion seiner „Tachyonisierungsmaschine“ führte. Mit ihrer Hilfe tachyonisierte er erste Materialien, die er sich auf den Rücken legte – was über viele Monate tatsächlich zu seiner Genesung führte. Inzwischen wird er als lebendes Energiebündel beschrieben.

Zur Tachyonisierung lässt er die Materialien 14 Tage in der Maschine verbleiben. Deren Bauart er hält er allerdings aus wettbewerbsrechtlichen Gründen geheim. Inzwischen gibt es z.B. online im Internet verschiedenste tachyonisierte Materialien und Gegenstände zu kaufen, wie Kristalle, farbige Glaszellen, Stirnbänder, Seidenschals, Bandagen und Schmuckstücke.

In der alternativen Heilszene gelten „Tachyonen“ als Transportmedium einer universellen Energie, die uns alle umgibt, uns aber aufgrund der eigenen Empfangsbereitschaft nicht immer zugänglich ist. Diese Tachyonen selbst seien zwar kein Heilmittel im eigentlichen Sinn. Ihre Anwesenheit jedoch erlaube es einem System, sich selbst zu heilen, und zwar durch Harmonisierung subtiler Felder, die für die Organisation von Einzelbausteinen wie z.B. Zellen in größere funktionelle Einheiten wie z.B. Organe verantwortlich sind. Eine derartige Rückkopplung zu einer Informationsquelle höherer Ordnung soll die Selbstheilungsfähigkeit lebender Organismen bewirken.

Ist es aber vielleicht wieder nur der berühmte Placeboeffekt, der wirkt?

Obwohl die meisten Naturwissenschaftler von der beschriebenen „Tachyonisierung“ nichts halten, gibt es dennoch ein kleine Gruppe unter ihnen, die in diese Richtung forscht. Hierzu zählt unter anderem die Deutsche Vereinigung für Raumenergie e.V., die mit Prof. Dr. Dr. Dr. h.c. Josef Gruber der Fernuniversität Hagen einen respektablen Vorsitzenden hat.

Zusatz des Autors:

Mir ist bewusst, dass bezüglich Tachyonen die Meinungen sicher auseinander gehen werden. Da ich aber seit drei Jahren intensiv mit diesen Materialien und Produkten arbeite, habe ich mir selbst eine Meinung gebildet und diese fällt absolut positiv aus.

Ich glaube, dass die Anerkennung der University of Integrated Science California (www.uisca.org, ein Fernlehrinstitut mit Sitz in Santa Rosa, Kalifornien, das die akademischen Grade Bachelor, Master und Ph.D. vergibt) ein erster Schritt zu einer Akzeptanz der Tachyonen-Wissenschaft ist.

Außerdem glaube ich, dass es speziell beim Fall Maximilian nur eine Meinung geben kann. Die Bilder und Veränderungen sprechen eine eigene Sprache! Aus diesem Grunde plädiere ich dafür, sich auf die Ergebnisse und nicht auf Meinungen zu verlassen.

Weiterentwicklungen

Auto-Akupressur: Haben Sie schon auf sich selbst Eindruck gemacht?

Franz Josef Neffe

„Ach, was ist es ein Vergnügen, auf der faulen Haut zu liegen!“ Dabei kann man nämlich etwas ausgesprochen Nützliches für sich tun, was den Atem, die Körpersäfte und die Energie so richtig in Fluss bringt: Auto-Akupressur mit den Füßen. Das hat auch günstige Wirkungen auf die Wirbelsäule und deren Behandlung.

Da unten beginnen oder enden wichtige Meridiane (Energiebahnen). Im Bereich unterhalb des Knöchels bis vor zum Nagel des kleinen Zehs liegen die Punkte 62–67 des Blasen-Meridians. Dieser Meridian beginnt ja am Tränenkanal der Augen und geht in diesem Abstand über den Kopf und links und rechts der Wirbelsäule nach unten an der Rückseite der Beine bis zum kleinen Zeh. Der außen am Auge beginnende, über die Ohren und Schultern seitlich an Oberkörper und Beinen hinunterführende Gallen-Meridian endet außen am Nagel der 4. Zehe. Unter den Augen beginnt der Magen-Meridian und verläuft bis zur Innenseite des Nagels der 3. Zehe. Am Nagel der großen Zehe innen beginnt der Leber-Meridian und außen der Milz-Pankreas-Meridian. Zwischen den Zehen haben Sie durch Druck Einfluss auf die oberen Lymphbahnen, oben auf den Zehen Einfluss auf die Zähne, vorn an der großen Zehe unten können Sie das Großhirn stimulieren und seitlich die Halswirbelsäule. Wenn Sie etwas weiter fußwärts ansetzen, kommt das dem Herz zugute, und noch ein Stück weiter dem Magen.

Es ist nicht nötig, vor der Auto-Akupressur Detailkenntnisse von den Fuß-Reflexzonen zu haben. Aber es ist durchaus sinnvoll, sich Abbildungen – oder ein Buch – davon zu besorgen, weil aus dem eigenen Erleben die Zusammenhänge auf einmal sehr interessant werden können. Sie werden merken, dass Sie am besten mit dem einen Fuß überall an den anderen hinkommen, wenn Sie auf dem Bauch liegen. Es geht aber auch in anderen Lagen. Sie können im Grunde reiben und drücken. Die Sohle hält eine ganze Menge Reiben aus, vor allem wenn man ihr immer wieder Pausen gönnt. Die Haut an der Seite und oben auf dem Fuß ist empfindlicher; wenn man sich da ein Loch reibt, stört das schon ein paar Tage. Aber man muss ja nicht reiben, mit Drücken geht es auch ganz gut. Man kann mit der großen Zehe kratzen oder mit der Ferse drücken, man kann mit der Außenkante zwischen die Zehen gehen usw. Schon nach einer Minute kann man spüren, wie es einem auf einmal den Atem hereinzieht. Wenn man fortfährt, wird die Atmung immer tiefer und stärker, es zieht und juckt plötzlich an allen möglichen Körperstellen, vor allem auch entlang der Wirbelsäule. Dann setzt die Schweißabsonderung ein.

Ich kann mich an die ersten Erfahrungen erinnern, als ich nach 10–15 Minuten aufhörte – entspannt, gut durchblutet, in guter Atmung und mich ausgesprochen wohl fühlend. Man will ja nicht gleich zu viel tun. Bald schon wurde die Auto-Akupressur – aus purer Genusssucht – immer länger. Wenn ich morgens früh wach wurde und Zeit hatte, konnten es eine, zwei, drei Stunden werden, immer davon abhängig, wie ich mich fühle. Man spürt dabei eine ganze Menge Zusammenhänge und lernt, dass es viele Eindrucksmöglichkeiten gibt, die etwas in Fluss bringen. Wenn ich z.B. einfach den Rücken massiere, habe ich nicht annähernd die Wirkung, wie wenn ich Auto-Akupressur an den Füßen mache und dann am Rücken kratze und drücke, wo es zu jucken beginnt. Ja, wenn ich nur lange genug die Füße stimuliere, arbeitet es die entsprechenden Körperzonen durch, ohne dass ich diese von außen berühre. So habe ich etwa die halbe Stunde heute Morgen – mit wohltuender Wirkung – besonders über die Fußsohle selbst auf den Rücken (6. BW) und meinen Magen Eindruck gemacht.

Die Auto-Akupressur an den Füßen wirkt vitalisierend und kann als gute Vorbereitung dienen, wenn man an der Wirbelsäule etwas machen möchte. Sie ist aber viel mehr, sie ist – ganz wörtlich – echte Therapie; das heißt ja „Verehrung, Pflege". Sie ist sogar lebensnotwendig. Wenn wir noch genügend barfuß laufen würden, ergäbe sich die Auto-Akupressur der Füße – täglich stundenlang – von selbst. In diesem Fall sage ich nicht: „Jeder hat es selbst in der Hand." Sondern: „Jeder hat es selbst in den Füßen."

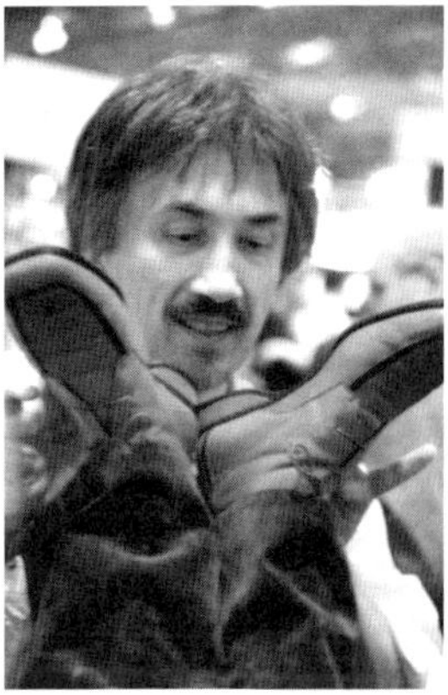

Franz Josef Neffe
Deutsches Coué-Institut für Problemlösung
Webergasse 10
89284 Pfaffenhofen-Beuren
Tel./Fax 07302-5580
E-Mail: fjneffe@online.de, www. fjneffe.de

Der Fersengriff

Rolf Müller

Eine hilfreiche Entdeckung ist jener Handgriff, den ich „Fersengriff“ nenne. Mit ihm kann man eine Fehlstellung des Fersenbeins behandeln, Fußbeschwerden mildern und die Beinstellung verbessern. Eine verbesserte Beinstellung kann sich wiederum günstig auswirken auf Kniebeschwerden und Gangart.

Ich verdanke diese Entdeckung Herrn Dieter Dorn, der sich in seinen Seminaren häufig auf die Erfahrungen von J.V. Cerney berief und dessen Buch „Akupunktur ohne Nadeln“ empfahl. Er eröffnete uns eine Fundgrube manueller Medizin. Leider ist das Buch vergriffen. – Ich konnte es über die Fernleihe der Stadtbücherei ausleihen und dann über www.amazon.de auch antiquarisch erwerben.

Eine Fehlstellung des Fersenbeins ergibt sich oft aus Störungen im Gefüge der Fußwurzelknochen. Eine besondere Bedeutung für das richtige Gefüge des gesamten Fußskeletts hat dabei das Kahnbein, der „Schluss-Stein“ des Längsgewölbes.

In der Regel kann der Behandelte schon nach der ersten Behandlung – wenn er einige Schritte macht und sich dabei auf seine mit den Fersen behutsam tastenden Füße konzentriert – eine Veränderung beim Auftreten erleben.

Beim Fersengriff umfasst man mit einer Handfläche die Ferse und drückt dann drei Finger (Zeige-, Mittel- und Ringfinger) tief in die Fußsohle (s. Abb. 1a). Der Großzehenabspreizer (Musculus abductor hallucis) bleibt frei. Zwei Fingerspitzen drücken in Richtung auf das Kahnbein, eine Fingerspitze auf das Würfelbein zu. Der Vorfuß wird mit der anderen Hand leicht vom Körper weg gedrückt (Plantarflexion). Der Druck wird unvermindert ca. zwei Minuten beibehalten.

Mit dem Fersengriff wird zugleich der Tarsaltunnel (Abb. 2) entlastet. Durch diesen „Tunnel“ (Canalis tarsi) verlaufen die beiden Plantarnerven (Endäste des

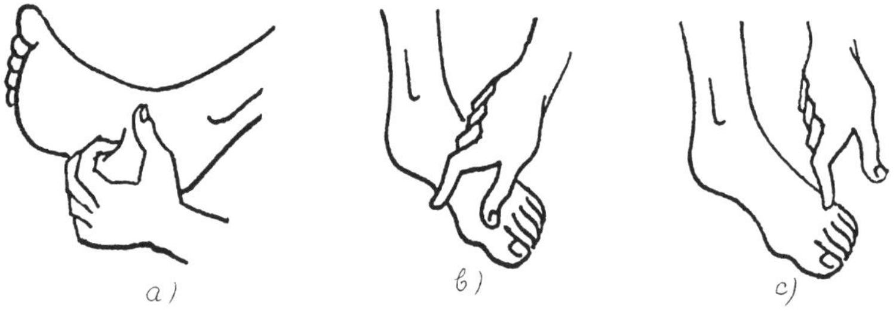

Abb. 1 a, b, c. (in Anlehnung an J.V. Cerney: Akupunktur ohne Nadeln. H. Bauer Verlag, Freiburg i.B. 1975)

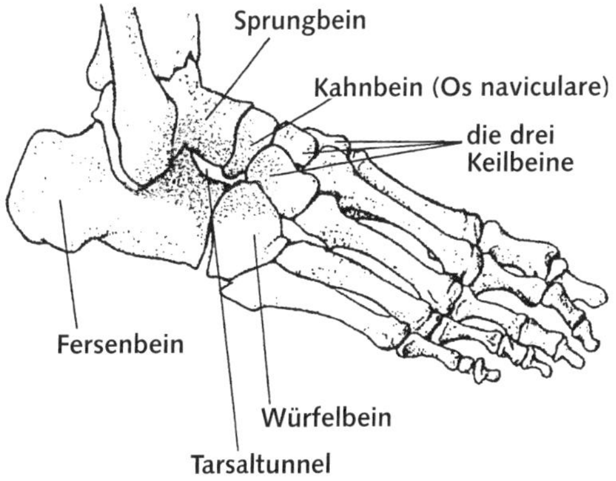

Abb. 2

Ischiasnervs) – der mediale und der laterale. Deshalb tritt zu Beginn des Fingerdrucks ein heftiger Schmerz auf, der aber trotz Beibehaltung des Drucks nach 30 bis 60 Sekunden nachlässt und dann abklingt.

Tunlichst informiert der Behandler seinen Patienten vor Anwendung des Fersengriffs über den heftigen Schmerz, der zu erwarten ist.

Es sollte auch gesagt werden, dass durch die Weitung des Tarsaltunnels eine evtl. vorhandene Stauung gelöst wird. Dies kann dazu führen, dass am Fuß innen neben dem Kahnbein (auffällig, wenn weiße Strümpfe getragen werden) eine braungelbe Verfärbung auftritt, die durch abfließende Flüssigkeit entsteht.

Bei Tarsaltunnelsyndrom kann der Fersengriff die Kompression der Plantarnerven unter dem Retinaculum musculi flexorum lösen.

Der Behandler erfährt beim Fersengriff vier Phasen:

1. den angekündigten Schmerz (Patient zuckt zusammen),
2. das baldige Nachlassen des Schmerzes, das dem Patienten ebenso vorausgesagt war, dann
3. ein Kribbeln in den drückenden Fingern und schließlich
4. ein leichtes Pochen, den Pulsschlag.

Jetzt wird der Fersengriff gelöst, denn ein Einschlafen des Vorfußes soll vermieden werden.

Die Heftigkeit und Dauer des Schmerzes sind größer, wenn das Gefüge der Fußwurzelknochen stark von der Normalität abweicht. Sie sind umso schwächer, je normaler sich der Fuß entwickelt hat. Bei Kindern und Jugendlichen tritt der heftige Schmerz selten auf.

Der Fersengriff kann bei körperlicher Beweglichkeit in Eigenbehandlung angewendet werden. Weniger bewegliche Patienten können sich mit meinem „Fußkegel" (Abb. 3) als Ersatz für die Finger helfen.

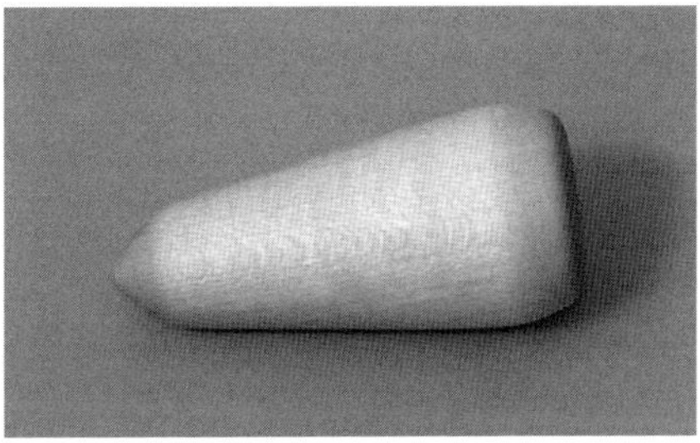

Abb. 3, Fußkegel aus Holz

Der Fußkegel wird im Stehen quer unter die Fußsohle gelegt, und zwar so, dass seine Spitze zum großen Teil außen sichtbar ist. Der breite Teil des Kegels kommt unter Kahnbein und Würfelbein. Dabei ist darauf zu achten, dass sich der breite Teil des Kegels etwa drei Zentimeter fußeinwärts befindet, von oben unsichtbar. Der Großzehenabspreizer soll auch jetzt frei bleiben.

Der Kegel liegt richtig, wenn beim Druck auf den Kegel der mittlerweile bekannte heftige Schmerz auftritt. Zwei Minuten lang wird der Druck beibehalten. Wie immer lässt der stechende Schmerz bald nach und vergeht. „Kribbeln" und „Pochen" sind auf dem Fußkegel seltener spürbar. Die Wirkung indes tritt in gut zwei Minuten ein. Das Einschlafen des Vorfußes sollte auch jetzt vermieden werden.

Über die Linderung der Fußbeschwerden und die Verbesserung der Beinstellung hinaus lassen sich auch Kniebeschwerden günstig beeinflussen sowie evtl. Schritte und Gangart korrigieren. Dazu wird begleitend – zusätzlich zum Fersengriff – der Druck eines Fingers oder der Kegelspitze gleichartig und mit gleichen Empfindungen an zwei weiteren Schmerzpunkten angewandt, und zwar auf dem Fußrücken zwischen dem Mittelfußknochen der 1. und 2. Zehe nahe an den Grundgelenken der Zehen (Abb. 1b) und auch auf dem Fußrücken zwischen den Mittelfußknochen der 4. und 5. Zehe nahe an den Grundgelenken der Zehen (Abb. 1c).

Wieder weist der bekannte stechende Schmerz den Weg zur „richtigen" Druckstelle. Wieder erfährt der Behandelnde die Phasen 1 bis 4. Auch wenn der Fußkegel eingesetzt wird, empfindet der Behandelte den stechenden Schmerz und nach etwa zwei Minuten die schmerzfreie Wirkung.

Wie oft sollen der Fersengriff und die Begleitgriffe angewendet werden? Ein erfahrener Therapeut wendet ihn einmal wöchentlich wenigstens drei Wochen lang an. Bei Selbstbehandlung hat sich die Anwendung zweimal wöchentlich sechs Wochen lang bewährt. Ist die Selbstbehandlung nur mit dem Kegel möglich, sollte zweimal wöchentlich wenigstens zwölf Wochen lang behandelt werden. Wichtig ist, dass der Behandelte eine Veränderung beim Auftreten erlebt und eine gute Fußstellung mit normalem Gang erlernt. Die Ferse sollte so auftreten, dass das Fersenbein unten geringfügig nach außen steht.

Beinfehlstellungen können durch Bewusstmachung des Abroll-Dreiecks günstig beeinflusst werden. Bei O-Bein-Haltung hilft ein Abrollen über die Fußinnenkante (Abb. 4 R/O), bei X-Bein-Haltung über die Fußaußenkante (Abb. 4 L/X).

Den Lernvorgang des Abrollens unterstütze ich, indem ich nach dem Fersengriff bei O-Bein-Stellung erst den Schmerzpunkt beim Großzeh und dann den beim Kleinzeh drücke, bei X-Bein-Stellung erst den beim Kleinzeh, dann den beim Großzeh.

Den Lernvorgang überprüfe ich, indem ich die Fersenstellung und die Neigung der Achillessehne beobachte. Dazu dienen die Pfeile in Abb. 4 als Orientierungshilfen.

Bei O-Bein-Stellung (Abb. 4 R/O) steht das Fersenbein nach innen, bei X-

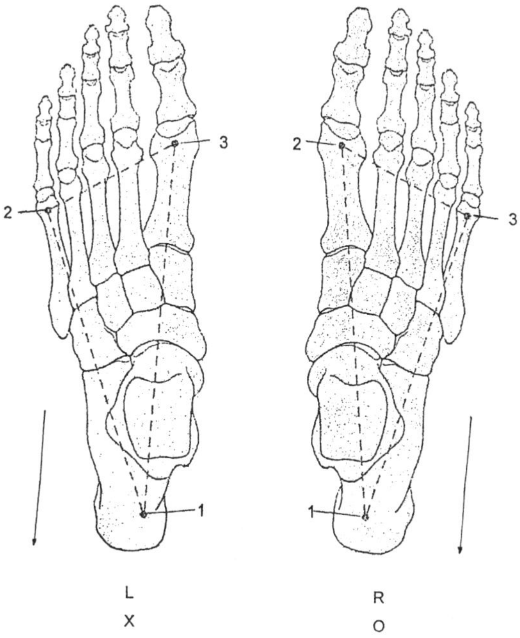

Abb. 4

Mein erklärtes Ziel ist, möglichst schnell möglichst vielen Menschen – vor allem Kindern – zu einer guten Körperstatik zu verhelfen.

Mein großer Wunsch ist die allgemeine Anerkennung der Dorn-Methode als Volksheilkunde – sinnvolle Ergänzungen eingeschlossen. Eine solche Anerkennung käme auch denen zugute, die beruflich mit der Dorn-Methode zu tun haben oder gar ausbilden.

Bein-Stellung (Abb. 4 L/X) zu weit nach außen.

Gesunde Füße bewegen sich gleichmäßig federnd und in harmonisch gleich langen Schritten in einem Bewegungsablauf, der bei aufrechter Körperhaltung dem natürlichen Schreiten entspricht.

Abschließend eine persönliche Anmerkung:

Wer mich kennt, weiß, dass ich weder Geld noch Profilierung suche. Denen, die mich nur flüchtig kennen, sei gesagt: Ich bin Pfarrer im Ruhestand. Die Dorn-Methode kenne ich seit 1998. Von großer Bedeutung war für mich, dass ich im März 2000 an einem Seminar mit Herrn Dieter Dorn in Heggelbach teilnehmen konnte.

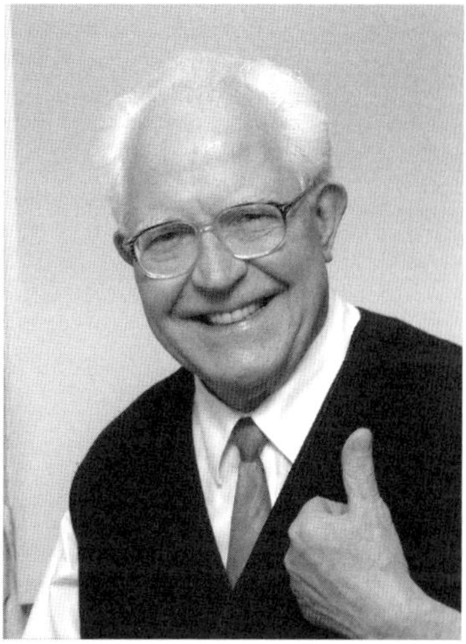

Rolf Müller
Jakob-Kaiser-Weg 57
42111 Wuppertal

Die Hüftbehandlung bei eingeschränkter Ab- und Adduktion mit der DorSana®-Methode

Doris Böhm

Unser Gehirn speichert die Haltung jedes Muskels und jedes Teils unseres Bewegungsapparates. Hat sich die Fehlhaltung langsam aufgebaut und besteht sie über einen längeren Zeitraum, ist diese Fehlstellung in unserem Gehirn als normal gespeichert.

Deshalb wird die richtige Position von Knochen, Bändern, Sehnen und Muskulatur trotz erfolgreicher Korrektur nach Dorn vom Körper oft nicht akzeptiert. Das Gehirn gibt den Impuls, die alte Fehlstellung wieder einzunehmen.

Mit Hilfe verschiedener Techniken kann die Programmierung des Gehirns dazu angeregt werden, die beste individuelle Körperhaltung als korrekte Haltung zu akzeptieren. Die korrekte individuelle Körperhaltung richtet sich nicht nach Lehrbüchern, sondern nach der angelegten Statik. Es geht darum, das Optimum an günstiger Haltung für den Patienten zu ermöglichen.

Was bei Gelenksubluxationen und Knochenverschiebungen die Dorn-Methode ausrichten kann, bewirkt in ähnlicher Weise die DorSana®-Methode bei erhöhter oder reduzierter Muskel-, Bänder- und Sehnenspannung.

Um die korrekte Haltung zu stabilisieren, hat der Therapeut verschiedene Möglichkeiten:

1. Er kann den Patienten über eine längere Zeit mit der Dorn-Methode behandeln und ihm Selbsthilfeübungen empfehlen.
2. Er muss verkürzte Muskeln erkennen und dem Patienten raten, diese mit krankengymnastischen Übungen zu regulieren.
3. Er kann den Patienten mit DorSana® behandeln und ihm Selbsthilfeübungen empfehlen.
4. Er gibt allgemeine Tipps zur Änderung der Haltungsmuster.

Je nach Anamnese empfiehlt er dem Patienten:

- Wasser in ausreichenden Mengen zu trinken.
- Die Arbeitstechniken hinsichtlich ihrer Ergonomie zu überprüfen.
- Genügend zu schlafen und Ruhepausen einzulegen.
- Bewegung und Sport je nach Veranlagung auszuüben.
- Krankengymnastik unter fachkundiger Anleitung auszuführen.
- Massagen zur Entspannung anwenden zu lassen.
- Für eine ausgewogene Psychohygiene zu sorgen.

- Mit geeigneter Medikation den Heilungsverlauf zu unterstützen.
- Den Säure-Basen-Haushalt mit richtiger Ernährung oder mit Medikamenten zu regulieren.

Ziele der Behandlung:

- Die einzelnen Muskeln und Sehnen erhalten Impulse, um ihre Spannung zu verändern, und geben so dem Körper die Möglichkeit, sich neu zu orientieren.
- Die optimale Körperhaltung des Patienten wird nach den individuellen Möglichkeiten erreicht.
- Der Patient erlernt Selbsthilfeübungen, um den neuen statischen Zustand dauerhaft zu erhalten und gegebenenfalls weiter zu verbessern.
- Der Patient erkennt, dass seine Gedanken und psychischen Verarbeitungsstrukturen im direkten Zusammenhang mit seiner Körperhaltung stehen.

Reihenfolge der Behandlung

Der Therapeut behandelt Knochen, Sehnen, Bänder und Muskeln. Er beachtet genau diese Reihenfolge, fängt also mit den Knochen an und endet mit der Muskulatur.

In den nachfolgenden Ausführungen beschränke ich mich auf die Behandlung der Bänder und der Muskulatur der Hüfte.

Lösung bei Blockaden an Sehnen und Bändern

- Der Therapeut testet die Bewegungsfähigkeit der Gelenke und korrigiert bei Einschränkungen.
- Dazu bewegt er die Gelenke in die frei bewegliche Richtung und fixiert den Bereich in dieser Stellung.
- Der Patient atmet gezielt nach Aufforderung des Therapeuten.

Lösung bei Blockaden an der Muskulatur

- Der Therapeut testet die Spannung (den Tonus) der Muskulatur.
- Dazu zieht er den Muskel an Ursprung und Ansatz auseinander.
- Er überprüft, ob sich der Muskel elastisch auseinander ziehen lässt und ob er wieder in seine Ausgangsposition zurückkehrt.
- Gleichzeitig korrigiert er bestehende Einschränkungen, indem er den Muskel in der gedehnten Stellung für wenige Sekunden fixiert.
- Mit den Händen begleitet er den Muskel langsam in seine Ausgangspositon.
- Er kann dem Patienten die Durchführung einfacher Dehnübungen empfehlen, mit dem Hinweis, seine Gelenke anschließend nach Dorn wieder einzurichten.
- In schwierigen Fällen sollte der Therapeut dem Patienten eine physiotherapeutische Begleittherapie empfehlen.

Die Untersuchung und Behandlung der Innen- und Außenrotation habe ich im Jahrbuch 2004 ausführlich beschrieben. Hier konzentriere ich mich auf die Ab- und Adduktion.

Untersuchung der Abspreizfähigkeit der Beine (Abduktion)

- Der Patient liegt flach auf dem Rücken.
- Der Therapeut steht am Fußende.

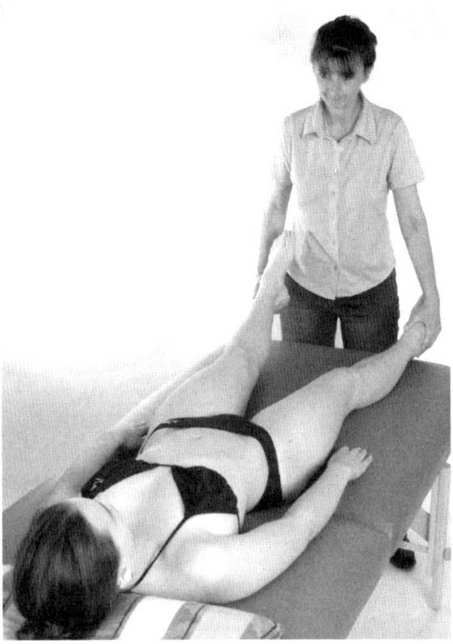

a) Hüfte, Untersuchung der Ab- und Adduktion, Ausgangsstellung

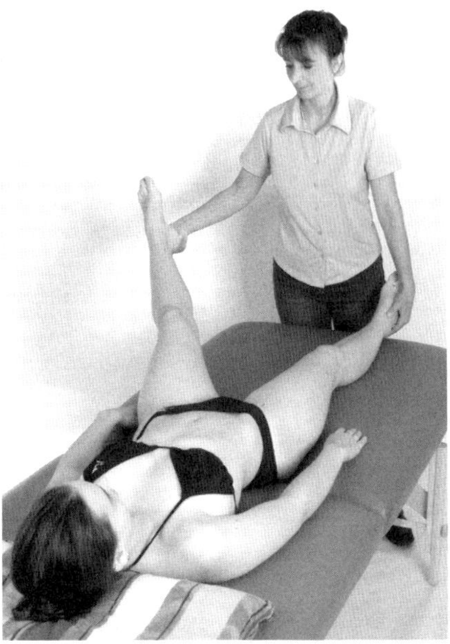

b) Hüfte, Untersuchung der Abduktion, Endstellung

- Er umfasst beide Füße an den Fersen und zieht die Beine soweit wie möglich nach außen (Abb. a+b).
- Er führt sie im Anschluss daran wieder zurück in die Ausgangsposition.
- Er beobachtet dabei die Abduktionsfähigkeit.

Hinweis: Das Testen der Abduktion der Beine kann auch jeweils einzeln nacheinander erfolgen.

Beurteilung der Abduktion der Beine

- Normalerweise beträgt der Abduktionswinkel etwa bis 45 Grad.
- Blockaden treten meist auf beiden Seiten gleich auf.

Korrektur bei Einschränkung der Abduktion

- Der Patient liegt flach auf der Unterlage, die Beine sind ausgestreckt.

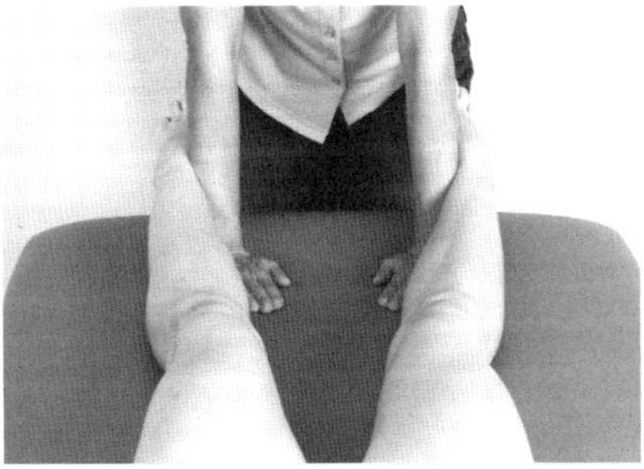

c) Korrektur bei Einschränkung der Abduktion

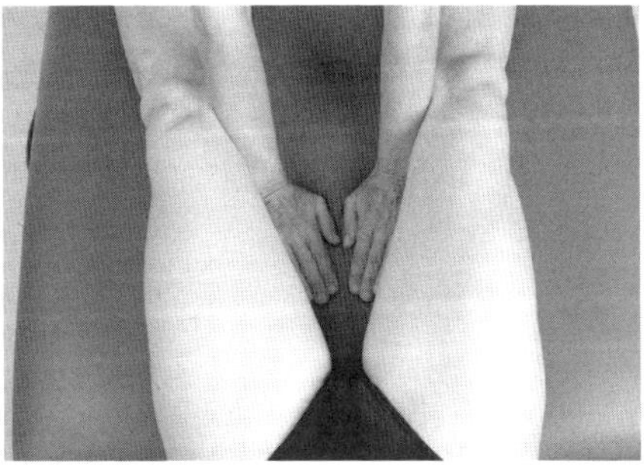

d) Korrektur bei Einschränkung der Abduktion, alternative Position der Unterarme

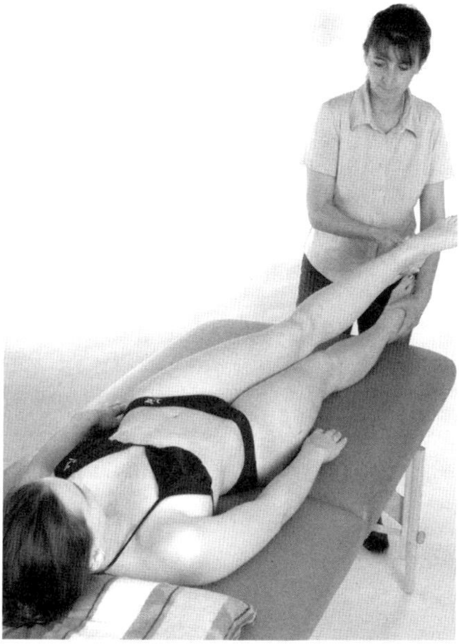

e) Untersuchung der Adduktion, Endstellung

- Der Therapeut legt beide Unterarme an die Innenknöchel des Patienten.
- Der Patient versucht, die Beine zusammenzudrücken (Abb c+d).
- Der Therapeut hält dagegen.
- Diesen Vorgang zwei- bis dreimal wiederholen.
- Bei der Kontrolle werden Sie feststellen, dass sich der Abduktionswinkel normalisiert hat oder der Befund wenigstens deutlich verbessert wurde.

Untersuchung der Fähigkeit, die Beine zusammenzuführen (Adduktion)

- Der Patient liegt flach auf dem Rücken.
- Der Therapeut steht am Fußende.
- Er umfasst einen Fuß und zieht das Bein soweit wie möglich nach innen (Abb. e).
- Er führt die Beine im Anschluss daran wieder zurück in die Ausgangsposition.
- Er beobachtet dabei die Adduktionsfähigkeit.

Beurteilung der Adduktion der Beine

- Normalerweise beträgt der Adduktionswinkel etwa bis 20–30 Grad.
- Blockaden treten meist auf beiden Seiten gleich auf.

Korrektur bei Einschränkung der Adduktion

- Der Patient liegt flach auf der Unterlage, die Beine sind ausgestreckt.
- Der Therapeut legt beide Unterarme an die Außenknöchel des Patienten (Abb. f).
- Der Patient versucht, die Beine zu spreizen.
- Der Therapeut hält dagegen.
- Diesen Vorgang zwei- bis dreimal wiederholen.

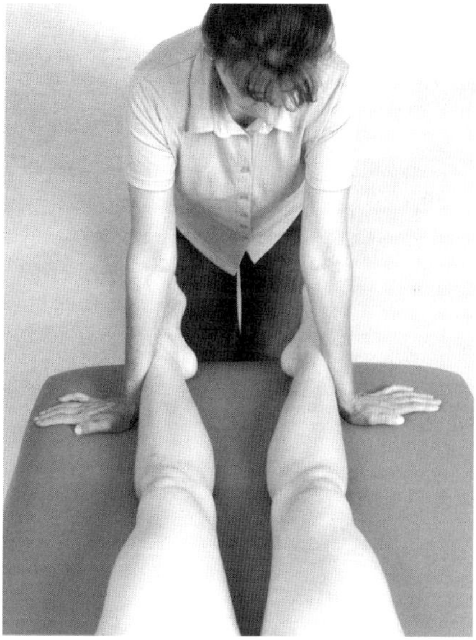

f) Hüfte, Korrektur bei Einschränkung der Adduktion

- Die Kontrolle wird ergeben, dass der pathologische Befund nicht mehr nachweisbar ist oder sich deutlich verbessert hat.

Der Patient soll Übungen zur dauerhaften Stabilisierung durchführen.

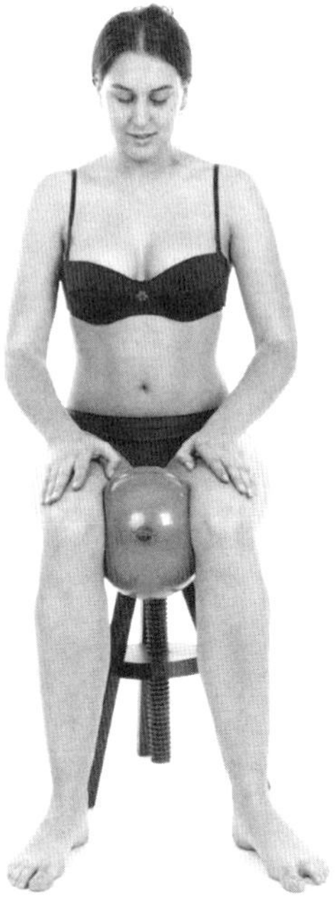

Übung bei Einschränkung der Adbduktion

- Der Patient sitzt, die Beine stehen im 90-Grad-Winkel auf dem Boden.
- Er klemmt ein Kissen oder einen Ball zwischen die Knie und drückt bewusst dagegen.
- Diese isometrische Übung hält er anfangs etwa 20 Sekunden, später bis zu einer Minute.
- Dabei achtet er auf eine tiefe Atmung.
- Die Übung über einen längeren Zeitraum einmal täglich durchführen.

Übung bei Einschränkung der Adduktion

Bei Einschränkungen in der Adduktion (selten) kann der Patient eine isometrische Übung durchführen. Dazu drückt er mit der Außenkante der Knie gegen seine Hände und hält diesen Druck für mindestens 20 Sekunden aufrecht. Auch bei dieser Übung sollte der Patient tief ein- und ausatmen.

Seit über zwei Jahren bieten wir in unserer Praxis Seminare zur DorSana®-Methode an. Im neu erschienenen und reichlich bebilderten „Dorn und Dorsana® Handbuch" sind alle Einzelheiten ausführlich beschrieben.

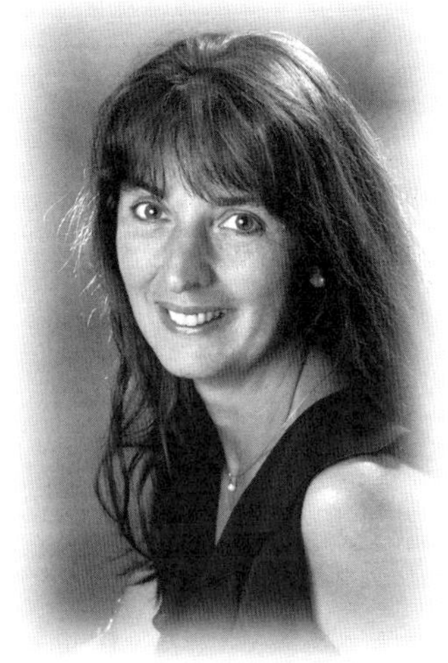

Doris Böhm
Heilpraktikerin, Seminarleiterin
und Autorin
Therapiezentrum für Rücken und Gelenke
Händelplatz 2, 91126 Schwabach
Tel. 09122- 15141, Fax 932511
www.dorn-therapie.com
E-Mail: Zentrum_Dorntherapie@web.de

Dorn-Therapie auch konzeptübergreifend effektiv

Daniel Weinand

Als praktizierender Physiotherapeut habe ich inzwischen gelernt, mit teilweise vehementer Kritik einiger – zum Glück nicht aller – Berufskollegen zu leben. Dabei geht es um die Ansicht, die Behandlung nach Dorn sei unverantwortlich, weil teilweise von medizinischen Laien durchgeführt, in ihrer Wirkung nicht wissenschaftlich belegt und wohl hauptsächlich dazu da, Leidenden das Geld aus der Tasche zu ziehen. Doch ich selbst habe schon gute Erfahrung mit der Methode Dorn gemacht und vertrete die Ansicht: „Wer hilft, hat Recht." Deshalb integriere ich die Dorn-Behandlung in meine krankengymnastischen Therapien. Vor allem bei chronischen Wirbelsäulenbeschwerden mit und ohne radikuläre Symptomatik, bei C- und Rotationsskoliosen und Haltungsschwächen – insbesondere bei Jugendlichen und jüngeren Erwachsenen, aber auch bei Sportlern mit Überlastungssyndromen durch Beckenschiefstände – konnte ich Erfolge vorweisen.

Allerdings fehlt vielen Patienten nach wie vor die Einsicht in die Notwendigkeit der eigenen aktiven Mithilfe für einen dauerhaften Therapieerfolg – egal, ob krankengymnastische Stabilisationsübungen oder die Selbsthilfeübungen nach Dorn bzw. Koch und Steinhauser. Auch deshalb sagt mir das Konzept von Dieter Dorn zu; es ist nicht nur auf passive Therapie ausgelegt („bitte machen Sie mich wieder gesund ..."), sondern fordert und fördert die Eigenverantwortlichkeit des Betroffenen. Wir können begleitend tätig werden und den richtigen Weg weisen. Doch beschreiten muss diesen der Patient letztendlich selbst!

In diesem Zusammenhang möchte ich in meinem Beitrag zwei weitere einfache aber effektive Selbsthilfeübungen zur Beckenkorrektur bei funktioneller Beinlängendifferenz vorstellen:

Übung 1 für Rückschreit- und Vorschreitstellungs-Blockaden

Übung jeweils vor der Nachtruhe machen!

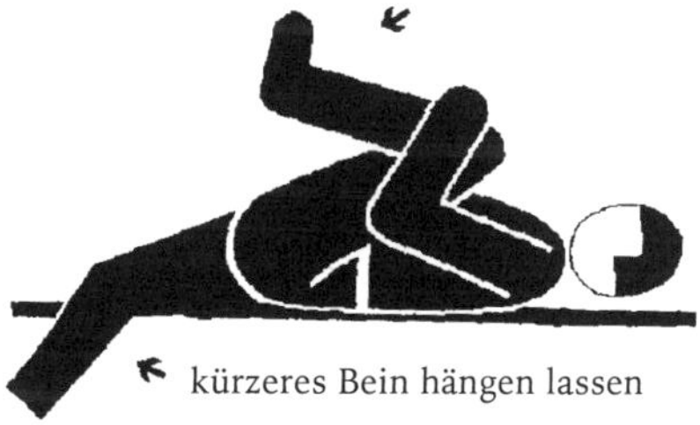
längeres Bein circa 60 sec halten
kürzeres Bein hängen lassen

Übung 2 für Rückschreit- und Vorschreitstellungs-Blockaden zur Stärkung der Muskulatur

kürzeres Bein gegen Handfläche

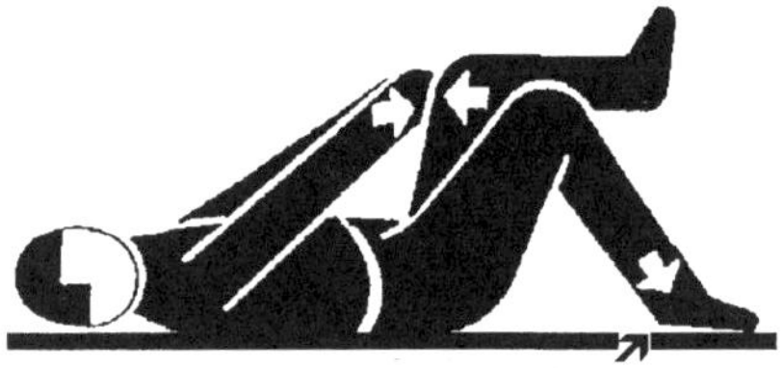

längeres Bein
Ferse anheben und Druck nach unten

Diese Übungen entstammen dem Konzept des „Wirbelsäulen-Basis-Ausgleich (WBA)" nach Rolf Ott[1]. Dort wurden Ohr-Reflexzonen-Diagnose, Akupunkt-Massage und osteopathische Techniken zu einer Therapiemethode, dem Wirbelsäulenbasisausgleich (WBA), kombiniert.

Das Schwingkissen

Bei Rolf Ott habe ich auch das dynamische Schwingen auf dem „Schwing-Kissen" kennen gelernt.

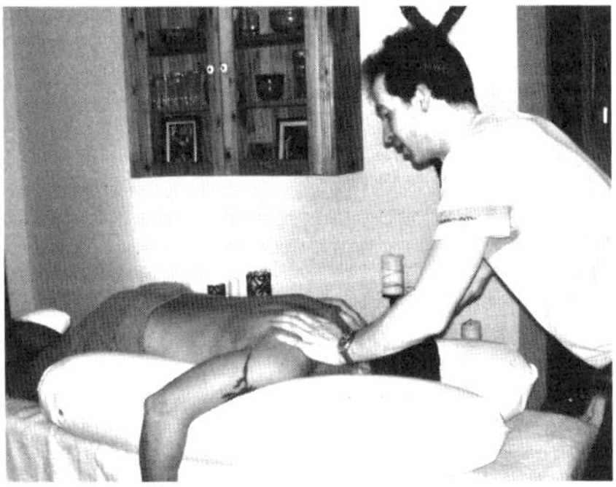

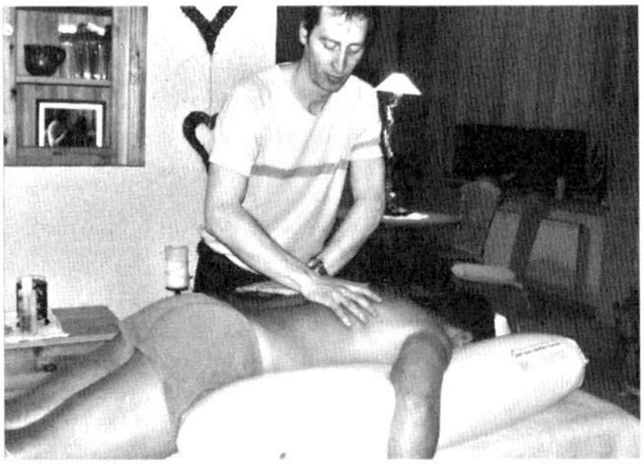

Auf diesem Kissen liegt der Patient in Bauchlage und erfährt durch die Kombination aus Schwingung und Dehnung – ausgeführt vom Behandler – eine Entlastung der Wirbelsäule inklusive der Bandscheiben und reaktiv auch der großen Gelenke. Ich benutze diese dynamische WS-Behandlung gerne als vorbereitende Maßnahme, um danach den entspannten Körper des Patienten leichter und erfolgreicher nach Dorn einrichten zu können. Ich bin der Meinung: Wenn sich verschiedene Konzepte derart gut ergänzen, sollte man sie als Behandler nicht engstirnig gegeneinander abgrenzen und ablehnen, sondern – wie das Beispiel der Dorn-Therapie und Breuß-Massage zeigt – sinnvoll miteinander kombinieren, zum Wohle der Patienten!

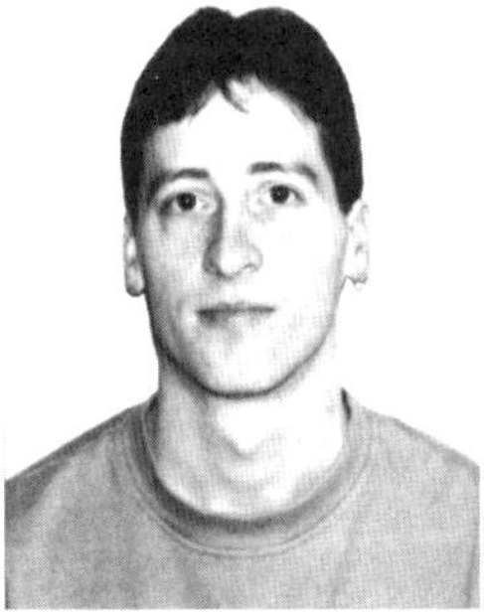

Daniel Weinand
Physio- und
Dorn-Therapeut
Vor Kasels 12
54411 Hermeskeil
06503/952495
E-Mail:
daniel.weinand@
freenet.de

1) Quelle: Korrektur-Übungen und Schwing-Kissen mit freundlicher Genehmigung der Akademie für Wirbelsäulen-Basis-Ausgleich (WBA), Rolf Ott Natur-Medizin-Technik, CH-8735 Rüeterswil.

Diskussionsforum

Wie „funktioniert" die Dorn-Methode denn nun wirklich?

Zur Kontroverse Michael Schlaadt – Helmuth Koch – Michael Graulich im Dorn Forum Nr. 4

Dr. rer. nat. Markus Hansen

Amüsiert habe ich gerade noch einmal den Beitrag von Michael Schlaadt sowie die Erwiderungen von Helmuth Koch und Michael Graulich im Dorn-Forum Nr. 4 gelesen.

„Amüsiert" bedeutet nicht spöttisch oder hochmütig. – Ganz im Gegenteil: Ich habe mich gefreut, die Auffassungen von drei engagierten Dorn-Therapeuten zu lesen. Drei Dorn-Therapeuten, die ganz im Dorn'schen Sinne mit Liebe zum Patienten versuchen, ihm zu helfen, sein Problem dauerhaft zu lösen – aus sich heraus – nur zu Anfang mit Assistenz des Therapeuten.

Die drei Dorn-Therapeuten gehen von drei ganz unterschiedlichen Ausgangspunkten an die Methode heran und haben daher unterschiedliche Auffassungen über Ursachen und Wirkungen im Zusammenhang mit der Methode, über anatomische und physiologische Erklärungen. Das Problem ist meines Erachtens: Jeder von ihnen nimmt seine „wissenschaftlichen" Erklärungen der Befunde und der Wirkungen der Methode zu wichtig! Dadurch ergeben sich vermeintliche Widersprüche, die für die Dorn-Methode aber ganz unwichtig sind!

Dieter Dorn entwickelte seine Methode, aufbauend auf den „erfahrungstherapeutischen" Ansätzen durch sein Erlebnis mit der Hilfe, die er für seine Rückenschmerzen bekam, ohne jeglichen wissenschaftlichen Hintergrund, ohne Kenntnisse von Anatomie und Physiologie, rein intuitiv! Nur so konnte er – frei von dem ganzen wissenschaftlichen Ballast, der uns den Blick aufs Wesentliche verstellt – diese wunderbare Methode entwickeln.

Wie jeder von uns bei seinen Handlungen auch eine Vorstellung von den Abläufen hat, hat auch Dieter Dorn sich so seine Gedanken gemacht. Zunächst glaubte er, bei der Behandlung von Rückenschmerzen mit seinem Daumen die „Bandscheiben wieder hereinzudrücken". Wir wissen heute, dass das Unsinn ist. Was er gefühlt hatte, waren nicht die Bandscheiben, sondern die Dornfortsätze, die – wie Michael Schlaadt schreibt – „durch die Funktion des langen Zeigers" kleine Fehlstellungen des Wirbels erkennbar und damit auch beeinflussbar machen. Trotz dieser klaren Fehlinterpretation dessen, was er fühlt und ausführt, hat Dieter Dorn das Richtige getan! Er hat jahrelang – ungeachtet seiner völligen Unkenntnis – den Patienten helfen können, denen die Kenntnisträger in Universitäten, Kliniken und Praxen nicht helfen konnten! Nicht *meine* Interpretation der anatomischen und physiologischen Hintergründe der Dorn-Methode (oder die von Herrn Schlaadt, Koch oder Graulich) machen meine Therapie erfolgreich, sondern meine Umsetzung dessen, was ich von Dieter Dorn gelernt habe!

So habe ich den Artikel von Michael Schlaadt (mit Ausnahme des meiner Ansicht nach überflüssigen Teils „Nachhilfe in Anatomie ... für Dorn-Therapeuten“ etc.) mit großem Vergnügen gelesen. Er beschreibt exakt die knappen und einfachen, aber perfekten Handlungsanweisungen von Dieter Dorn, der den Patienten zum Aktiven und den Behandler zum Assistenten und Berater macht. Darin unterscheidet er sich nicht von den beiden Erwiderern! Er schreibt, die Methode sei einfach, und jeder könne sie erlernen. Das stimmt nach meiner Erfahrung zwar in der Hinsicht, dass ein Medizinstudium, eine Heilpraktiker- oder Physiotherapeuten-Ausbildung nicht notwendig (vielleicht sogar hinderlich?) sind. Allerdings gehört als unbedingte Voraussetzung nicht nur ein ausgeprägtes Fingerspitzengefühl, sondern auch Gefühl für den Patienten und Liebe zum Patienten dazu. Deshalb sagt selbst Dieter Dorn, dass nur ein kleiner Teil der Kursteilnehmer wirklich gute Dorn-Therapeuten werden können! Die drei Teilnehmer der Kontroverse gehören sicherlich dazu, sonst wären ihre Praxen seit Jahren leer.

Mein Ansatz zur Medizin – und natürlich auch zur Dorn-Methode – unterscheidet sich noch einmal ganz wesentlich von jedem der drei Diskussionsteilnehmer. Ich komme aus den Naturwissenschaften. Ich habe Physik studiert und als Physiker zunächst in der Elementarteilchenphysik geforscht. Wir haben am Synchrotron die Teilchen mit hoher Energie aufeinanderprallen lassen und aus den Zerfallsprodukten auf die Struktur geschlossen. Es wurden Hypothesen aufgestellt, Experimente zu deren Überprüfung durchgeführt, die die Hypothesen dann entweder bestätigten oder verwarfen. So ist ein immer präziseres Bild von der innersten Struktur der Materie entstanden.

Meine weitere Laufbahn der Physik führte mich in die Orthopädie, wo ich physikalisch-wissenschaftliche Erklärungen für Bewegungsabläufe entwickeln sollte. Bei dieser Arbeit und auch in meinem dann folgenden Medizin-Studium lernte ich dann, dass „Naturwissenschaft“ in der Medizin etwas ganz anderes bedeutet als in der Physik!

Trotz Milliarden, die auch hier für Forschung ausgegeben werden, wissen wir zwar viel über die makro- und mikroanatomischen Strukturen, die Kenntnis der Funktionen und der Funktionsstörungen ist aber über das Stadium der Spekulationen nicht wesentlich hinausgekommen. In den letzten dreißig Jahren sind Hunderte wissenschaftlicher Untersuchungen zum Zusammenhang zwischen Röntgen-(MR-, CT-) Befunden und Rückenschmerzen durchgeführt worden. Sämtliche Ergebnisse zeigen, dass ein Zusammenhang (außer bei Frakturen, Krebsmetastasen o.Ä.) nicht besteht. Trotzdem wird jeder Rückenschmerzpatient zuerst geröntgt und dann in aller Regel unzureichend behandelt!

Die berühmte „Gerac-Studie“, die eigentlich Aufschluss über die Wirksamkeit der Akupunktur geben sollte, hat aufgezeigt, dass (nach Datenbereinigung)

47,6 Prozent der Rückenschmerzpatienten noch ein halbes Jahr nach der klassischen Akupunkturbehandlung weniger Schmerzen haben als vorher. In der Schein-Akupunkturgruppe (Sham-Akupunktur), in der die Patienten zwar mit Nadeln behandelt wurden – aber nicht an den Akupunktur-Punkten, sondern an als unwirksam geltenden Punkten – waren es immerhin noch 44,2 Prozent. Das führte zu einer gewaltigen Kontroverse zwischen den Akupunkturgesellschaften, an die mich die Auseinandersetzung zwischen Schlaadt, Koch und Graulich erinnert hat. Bemerkenswert an dieser Studie ist aber: Die Teilnehmer der „Kontrollgruppe“, die nicht mit Akupunktur oder Scheinakupunktur, sondern mit den „wissenschaftlich gesicherten“ Standardtherapieprinzipien der Orthopädie behandelt wurden, hatten nach einem halben Jahr nur noch zu 27,4 Prozent weniger Schmerzen als vor der Therapie – also weniger als zwei Drittel des Therapieerfolges der „völlig unwissenschaftlichen“ Schein-Akupunktur.

Meinen Durchbruch mit der Akupunktur habe ich erreicht, nachdem ich die Teilnahme an den (pseudo-)wissenschaftlichen Veranstaltungen der deutschen Akupunkturgesellschaften, bei denen 250 „Lernende“ in einem Hörsaal sitzen, aufgegeben hatte. Stattdessen sammelte ich in Peking in einem kleinen Seminar mit 20 Teilnehmern und viel Arbeit in der Klinik, wo zwei bis drei Lernende mit einem chinesischen Arzt Patienten behandeln, Erfahrungen. Ich ließ mich einfach auf das traditionelle chinesische Krankheitsmodell ein – ohne zu fragen, wie es mit unserer westlichen Schulmedizin zu erklären ist – und behandelte so, wie die Chinesen es tun. Der Erfolg gab mir Recht!

Genauso bin ich von Anfang an mit der Dorn-Methode umgegangen! Zu Beginn des ersten Dorn-Kurses, als Dieter Dorn von „herausgerutschten Hüft- und Kniegelenken“ sprach, war ich kurz davor, das Seminar zu verlassen, da ich das alles für völlig unsinnig hielt. Ich habe mich aber dann doch dazu gezwungen, alles erstmal auf mich einwirken zu lassen und es so anzuwenden, wie Dorn es mir gezeigt hat. Bei der Beinlängenprüfung nach seiner Methode in Rückenlage sehe ich die Differenzen, die sich durch seine Handgriffe verändern (korrigieren) lassen. Ich tu es so, wie ich es gelernt habe – mit Erfolg – ohne nach den schulmedizinischen Ursachen zu fragen. Genauso gehe ich bei den Kreuz-Darmbeingelenken und den Wirbelfehlstellungen bis hin zum Atlas vor.

Wie bei der Akupunktur bin ich bei der Dorn-Behandlung auch nach fünf Jahren noch häufig selbst über die Therapieerfolge erstaunt, da auch ich immer wieder nach einer Erklärung suche. Schulmedizinische Erklärungen, die meinen Ansprüchen an Wissenschaftlichkeit, wie ich sie in der Physik gelernt habe, gerecht werden, habe ich weder für die Akupunktur noch für die Dorn-Methode gefunden. Erfolgreich bin ich, wenn ich mich auf das einlasse, was der, der diese Methode intuitiv gefunden hat, mir beigebracht hat. Wie bei der Akupunktur, wenn ich ohne schulmedizinische Nachfragen auf das 3.000 Jahre alte Krankheitskonzept der Traditionellen Chinesischen Medizin vertraue.

Die „wissenschaftlichen“ Konzepte der „Schulmedizin“ (bezogen auf

Rücken- und Gelenkschmerzen) werden mich vielleicht einmal beeindrucken, wenn die Erfolgsrate der nach ihnen ausgerichteten Behandlungen nicht mehr 27,4 Prozent beträgt, sondern sich denen der „unwissenschaftlichen“ Methoden (wie zum Beispiel der Dorn-Methode oder der Akupunktur) zumindest annähert. Dafür muss die Wissenschaft aber erst einmal ein besseres Modell der Gelenk- und Wirbelsäulen-Funktionsstörungen entwickeln! Der ständige Verweis auf psychische Ursachen bei Therapieversagern hilft da nicht weiter!

Lieber Herr Schlaadt, lieber Herr Koch und lieber Herr Graulich – so verschieden Ihre Ansätze auch sind, sie alle verdienen meine Bewunderung. Wie ich in meinem Artikel über die (R)evolution in meiner orthopädischen Praxis geschrieben habe, sollte jeder, der die Dorn-Methode anwenden möchte, sich bei mehreren unterschiedlichen Ausbildern, die selbst erfolgreiche Therapeuten sind, ausbilden lassen. Ich hoffe, ich werde in den nächsten Jahren Gelegenheit haben, zu jedem von Ihnen zu einem Ausbildungskurs zu kommen. Ich bin überzeugt, von jedem von Ihnen zu profitieren, um „meine“ Dorn-Therapie noch besser, gewaltloser und wirksamer zu machen – so wie ich jedes Mal wieder profitiere, wenn ich Dieter Dorn behandeln sehe.

Jeder von Ihnen sollte auch weiterhin selbstbewusst „seine“ Dorn-Therapie durchführen und verbessern, indem er sich Anregungen von anderen, vielleicht ganz unterschiedlichen Dorn-Therapeuten holt.

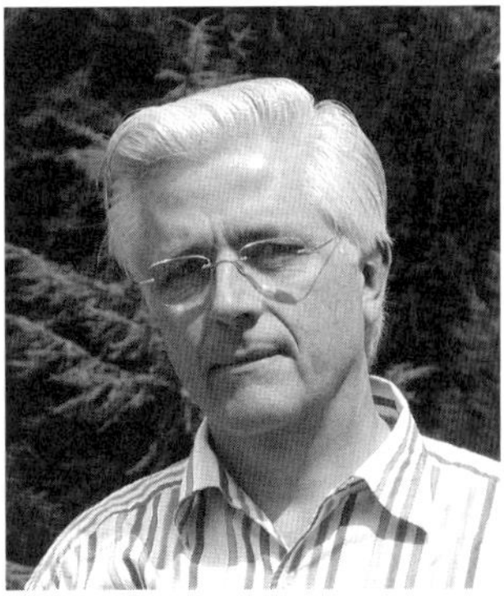

Dr. rer. nat. Markus Hansen
Schwachhauser-Heerstraße 268 a
28359 Bremen
Tel. 0421-239030, Fax 0421-249033
markus.hansen@dr-hansen.de
www.dr-hansen.de

Beinlängendifferenz – eine Endlosdiskussion?

Roland Reiner

Im Internet und im Dorn-Forum Nr. 4 ist zu verfolgen, wie kontrovers über die Erklärung von Beinlängendifferenzen diskutiert wird. Einem neutralen Beobachter drängt sich der Verdacht auf, dass sich ein Glaubenskrieg entwickelt. Dies führt zu einer Zersplitterung der Dorn-Bewegung – was sich bereits darin andeutet, dass von verschiedenen Ausbildern eigene Therapeutenlisten ins Internet gestellt werden. Dazu eine Anregung eines Dorn-Ausbilders, der versucht, das Thema unvoreingenommen und nüchtern zu betrachten.

Die Dorn-Methode ist eine Methode von einem medizinischen Laien für Laien. Ihre Wirksamkeit hat sie in vieltausendfachen Anwendungen bewiesen und steht außer Frage. Die Erklärung, dass der Oberschenkelhalskopf aus der Pfanne rutschen kann und wieder zurück in die richtige Lage geschoben werden muss, ist für das Verständnis eines Laien griffig und ausreichend. Wichtig für ihn ist: Es funktioniert, wie auch immer, und vor allem, dass eine Besserung bewirkt wird.

Für Fachkreise reicht diese schlichte Erklärung nicht aus. Darauf zu bestehen, birgt die Gefahr, dass die Dorn-Methode in Verruf gerät und die erklärende Person von Fachleuten als inkompetent angesehen wird. Zwei Gedanken dazu und ein Blick auf die grobe Skizze zeigen: Eine Beinlängendifferenz kann *nicht allein* über eine „herausgerutschte Hüfte" erklärt werden.

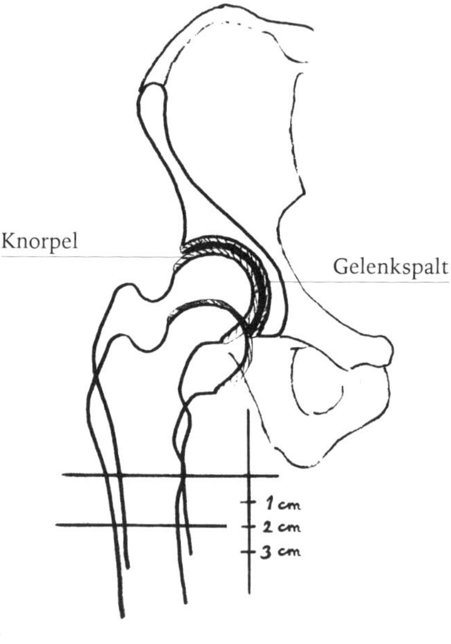

1. „Subluxation" wird in Medizin-Lexika beschrieben als „unvollständige Verrenkung, wobei die Gelenkflächen z.T. in Berührung bleiben". Eine Subluxation allein kann also kaum eine Beinlängendifferenz im Zentimeter-Bereich verursachen.
2. Die heutigen bildgebenden Verfahren sind so detailgetreu, dass bereits geringe Gelenkspalt-Veränderungen zu

erkennen sind. Eine Beinlängendifferenz im Zentimeter-Bereich durch ein verrutschtes Hüftgelenk „muss" damit nachweisbar sein.

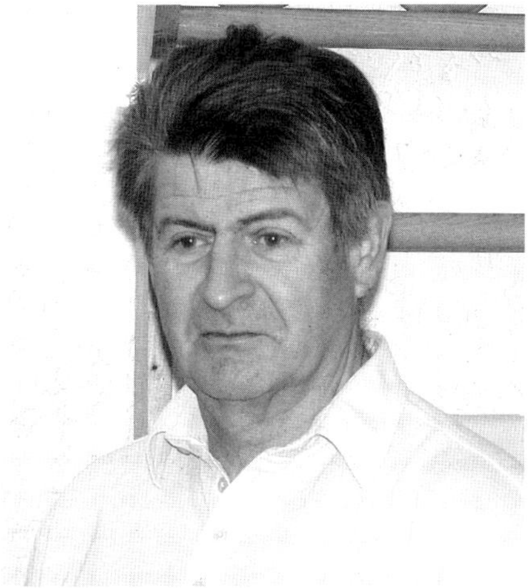

Ein Anliegen sollte es sein, die Diskussion nicht noch weiter anzuheizen. Notwendig ist vielmehr, dass die Diskutanten sachlich und emotionsfrei darüber *miteinander sprechen* und sich auf eine gemeinsame, logische und fundierte Erklärung für die Mechanismen bei der Beinlängenkorrektur mit der Dorn-Methode einigen. Vielleicht ist dies noch möglich. Denn in allen Beiträgen wird betont, dass die Dorn-Methode im Ganzen eine genial einfache und sehr wirksame manuelle Methode ist. Lediglich hinsichtlich der Ursache und damit auch hinsichtlich der Korrektur der Beinlängendifferenzen im Beckenbereich unterscheiden sich die Aussagen.

Das Ansehen und die Verbreitung der Methode wird durch ein gemeinsames Vorgehen mit einheitlichen, fachlich gesicherten Erklärungen mehr gefördert als durch den gegenseitigen Nachhilfeunterricht. Wieder zueinander zu finden und die Methode mit vereinten Kräften zu verbreiten, sollte das Ziel sein.

Die wertvolle Dorn-Methode hätte es verdient!

Roland Reiner
Dorn-Ausbilder
Tirolerweg 2
83671 Benediktbeuern
Tel. 08857-8243
Fax 8244
E-Mail: info@dornseminar.com
www.dornseminar.com

Die Dynamische Wirbelsäulentherapie nach Popp® (DWP) im Vergleich zur Dorn-Methode

Winfried Abt und Jürgen Reichold

Ich habe einen Gedanken gefunden, Govinda, den du wieder für Scherz oder für Narrheit halten wirst, der aber mein bester Gedanke ist. Er heißt:
von jeder Wahrheit ist das Gegenteil ebenso wahr!
Hermann Hesse, Siddharta

Was also ist „wahr"? Gibt es wirklich eine echte „Subluxation" des Hüftgelenks mit scheinbarer Verlängerung des Beines, Staudruck auf die Beckenstatik mit den entsprechenden Folgen?

Oder handelt es sich eventuell um einseitig veränderten Muskeltonus? Ein einseitig geschwächter Musculus gluteus maximus führt z.B. auf der schwachen Seite zu einem höher stehenden Becken. Ähnliches bewirkt eine Schwäche des Tensor fasciae latae. Die Frage ist, ob man besser über die Statik des knöchernen Gerüsts korrigiert, oder über Muskulatur, Sehnen und Bänder, oder energetisch?

Oder haben gar Herr Schümperli[1] und seine Getreuen mit ihrer Behauptung recht, Dorn, Popp, Osteopathie und andere manuelle Methoden seien reine Scheinbehandlungen, der wahre Grund allen Übels sei ein luxierter Atlas!

Wir sind ständig gefordert, unser Wissen zu überprüfen und gegebenenfalls anzupassen – uns selbst mit unseren Arbeitsweisen gelegentlich auf den Prüfstand zu stellen und therapeutische Scheuklappen abzulegen.

Manche von Ihnen haben die Dynamische Wirbelsäulentherapie nach Popp® ganz oder in Teilen bereits kennen gelernt. Bei speziellen DWP-Kursen, oder als „Dorn-Aufbaukurs".

Einige werden die DWP als konkurrierendes System empfinden – andere als eine Bereicherung der eigenen Arbeitsweise. Von einer Vermischung der Systeme (neudeutsch: „Verbesserung", „Modifizierung" o.Ä.) im Sinne einer „Dorn-X-Y-Methode" halten wir gar nichts, wohl aber von einer gegenseitigen Ergänzung.

Die Methode Dorn ist primär ein System der Hilfe zur Selbsthilfe und richtet sich im Ansatz an Laien.

Darüber hinaus gibt es sanfte Methoden, die sich an Therapeuten wenden und dort zum Einsatz kommen, wo schon aus juristischen Gründen für Laienbehandler die Grenzen erreicht sind.

1) René-Claudius Schümperli: „Krankheit, Schmerz, Invalidität, Degeneration, frühzeitiger Tod: Die Befreiung". ISBN: 2-88464-161-0, Éditions à la Carte, CH 3960 Sierre, www.edcarte.ch

Die Methode der „Dynamischen Wirbelsäulentherapie nach Popp® (DWP)“ ist im Grund- und Aufbaukurs auch Laienbehandlern zugänglich, der Prüfungs- und Zertifizierungskurs ist ausschließlich zugelassenen Therapeuten vorbehalten.

Es wird in kleinen Gruppen von circa zehn Personen ausgebildet, die Ausbildungsinhalte sind klar geregelt und bei allen zehn Ausbildern bundesweit gleich. Darauf legen wir im Sinne einer Qualitätssicherung großen Wert. Ein Lehrvideo steht ebenfalls zur Verfügung.

Entstehung der Methode

Die „Dynamische Wirbelsäulentherapie nach Popp®“ (DWP) ist eine sanfte manuelle Therapieform, die von Helga Popp, Heilpraktikerin, und Eberhard Popp, Masseur, begründet wurde. Mehrere Denkansätze und jahrelange Erfahrungen ließen die Methode nach und nach entstehen. In unzähligen Kursen vermittelten die Popps ihr Wissen anderen Therapeuten.

Die DWP geht ebenso wie die Dorn-Methode von der Annahme aus, dass Verschiebungen, Fehlstellungen oder Blockaden einzelner oder mehrerer Wirbel und/oder Gelenke für viele Schmerzzustände und Beschwerden verantwortlich sind.

Auch in der DWP werden diese Fehlstellungen oder Blockaden von Wirbeln und Gelenken korrigiert und eingerichtet und dadurch eine umfassende Heilwirkung auf den ganzen Organismus ausgelöst, die weit über den reinen Stütz- und Halteapparat hinausgeht.

Einige Aspekte der DWP ähneln der Methode Dorn, die Vorgehensweise äußert sich lediglich in anderen Techniken. Andere Aspekte unterscheiden sich grundlegend.

Das Kernstück der DWP ist die dreidimensionale Korrektur der Beckenstatik, also in der Vertikalebene (superior/inferior Verschiebung), Horizontalebene (anterior/posterior Abweichung) sowie in der Pfeilachse (Sagittalebene).

Die daraus entstandenen vielfältigen Korrekturvarianten werden von Behandlern wie von Patienten als besonders effektiv und nachhaltig wirkend empfunden.

Die dreidimensionale Beckenstatik erfordert allerdings ein hohes Fachwissen und gutes Fingerspitzengefühl. In den Kursen der ARGE DWP wird den Teilnehmern die nötige Kompetenz in Theorie und Praxis vermittelt.

Das Behandlungsprinzip

Nach unserer Meinung werden funktionelle Beinlängendifferenzen weniger durch eine Hüftgelenkssubluxation ausgelöst, sondern sind eher die Summe von verschiedenen einzelnen Fehlstellungen wie:

1. Verdrehungen,
2. Kippungen und
3. Blockaden der knöchernen Beckenanteile und der Beckengelenke.

Nach dem Prinzip: Überprüfung – Korrektur – Kontrolle der Korrektur werden untersucht und behandelt:

- Beinlängendifferenzen
- Vertikale u. horizontale Beckenschiefstände
- Blockaden der Iliosakralgelenke (Kreuzbein-Darmbeingelenke)
- Kreuzbeintorsionen (Verdrehungen)

- Beckenkippstellungen in Vorschreit- bzw. Rückschreitstellung
- Beckentorsionen (Innen- u. Außenverdrehungen des Iliums)
- Symphysenstabilisierung

Im Anschluss an diese Arbeit erfolgt die Untersuchung der Wirbelsäule in drei Abschnitten:

- Bereich der Lendenwirbelsäule (LWS)
- Bereich der Brustwirbelsäule (BWS)
- Bereich der Halswirbelsäule (HWS)

Der Therapeut tastet die Wirbelsäule beidseits der Dornfortsätze ab, etwa in gleicher Weise wie bei der Methode Dorn. Wenn wir eine verdächtige Stelle ertasten *und* der Patient gleichzeitig ein Schmerzgefühl bekundet, gehen wir von der Annahme einer korrekturbedürftigen Wirbelfehlstellung aus.

Das Schmerzempfinden – von manchen Menschen auch nur als Unbehagen bezeichnet – wird nach unserer Meinung von der an Dorn- und Querfortsätzen ansetzenden Muskulatur ausgelöst, die sich auf der einen Seite verkürzt, auf der anderen Seite etwas gedehnt hat.

Der DWP-Therapeut „irritiert" die kontrahierten Muskelfasern im Bereich des Schmerzpunktes durch leichten Fingerdruck und löst dadurch die „Bremse". Gleichzeitig führt der Patient eine gezielte Bewegung unter Anleitung des Therapeuten aus, wodurch die gedehnte Muskulatur auf der Gegenseite dem verschobenen Wirbel die Möglichkeit gibt, in die ursprüngliche richtige Lage zu „rutschen".

Im LWS-Bereich führt der Patient im Stehen kreisförmige Beckenbewegungen oder Kippbewegungen (vor und zurück) aus, oder führt mit dem angewinkelten Bein der Gegenseite eine Auswärtsbewegung durch.

Die Korrektur erfolgt also durch den Patienten selbst. Es gibt keinen aktiven Druck des Therapeuten gegen Dorn- oder Querfortsätze.

Die nachstehende Zeichnung versucht das zu verdeutlichen.

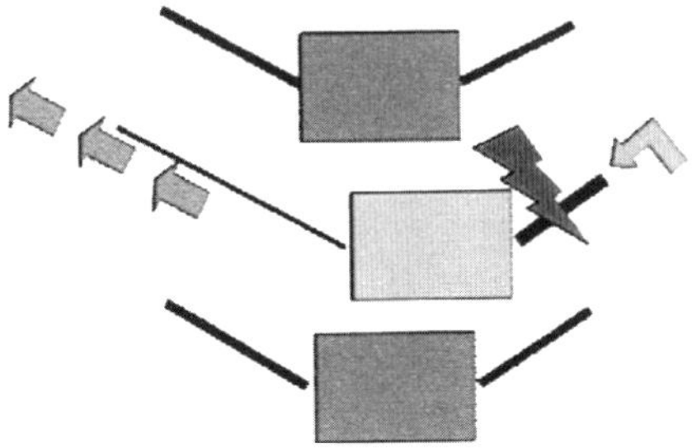

Bei einer Wirbelkorrektur im BWS-Bereich drückt der Patient den angewinkelten Arm der Gegenseite gegen den Widerstand des Therapeuten nach außen, oder er führt schlagähnliche Armbewegungen aus. Es sind grundsätzlich immer verschiedene Bewegungs- und Therapiemuster möglich.

Zur Beurteilung u. Behandlung der Halswirbelsäule liegt der Patient in entspannter Rückenlage. Der Behandler tastet paravertebral beidseitig die Dornfortsätze in der tastbaren „Rinne" der HWS ab. Hier wird die dynamische Bewegung für die Korrektur vom Behandler selbst ausgeführt, während der Patient passiv und möglichst entspannt liegen bleibt. Ein Finger des Behandlers liegt auf dem gefundenen, schmerzhaften Punkt, mit der anderen Hand werden ganz leichte, kleine Wippbewegungen des Kopfes ausgeführt, die Impulse erfolgen vom Hinterhaupt aus.

Die DWP schließt auch eine Überprüfung und gegebenenfalls Korrektur der Schlüsselbeingelenke, der ersten Rippe und der Arm- und Bein-Gelenke ein. Allein im Schulter-/Arm-Bereich kennt die DWP® bis zu zehn verschiedene Korrekturtechniken.

Je nach ermitteltem Korrekturbedarf erhält der Patient „Hausaufgaben", wie man sie auch bei einer guten Dorn-Therapie findet.

Wichtig ist auch, muskuläre Dysbalancen durch gezielte Dehn- oder Kräftigungsübungen und über Reflexaktivierung (Chapmann-Reflexe oder Biomechanische Muskelstimulation) zu stabilisieren, um erneuten Wirbelblockaden vorzubeugen.

Das Vermeiden von falschen Haltungs- u. Bewegungsabläufen im Alltag muss besprochen werden. Hier sollte insbesondere auf den Ausgleich stundenlanger Computerarbeit geachtet werden. Ein gesundes Maß an Bewegung ist notwendig für einen schmerzfreien Rücken.

Fazit:

Die Dynamische Wirbelsäulentherapie nach Popp® ist eine sanfte, sehr differenzierte manualtherapeutische Möglichkeit, mit der ein Behandler bei seinen Patienten/innen in relativ wenigen Behandlungsfolgen eine deutliche Besserung erreichen kann.

HP Winfried Abt
Koordinator der ARGE Popp,
DWP-Ausbilder,
Sportdozent an der
Pädagogischen Hochschule Weingarten
Oberer Kirchberg 29
88273 Fronhofen
Tel. 07505 / 95 62 86
Fax 07505 / 95 62 82
E-Mail: win.abt@online.de
www.theravertebra.de

HP Jürgen Reichold,
Dorn-und DWP-Ausbilder,
Kinesiologie-Ausbilder,
Dozent an verschiedenen HP-Schulen
Elisabethenstraße 30
64283 Darmstadt
Tel. 06151 / 99 96 50
Fax 06151 / 99 96 51
E-Mail: info@naturheilpraxis-reichold.de
www.naturheilpraxis-reichold.de

www.dw-popp.de

Gedanken zu einem zukünftigen Gesundheitssystem

am Beispiel chronischer Rücken- und Gelenks-Probleme

Helmuth Koch

Staatliche Systeme sind geschaffen, um den Menschen dieses Staates ein Leben in relativer Freiheit, Sicherheit, ausreichender Versorgung und Menschlichkeit zu ermöglichen. Gesundheit ist allerdings in erster Linie ein persönlicher Bereich jedes Einzelnen. Gesundheit ist mit Selbstverantwortung verbunden. Sie liegt größtenteils in der Verantwortung des Einzelnen. Sie ist die Folge des Tuns jedes Einzelnen: Welche Nahrung nehme ich regelmäßig zu mir? Trinke ich genügend Wasser? Vermeide ich Suchtmittel – Alkohol und Rauchen, Drogen usw.? Nehme ich genügend Vitamine und Spurenelemente zu mir? Bewege und belaste ich meinen Körper regelmäßig, um einen gesunden „Bewegungsapparat" zu haben? Nutze ich meine Ruhephasen zur Regeneration? Liebe ich meine Arbeit und meine Mitmenschen ...?

Natürlich gibt es auch Aufgaben, die nur der Staat erfüllen kann: Wasserqualität, Luftreinheit, landwirtschaftliche Bodengesundheit, Notfall-Medizin, Rettungswesen, usw.

Hat ein Mensch sich durch eigene Fehler krank gemacht – ich meine die chronisch Kranken – dann ist es doch unlogisch, dass der Staat dieses Fehlverhalten mit großem Aufwand wieder korrigieren will. Wie wir heute sehen, funktioniert das auch nicht. Genau hier sollte die Erziehung zur Selbstverantwortung einsetzen: Indem der Kranke seine Arzt-, Krankenhaus-, Kur- und Medikamenten-Rechnungen selbst bezahlen muss, um dann bei seiner Krankenkasse eine teilweise Rückerstattung zu beantragen. Genau so, wie es heute bei den privaten Krankenversicherungen üblich ist.

Die ersten Schritte zu einem solch wahren menschlichen System, in dem langfristig Krankheiten zunehmend seltener vorkommen, könnten folgendermaßen aussehen:

- Zunächst erfolgt die Entmachtung der Krankenkassen durch die Aufhebung der „allgemeinen Krankenversicherungspflicht" seitens des Gesetzgebers. So kann sich jeder versichern, wie er will – oder nicht. Zum Beispiel könnte man nur das maximal ungünstigste Krankheitsrisiko versichern.
- Dann wird das private Liquidationssystem eingeführt. Jeder Patient erhält vom Arzt, Krankenhaus, Kurheim, Apotheker usw. eine Rechnung, die er selbst zu zahlen hat. Die Rechnung kann dann bei der Krankenkasse eingereicht werden zur teilweisen Rückerstattung.
- Eine solche Maßname würde schnell zu einer Kosteneinsparung im Ge-

sundheitssystem führen. Außerdem käme es auch zu einer „Gesundschrumpfung" im Bereich der „Gesundheitsanbieter". Nur die Ärzte, Krankenhäuser, Kurheime, Apotheken usw., die das Beste für die Gesundung ihrer Patienten tun, werden sich behaupten können.

- Es ist dann keine Regulierung des Medikamenten-Marktes notwendig. Es setzt sich dann automatisch nur das durch, was wirklich und ohne Nebenwirkungen gesund macht. Nur die Heilmethoden und Medikamente, die nach den Gesetzen der Natur wirken, werden sich durchsetzen. Die Natur akzeptiert keine Nebenwirkungen!
- Auch in der Forschung ist sehr viel Geld zu sparen. Grundsätzlich sollte das bisherige Forschungsziel, „wie Krankheiten bekämpft werden können", infrage gestellt werden. Das neue Ziel der Forschung sollte lauten: Wie die NATUR Gesundheit erhält!
- Die höchsten Werte einer solchen neuen Medizin sind dann: LIEBE – WEISHEIT – VERTRAUEN in die Selbstheilungsfähigkeiten. Es wird dann auch akzeptiert werden, dass der Tod zum Leben gehört und das Leben ewig ist.
- Sport bekommt einen höheren Stellenwert – in der Schule, aber auch im Kindergarten und im Altersheim, in den Universitäten und Berufsschulen. Ein gesunder, starker Bewegungsapparat schützt vor vielen chronischen Erkrankungen.
- Von der Ernährungsindustrie werden nur naturnahe, gesunde Nahrungsmittel gefordert. Alle anderen Nahrungsmittel werden mit hohen Steuern belegt – zum Ausgleich der Schäden, die sie verursachen. Eine ausreichende Versorgung mit natürlichen Vitaminen und Spurenelementen ist wichtige Basis für die Zellen-Gesundheit. Auch Suchtmittel – Alkohol, Rauchwaren, Drogen usw. – werden mit sehr hohen Steuern belegt, um die Folgekosten zu decken.
- Ärzte, Krankenschwestern und Pflegekräfte sind wieder in erster Linie mitfühlende Menschen, die die Kranken liebevoll begleiten, weil sie ihre wichtigsten „Kunden" sind. Das ärztliche Spezialistentum wird reduziert zugunsten der Allgemeinmediziner.

Die gewaltigen Kosten, die heute durch die weit verbreiteten chronischen Probleme an der Wirbelsäule und den Gelenken entstehen, müssen stark reduziert werden. Das ist möglich – durch die Anwendung der sehr einfachen Behandlungs- und Selbsthilfemethode nach Dorn. Diejenigen, die seit 15 Jahren diese Methode anwenden, haben schon vielen Menschen mit chronischen Rückenschmerzen und Gelenkbeschwerden zur Heilung verholfen. Und immer mehr Betroffene können sich mit der Dorn-Methode selbst helfen, ihre Rückenprobleme zu beseitigen.

Aktuell zeigt die „Gerac-Studie"[1] die Unfähigkeit der Schulmedizin bei chronischen Kreuz- bzw. Knieschmerzen. Die Dorn-Methode hat bei diesen Sympto-

1) Siehe „Der Spiegel", 44/2004, S. 196–198.

men weit über 90 Prozent langfristige Heilungserfolge.

Die Dorn-Methode ist eine sehr einfache, manuelle Behandlungsart und Selbsthilfe, die keine Medikamente oder Hilfsgeräte braucht. Sie wurde von einem Bauern aus dem Allgäu vor ca. 30 Jahren entwickelt: Dieter Dorn. Er hat sich nun als Rentner zurückgezogen, aber seine Schüler – ca. 1100 Dorn-Behandler und 100 Dorn-Lehrer – setzen sein Werk fort.

Sehr häufig kann die Dorn-Methode Menschen jeden Alters mit wenigen Behandlungen von ihren Leiden befreien. Und wenn die Betroffenen ihre einfachen Selbsthilfeübungen regelmäßig machen, ist dieser Behandlungserfolg ein dauerhafter.

Die Dorn-Methode ist völlig ungefährlich und sehr leicht zu erlernen. Man braucht lediglich gefühlvolle Hände und Mitgefühl.

Das Grundprinzip der Dorn-Methode ist: Das Knochengerüst mit den vielen Gelenken und Knochen wird auf eine sanfte Art in die Ordnung zurückgeschoben. Sehr viele Krankheiten und Schmerzzustände sind nur auf die – durch Fehlhaltungen – verschobenen Gelenke und Knochen im menschlichen Körper zurückzuführen. Durch spezielle, einfache Selbstübungen kann dann fast jeder die Ordnung im eigenen Knochensystem aufrechterhalten. Der Autor dieses Aufsatzes ist – aufgrund seiner 15-jährigen Erfahrung – fest davon überzeugt: Mit der Dorn-Methode könnten mit sehr geringem finanziellen Aufwand Millionen von Menschen von ihren Rückenproblemen geheilt werden.

Man muss den Menschen nur sagen und zeigen, wie einfach und ungefährlich Heilung sein kann.

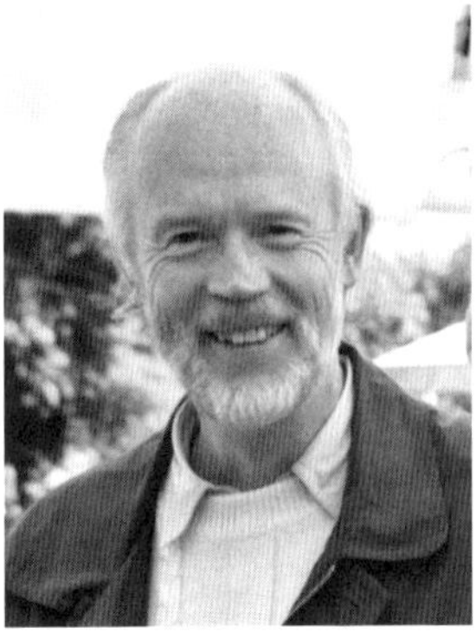

Helmuth Koch, Heilpraktiker
Webergasse 13, 88131 Lindau
Tel. 08382-23319
E-Mail: info@dornmethode.com

Aufbruch zur Gesundung durch ganzheitlich-biologische Medizin

Dr. med. Ralf Oettmeier

Deutschland steckt in der Krise. Ökonomisch liegt Deutschland gemäß führender Wirtschaftsinstitute weit hinter den USA und dem Durchschnitt der EU. Und wie stellt sich die Situation im Gesundheitswesen dar? Laut WHO-Studie zur Effizienz der Gesundheitssysteme von 2003 erreicht Deutschland nur Platz 25. Und dabei haben wir in Europa die meisten Ärzte und Klinikbetten pro Einwohner, die höchsten Arzneimittel- und Behandlungskosten pro Kopf der Bevölkerung, die längsten Ausbildungszeiten für Mediziner. Selbst die Vielzahl deutscher Arzneimittelhersteller kann nicht über den Mangel an Effizienz in unserem Gesundheitswesen hinwegtäuschen. Im Gegenteil: Unser Volk wird immer kränker. Noch nie war der Anteil an Frühinvalidisierungen so hoch, noch nie hatten wir eine so hohe Morbidität an chronischen Krankheiten und Krebs. Noch nie waren so viele Reglementierungen im Gesundheitswesen wirksam: Die Bürokratie in Krankenhäusern und Praxen hat ein Ausmaß angenommen, das kaum noch Zeit für den Patienten lässt.

Das Delegieren der Verantwortung für Gesundheitsfragen allein an Mediziner und Krankenhäuser kann als gescheitert betrachtet werden. Gerade hierdurch sind wir erst in die aktuelle Kostenspirale hineingekommen. Durch die alleinige Kopplung an den Wohlstand hat sich eine Art Service- oder Dienstleistungssystem für Krankheit entwickelt, ausgestattet mit allen hierfür notwendigen Interessengruppen und viel Profitstreben.

Betrachtet man die Ganzheit der Sozialökonomie, an welche unmittelbar auch das Sozialsystem geknüpft ist, so

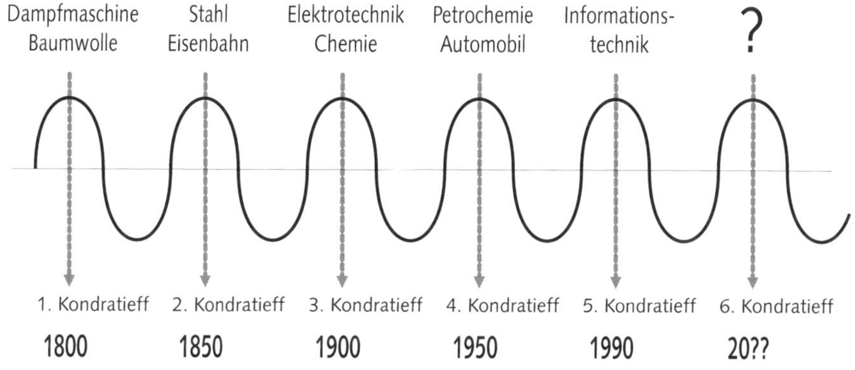

Die langen Wellen der Konjunktur und ihre Basisinnovationen

befinden wir uns gegenwärtig in der Abwärtsphase des 5. Kondratieff[1].

Rein ökonomisch betrachtet kann sich kein Staat langfristig eine derartige Steuer- und Abgabenlast für Krankheit leisten. Auf Dauer ist die Vernichtung unserer natürlichen Ressourcen, das Leben und Ernähren entgegen den Naturgesetzen nicht akzeptabel. Nach Nefiodow[2] wird es zu einer Umbesinnung auf Ganzheitlichkeit, auf natürliche Arbeits- und Lebensbedingungen und insbesondere die psychologische Harmonisierung und damit Entfaltung kommen. Das entspricht einem Paradigmenwechsel im Gesundheitssystem.

Jeder Konjunkturzyklus braucht eine so genannte *Basisinnovation*, welche vorhandene Strukturen deutlich erweitert, viele Menschen einbindet und damit Arbeitsplätze und Wohlstand schafft. Und eine derartige Innovation steht im Gesundheitssystem an.

Im klaren Gegensatz zum bisherigen „Gesundheitssystem", wo die medizinische Kompetenz im Wesentlichen Ärzten und angeschlossenen Therapeuten zukommt, und diese eine kostenintensive Apparate- und Spezialmedizin in den Mittelpunkt rücken, muss dabei in Zukunft der *Vorbeugung von Erkrankungen und Beratung zur Selbsthilfe* eine *entscheidende Basisfunktion* zukommen. Der Bürger soll mittels qualifizierter Beratung Kompetenz in gesundheitlichen Fragen erlangen und wesentliche Zusammenhänge der Krankheitsverursachung kennen lernen. Der Eigenverantwortung in gesundheitlichen Fragen muss eine aktive Rolle eingeräumt werden. Bei gesundheitlichen Störungen sollten Wege der einfachen, aber wirksamen Selbsthilfe durch flächendeckende Angebote an Beratung und Kleintests zur biologischen Basismedizin aufgezeigt werden.

Perspektivisch sollten kranke Menschen zuerst den Nachweis zu Verständnis und Anwendung der biologischen Basismedizin erbringen, ehe sie überhaupt spezieller medizinischer Behandlungen zugänglich werden. Der nunmehr bewusste und eigenverantwortliche Bürger wird und kann auf diese Weise seltener krank werden. Es wird zu einer drastischen finanziellen Entlastung unserer Versicherungssysteme kommen. Der ganzheitlich arbeitende Therapeut wird hierdurch erheblich von zeitraubender Routine in Gesundheitsmotivation und -beratung entlastet und kann sich mit mehr Zeit und Aufmerksamkeit der hochqualifizierten biologischen Regulationsmedizin zuwenden.

1) Nikolai Dimitriev Kondratieff, 1892-1938, russischer Volkswirtschaftler. Er war der Meinung, lange Wellen entspringen dem Wesen der kapitalistischen Wirtschaft, das Geld fließe dorthin, wo sich am meisten verdienen lasse und wo die „Produktionskosten in ihrem real-physischen Ausdruck" sinken, weil dort ein neuer „Fonds langfristiger Kapitalgüter" die Produktivität erhöht und für Arbeit und neuen Wohlstand sorgt. Damit sagte er voraus, dass die wirtschaftliche Depression nach dem 1. Weltkrieg nicht zu einem Zusammenbruch des Kapitalismus führen würde, sondern nach einiger Zeit wieder zu Prosperität. 1930 wurde er verhaftet, da Stalin seine Theorie als konterrevolutionär ansah, 1938 wurde er zum Tode verurteilt und erschossen.

2) Leo A. Nefiodow ist einer der bekanntesten Vertreter der Theorie der langen Wellen in der Wirtschaftsgeschichte und Autor von über 70 Büchern, wie z.B.: Der sechste Kondratieff. Rhein-Sieg Verlag, St. Augustin 1996.

Beispielhaft sei die Checkliste bei Prophylaxe und Therapie des vom ProLeben-Medizin Verbund propagierten Gesundheitssystems angegeben:

1. **Biologische Basismedizin** (erbracht durch qualifizierte Krankenschwester, assoziiertem Gesundheitsberater, Heilpraktiker, Apotheker, Physiotherapeut, in Eigenverantwortung)
   a) Wohnbiologie
   b) Gesunde Esskultur
   c) Allgemeine Entgiftung
   d) Allgemeine Entsäuerung
   e) Allgemeine Energieanregung
   f) Basisversorgung Nahrungsergänzungsmittel
   g) Natürliche Hausmittel und Hausapotheke
   h) Gesunde Bewegung und Freizeitsport, Dorn und Breuß u.A.
   i) Asiatische Gesundheitstechniken (z.B. Ayurveda, Tai-Chi, Yoga u.a.)
   j) Grundsätze Stressabbau und Entspannungsverfahren
   k) Glaube, Gebet, Seelsorge, gesellschaftliche Integration

2. **Biologische Regulationsmedizin** (primär), (qualifizierter biologischer Arzt, Zahnarzt, Physiotherapeut, Heilpraktiker)
   a) Ergänzende Diagnostik auf allen Körperebenen
   b) Wichtige Krankheitsursachen beseitigen
   c) Gezielte Ausleitung und Entgiftung
   d) Typgerechte Ernährung
   e) Spezielle Energieanregung
   f) Orthomolekulare Therapie
   g) Immunmodulation und -stimulation
   h) Biologische Schmerz- und Krebstherapie
   i) Ganzheitliche Physiotherapie, manuelle Medizin, Osteopathie
   j) Naturheilkundliche Arzneitherapie
   k) Homöopathie
   l) Spezielle Psychoharmonisierung

3. **Orthodoxe Schulmedizin** (komplementär)
   a) Spezialdiagnostik beim Vorliegen therapeutischer Konsequenzen
   b) Notfallmedizin
   c) Spezielle Labordiagnostik
   d) Pharmaka beim Versagen biologischer Verfahren
   e) Notwendige invasive bzw. operative Interventionen

Die Vision für die baldige Zukunft, für das Zeitalter des 6. Kontradieff liegt bereits klar vor Augen: Eine menschennahe Medizin wird es sein; eine Medizin, die naturgesetzlich denkt und arbeitet; ein Sozialsystem, welches Vorbeugung und Gesundheitsengagement fördert und die Eigenverantwortung belohnt.

Die biologische Medizin kann aber nur zur Basismedizin werden, wenn es gelingt, das Wissen über naturgemäße Lebensweise in jede Schule, jeden Betrieb und jede Familie zu tragen.

Mit diesem Ziel ist bei uns die „NATÜRLICH-ProLeben"-Vision entstanden zum Aufbau eines Netzwerkes kompetenter und qualitätsgeprüfter Vertreter der ganzheitlich-biologischen Medizin, wo jeder diesbezüglich interessierte Bürger schnellen Zugriff findet und in die Lage versetzt wird, zu wirkungsvollem Wissen über Krankheitsvorbeugung und Wiedererlangung der Gesundheit mit naturgesetzlichen Mitteln zu gelangen.

Dr. med. Ralf Oettmeier
Chefarzt der Klinik ProLeben,
Gartenweg 6, 07973 Greiz
Tel. 03661-689870
Fax 03661-689872
E-Mail: Klinik@ProLeben-Greiz.com
www.ProLeben.de

Meinungen zu Kondratieff:

Die CDU-Vorsitzende Angela Merkel sagte in einem Interview (Der Spiegel 26/2004, S. 36):

„Der Theorie des russischen Ökonomen Nikolai Kondratieff zufolge entwickelt sich die Wirtschaft in langen Zyklen, an deren Beginn grundlegende technische Umwälzungen stehen. Diese bewirken einen ökonomischen Schub, der gesellschaftliche und politische Veränderungen provoziert. Die Politik kann dabei helfen, diesen Prozess so zu gestalten, dass sich die wirtschaftlichen Triebkräfte gut entfalten können. …

Wir müssen uns mit den langen Wellen der Wirtschaft entwickeln. Wer diese Wellen blockiert oder abbremst, erntet das, was wir derzeit alle beklagen: Massenarbeitslosigkeit."

Ein aktuelles Buch über Kondratieff stammt von Erik Händeler („Die Geschichte der Zukunft", Brendow Verlag, Moers, ISBN 3-87067-963-8). Bei einer Begegnung des Autors mit Angela Merkel bestätigte sie, dass sie sein Buch über Kondratieff gelesen habe, dass sie die Analyse ausgezeichnet fände, aber nicht in jeder Prognose mit dem Buch übereinstimme.

Dazu der Kommentar von Erik Händeler: „Kein Wunder: Dann würde sie in der Gesundheitspolitik nicht auf eine Kopfpauschale setzen, sondern auf ein Anreizsystem der Gesunderhaltung."

Sinnvoller Geräteeinsatz

Einsatz der hhp-Massageliege vor der Dorn-Behandlung

Walter Funk

In meiner Naturheilpraxis führe ich hauptsächlich Wirbelsäulen- und Gelenkbehandlungen nach der Dorn-Methode durch. Bei der Behandlung meiner Patienten stelle ich oft eine starke muskuläre Verspannung fest. Meistens sind es die Muskelgruppen im Gesäß- und Schulter/Nackenbereich. Viele Patienten haben schon monatelange, manche sogar jahrelange Beschwerden.

Solche Patienten habe ich früher vor der Dorn-Behandlung mit der Breuß-Massage behandelt. Ich stellte aber fest, dass diese Massage vor allem bei männlichen Patienten mit viel Muskelmasse nicht ausreicht, um die anschließende Wirbelkorrektur zu erleichtern.

Was also tun, wenn bei einem athletischen Patienten noch nicht einmal die Dornfortsätze fühlbar sind? Als ich meine eigenen Daumen spürte, überdachte ich meinen Behandlungsablauf.

Heute lege ich Problempatienten – gestresste junge Mütter, abgehetzte Berufstätige oder Muskelpakete – zuerst auf die hhp-Massageliege mit Infrarotkissen für Rücken und Beine. Die oszillierende Massage bereitet meine Patienten optimal auf die Dorn-Behandlung vor. Sie fühlen sich entspannt und gut durchblutet und der Muskeltonus wird verringert. Danach kann ich die Dorn-Behandlung effizienter einsetzen und die Breuß-Massage bildet den wohltuenden Abschluss.

Stelle ich fest, dass der Patient – immer noch – starke muskuläre Verspannungen hat, empfehle ich ihm zweimal wöchentlich eine 30-minütige Massagebehandlung auf der hhp-Massageliege. Das Massageprogramm wähle ich entsprechend seinem Beschwerdebild aus.

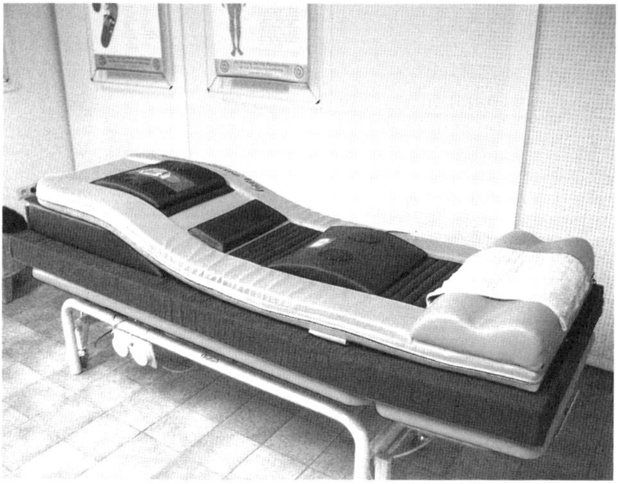

hhp-Massageliege

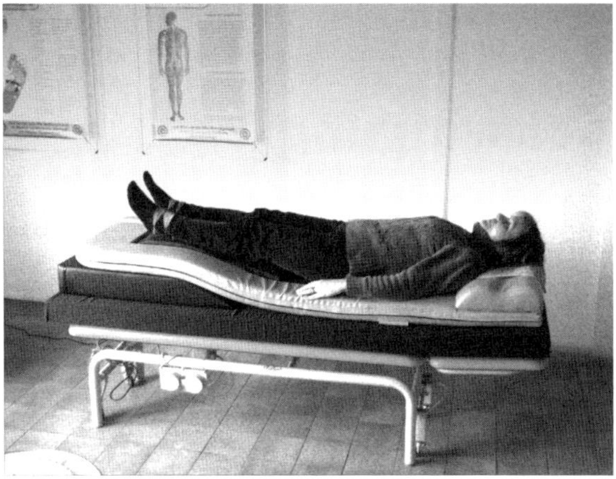

Es können neun medizinische Programme vorgewählt werden, z. B.

- Programm 1: Für die Auflösung von Verspannungen und Myogelosen im Rücken
- Programm 2: Bei Bandscheiben- und Ischiasbeschwerden, Hexenschuss
- Programm 3: Bei Kopf- und Migräneschmerzen, Nackenverspannungen
- Programm 4: Bei Arthrose und Rheuma, Gelenkschmerzen

Die Vorbehandlung auf der hhp-Massageliege hat folgende Vorteile:

a) Der Patient fühlt sich durch die Wärme- und Massagebehandlung angenehm locker und entspannt – und genauso fühlt sich seine Rückenmuskulatur an. Ich komme tiefer an seine Dornfortsätze und kann mit weniger Krafteinsatz verschobene Wirbel richten. – Meine Daumen danken es mir.

b) Der Patient hat vor Beginn der Dorn-Behandlung etwas Zeit für sich alleine und kommt zur Ruhe.

c) Ältere Patienten kommen oft mit einer Begleitperson. Diesen Begleitern biete ich 30 Minuten auf der hhp-Massageliege an. Das wird freudig angenommen und als sehr wohltuend empfunden. Mir fällt auf, dass die Begleitpersonen wechseln, damit jeder in der Familie die hhp-Massageliege genießen kann.

Meine persönliche Erfahrung und die positive, freudige Rückmeldung meiner Patienten waren der Grund für diesen Erfahrungsbericht. Ich glaube, jeder Dorn-Therapeut möchte seine Daumen schonen – mit der hhp-Massageliege bietet sich eine Möglichkeit.

Rückfragen per E-Mail beantworte ich gerne.

Naturheilpraxis
Walter Funk
Heilpraktiker und Dornausbilder
Alsbacher Str. 4
64404 Bickenbach
Tel. 06257-69567
Fax 69568
E-Mail: funkdok@t-online.de
www.funkdok.de

Nichts lockert so gut wie Schwingung

Der Bioswing-Stab Propriomed des Dr. Rašev

Franz Josef Neffe

Findige Dorn-Therapeuten geben inzwischen ihren Patienten den Bioswing-Stab „Propriomed" zum Lockern der Muskulatur. Nichts lockert nämlich so gut dosierbar (hier 2,5–7,5 Hertz), tief greifend und umfassend wie Schwingung. Da werden Muskeln angesprochen, die bei unseren einseitigen, monotonen Alltagsverrichtungen kaum noch betätigt werden; Schwingung erfasst alles.

Die Dorn-Methode funktioniert gewaltfrei, weil nach Dorn für die präzise Wirbelkorrektur erst einmal die Muskeln gelockert werden. Der Behandler massiert und drückt die harten Muskeln weich. Das kostet natürlich Kraft, und bei mehr Patienten verwendet D. Dorn zu seiner Entlastung einen vibrierenden „Mobilisator". Das ist der einzige Teil der Dorn-Behandlung, bei dem der Patient passiv bleibt – der Dorn-Patient macht ja bei der Behandlung ansonsten so viel wie möglich selbst.

Dank Bioswing-Stab „Propriomed" kann der Patient nun auch die Lockerung seiner Muskulatur selbst bewerkstelligen und zugleich ein optimales Aufbautraining für seine Muskeln betreiben. Schwingung sorgt nämlich als physikalisches Verfahren für gleichmäßige Beanspruchung aller Muskeln. Bei herkömmlichen Geräten wie z.B. dem Thera-Band wird hingegen immer nur eine Muskelgruppe trainiert und die jeweils andere gehemmt.

In Reha-Fachkreisen ist das „Propriomed" seit Jahren als effektivstes Trainingsmittel hoch geschätzt. *„Propriozeptoren"* heißen die Nervenenden an den Muskeln, über die die Feinmotorik des Bewegungsapparates reguliert werden soll. Die Propriozeptoren melden dem Gehirn z.B., ob das Bein gebeugt oder gestreckt ist. Viele solcher Propriozeptoren sitzen an den kleinen Muskeln, welche von einem Wirbel zum nächsten gehen, und bekommen kaum etwas zu tun. Gerade diese kleinen Muskeln an der Wirbelsäule werden durch monotonen, einseitigen Lebensstil kaum trainiert, und in der Folge werden die großen Muskeln zu stark und einseitig belastet. Das wirkt sich sehr ungünstig auf die Bandscheiben und das Gesamtsystem aus.

Muskeltraining ist nicht Zentnerstemmen; es geht um viele kleine Muskeln, die immer wieder fein stimuliert werden müssen, damit wir insgesamt fit bleiben. Diese kleinen Muskeln werden schon dadurch stark, dass der Körper den Schwingungen des Propriomeds standhält. Die dosierten rhythmischen Reize dieses Bioswing-Stabs aktivieren die dynamisch arbeitenden synergetischen Muskelgruppen. Dadurch werden auch die Reaktion und die Haltefunktion verbessert. Zugleich wird die Muskulatur der Arme, Schultern, Wirbelsäule und zum Teil auch der Beine gekräftigt. Nach längerem Einsatz verbessert sich dauerhaft die Elastizität des Bindegewebes. Da es zu sofort spürbarer Lockerung, Verbesserung von Atmung und Durchblutung kommt, wird der Bioswing-Stab längst auch von Bürotätigen, Zahnärzten und generell Berufstätigen mit ungünstigen körperlichen Belastungen sehr effektiv genutzt. Man kann die 2-Minuten-Übung auch im Anzug machen. Mit fünf verschiedenen Längen (100–190 cm) des Propriomeds kann ein Frequenzband von 2,5–7,5 Hertz abgedeckt werden. Die Handhabung ist einfach, es gibt eine Übungsanleitung und ich berate gegebenenfalls Interessierte gern.

Aus: Franz Josef Neffe: 2. Selbsthilfe-Kalender der Dorn-Therapie 2004

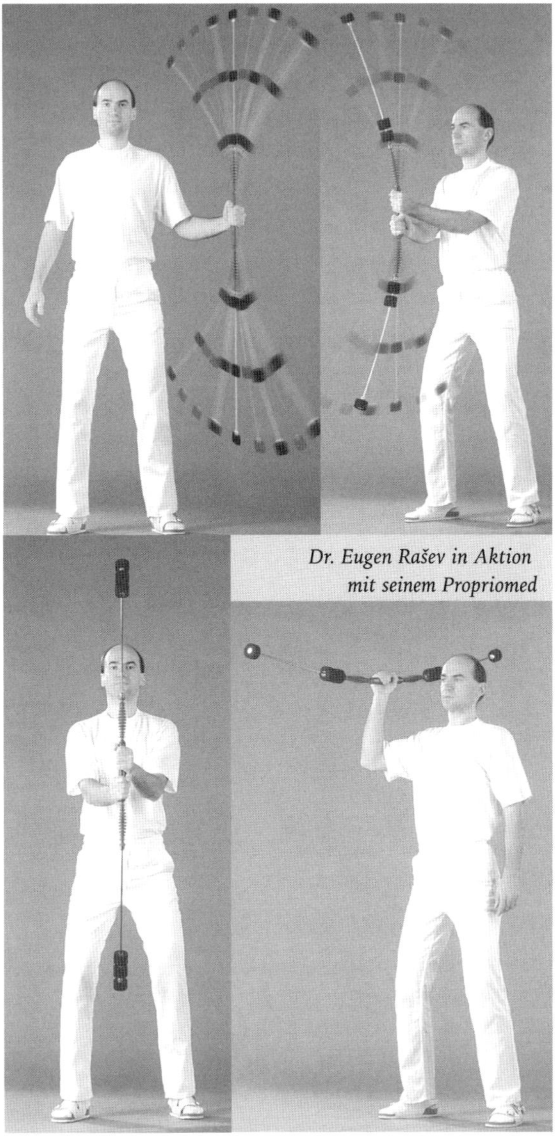

Dr. Eugen Rašev in Aktion mit seinem Propriomed

Franz Josef Neffe, Original Dorn-Ausbildung, Webergasse 10, 89284 Pfaffenhofen-Beuren, Tel./Fax 07302-5580,
E-Mail: fjneffe@online.de, www.fjneffe.de

Die Propriomeds gibt es in den Größen 100, 130, 150, 170, 190 cm, Gewicht zwischen 520 und 1380 g. Sie kosten zwischen 158 und 265 Euro + MwSt. Erhältlich sind die Stäbe direkt bei Franz Josef Neffe.

Die „Krüzbank" für die Rückenpflege

Franz Josef Neffe

Anlässlich meines Vortrags über die Dorn-Methode an der Fachhochschule Stralsund lernte ich den Tischler Jörg Albert Klingenberg und seine Frau Ilona kennen. Sie haben Dorn und Breuß beim Heilpraktiker Uwe Tiemann in der Hansestadt gelernt. J. A. Klingenberg ist ein freundlicher, dem Leben zugewandter Mensch, und dieser Zuwendung zum Leben hat er bzw. haben wir eine sehr interessante, hilfreiche Erfindung für die Rückenpflege zu verdanken: die Krüzbank.

Die Krüzbank ist kein „theoretisches Konstrukt", sondern mit ihr hat der Handwerker Klingenberg seine eigenen massiven Rückenprobleme gelöst. Wie Dieter Dorn hat er sich dazu in die Sachlage eingefühlt. Statt Symptome zu bekämpfen hat er sich überlegt, wie er eine gesunde Entwicklung begünstigen und ihr dienen kann. Wie Dorn hat er sich im Grunde gefragt: „Was täten meine Wirbel selbst, wenn sie könnten?" So musste er logischerweise merken, wie gut es einem krumm gearbeiteten Rücken tut, sich ohne Kraftanstrengung zu recken und zu strecken. Dafür braucht der geplagte Rücken im Grunde nur eine passend gewölbte Unterlage, auf der er loslassen und sich entspannen kann und dabei gleichmäßig leicht gestreckt wird.

Wenn wir uns bewusst machen, dass die allermeisten Rückenprobleme mit permanenten ungleichen Belastungen zusammenhängen, erkennen wir, welche Wohltat es sein kann, wenn man seinen Rücken auf die gleichmäßig gewölbte Sprossenwand der Krüzbank legen kann. Ich habe den Erfinder auf dem Heimweg noch in Klein Lüsewitz bei Rostock besucht und seine Erfindung getestet. Ich stimme mit dem Vorsitzenden des Heilpraktikerfachverbandes Mecklenburg-Vorpommern, Herrn Tiemann, überein, der die Krüzbank für eine sehr gute Ergänzung der Dorn-Therapie hält. Die Möglichkeiten für Eigentherapie (Selbst-Übungen) bekommen hier eine effektive Grundlage. Das sieht auch der Rostocker Facharzt für Orthopädie, Dr. Bordel, so.

Auf der aufwärts gewölbten Krüzbank wird – rücklings liegend – besonders die Brustwirbelsäule gestreckt. Mit einem Aufsatz, auf den man sich bäuchlings legt, erreicht man dies effektiv an der Lendenwirbelsäule. Damit man sozusagen punktgenau an sich arbeiten kann, hat J. A. Klingenberg mehrere einfache Hilfen integriert, die alle nur ein paar Euro kosten. Zum Sprossengrundgestell mit Kopfstütze und Sitzhilfe und dem Sprossenaufsatz kommen: ein Pilzkopf, ein Krüzroller, ein Runddorn, ein Riffeldorn und ein Krüzdorn mit einer Steckleiste. Komplettpreis frei Haus noch nicht einmal 700 Euro. Und für die Hälfte mehr bekommt man diese Krüzbank als formschönen Wohnzimmersessel mit integrierter Krüzbank. Ich habe den

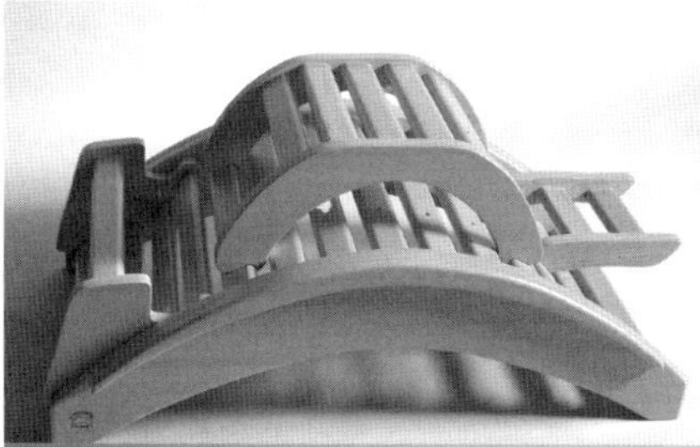

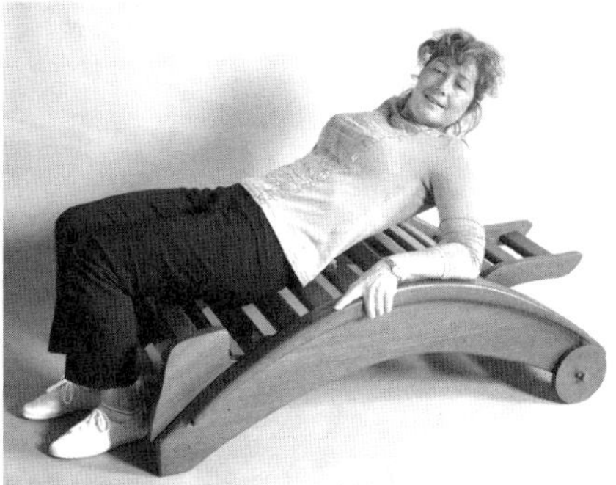

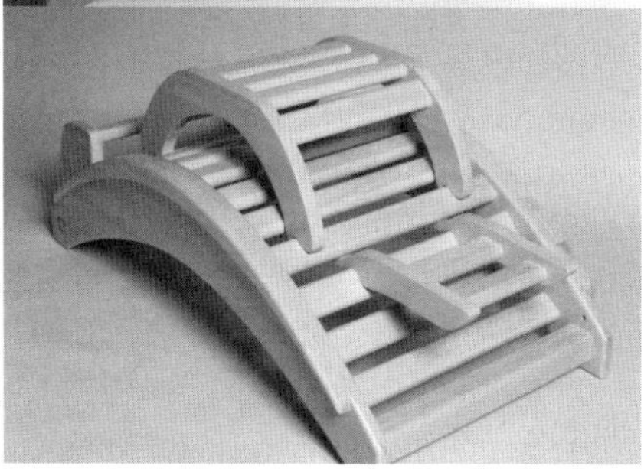

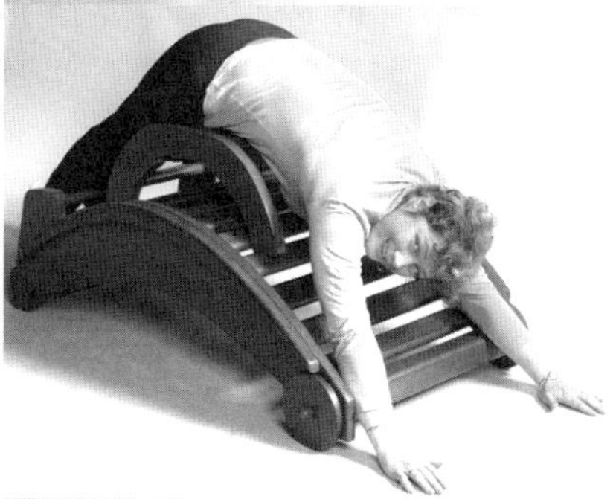

Tischlermeister Klingenberg eingeladen, seine Krüzbank im Oktober auf dem 5. Dorn-Kongress vorzustellen und hoffe, er wird kommen und lebhaftem Interesse begegnen.

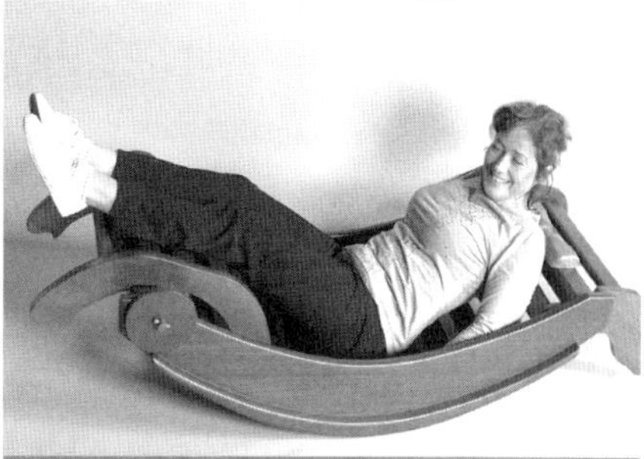

Franz Josef Neffe
Original Dorn-Ausbildung, Webergasse 10
89284 Pfaffenhofen-Beuren,
Tel./Fax 07302-5580
E-Mail: fjneffe@online.de, www.fjneffe.de

Hersteller der Krüzbank:
Jörg-Albert Klingenberg, Old-Buern-Weg 4,
18184 Klein-Lüsewitz,
Tel. 038209-80274, Fax 038209-81050,
E-Mail: info@kruezbank.de
www.kruezbank.de

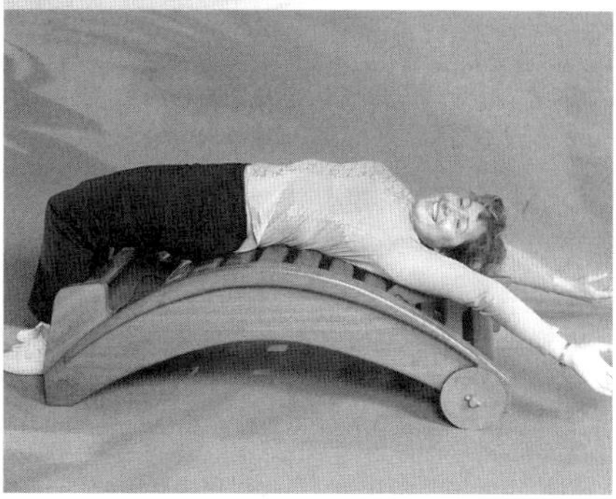

Der Therapiestuhl von Dierk Pleißner

Peter Bahn

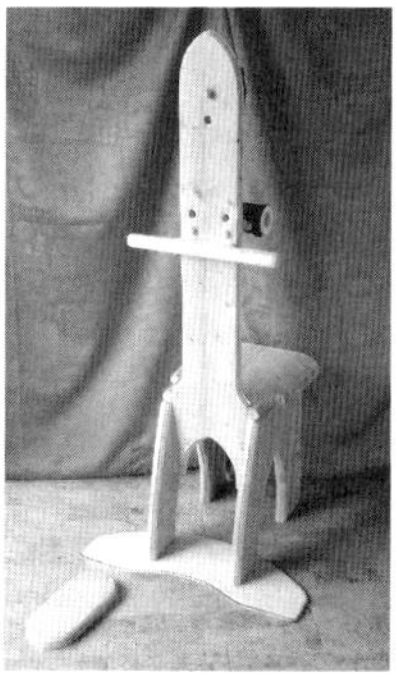

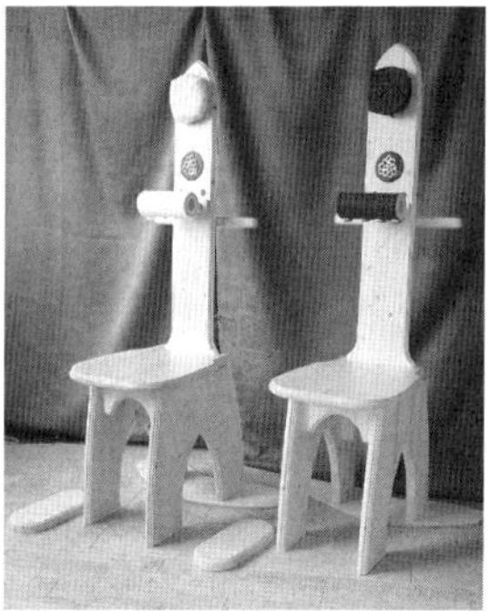

Der Heilpraktiker-Kollege Dierk Pleißner wurde von mir vor einiger Zeit zum Dorn-Therapeuten ausgebildet und zur Aufnahme in die Therapeutenliste im Dorn-Forum autorisiert.

Während der Ausbildung kam ihm die Idee zu einem Therapiestuhl. Mit seinem handwerklichen Geschick – er arbeitet leidenschaftlich mit der Materie Holz – gelang es ihm nach einiger Zeit detaillierter Planung, einen interessanten Stuhl zu konzipieren und herzustellen, der eine Bereicherung des bisherigen Angebotes darstellt.

Diesen Stuhl des Kollegen Pleißner – er nennt ihn „Master Health Chair" – könnte man auch Kombinationsstuhl nennen. Bietet er doch die Möglichkeit, nicht nur den sitzenden, sondern aufgrund der Gleichgewichtsstütze auch den stehenden Patienten daran zu therapieren. Der Stuhl ist angenehm leicht und gut zu transportieren. Zudem ist die Sitzfläche so gefertigt, dass auch kurzbeinige Patienten, Hüftprothesenträger und Lumbal-Patienten möglichst schmerzfrei rittlings darauf sitzen können.

Der Stuhl wird komplett mit Boden-Distanz-Brettchen geliefert. Er ist handgearbeitet und somit ein Unikat.

Weitere Informationen und eine Produktbeschreibung finden Sie unter:

www.dorntherapiestuhl.de
oder telefonisch direkt bei:
Dierk Pleißner
Schellberger Weg 33, D-42659 Solingen
Tel. 0212-42874, Fax 42753
E-Mail: d.pleissner@web.de

Ich besitze ebenfalls den Kreuzbeinstuhl der Firma Panek. Beide Stühle sind recht unterschiedlich, für mich hat jedoch jeder von beiden seinen besonderen Reiz.

Heilpraktiker Peter Bahn
Teichgraben 8, 53757 St. Augustin
Tel. 02241-29221, Fax 923949
E-Mail: Naturheilpraxis-Bahn@gmx.de
www.dorntherapeuten.de/bahn/

Service

Jetzt gibt es keine Ausreden mehr!

Neuerscheinungen zum Erlernen der Dorn-Methode

Frank Ziesing

Auch dieses Jahr gibt wieder schöne Neuerscheinungen zur Dorn-Methode! Und zwar Neuerscheinungen, die denen, die nicht wissen, wie die Methode anzuwenden sei, endgültig keine Ausreden mehr lassen.

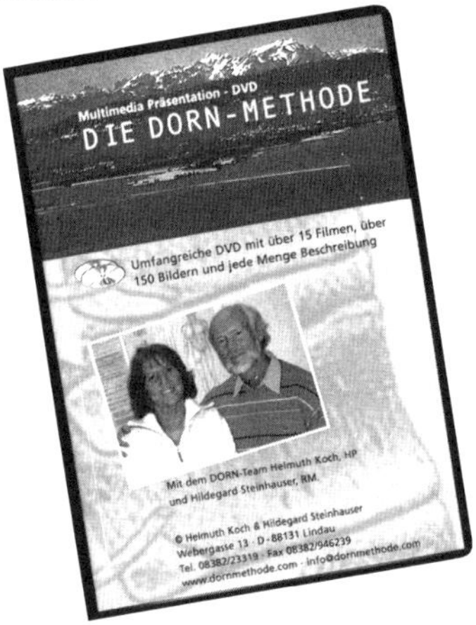

Multimedia-Präsentations-DVD: Die Dorn-Methode

Helmuth Koch und Hildegard Steinhauser zeigen die Methode auf zwei DVDs. Für die DVD 1 benötigt man einen Windows-Computer. Legt man die DVD ein, erscheint ein Begrüßungsbildschirm mit Musikuntermalung; man kann sich nach Belieben Texte, Bilder und gefilmte Behandlungsdemonstrationen anschauen. Die Methode wird so erklärt, dass man sie leicht nachmachen kann. Die DVD 2 zeigt die verschiedenen Bereiche der Dorn-Methode aufgeschlüsselt in 14 kleinen Filmen. Diese zweite DVD ist auf jedem handelsüblichen DVD-Player abspielbar.

Das Doppel-DVD-Paket ist eine schöne Art, die Dorn-Methode weiter zu verbreiten. Erhältlich ist das Paket direkt über die Praxis Koch/Steinhauser, Webergasse 13, D-88131 Lindau, Tel. 08382-23319, Fax 946239, E-Mail: info@dornmethode.com, www.dornmethode.com.

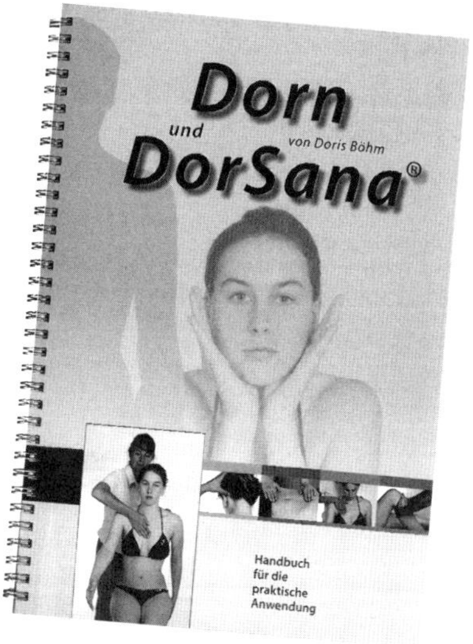

Doris Böhm: Dorn und DorSana®. Handbuch für die praktische Anwendung

124 S., A4, durchgehend farbig, Wire-O-Bindung, 39,90 Euro, ISBN 3-9810044-0-X, Erhältlich über DorSana®-Verlag, Händelplatz 2, D-91126 Schwabach, Tel. 09122-15141, Fax 932511,

E-Mail: Zentrum_Dorntherapie@web.de, www.dorn-therapie.com

Wer Doris Böhm kennt, weiß, dass sie nichts Halbes abliefert. So ist es auch mit dem vorliegenden Buch. Ausgehend von ihren Notizen hat ihr Mann Philipp den Inhalt formuliert und strukturiert. Herausgekommen ist ein knapper Text mit klaren Handlungsanweisungen und vielen Bildern: drei bis fünf Farbfotos pro Seite auf fast allen 124 Seiten! Kurz, ein Buch von einer Praktikerin für Praktiker.

Der Inhalt ist gegliedert in: 1) Die klassische Wirbelsäulentherapie nach Dieter Dorn, 2) die DorSana®-Methode, 3) Auswirkungen von Fehlstellungen auf den Körper, 4) Bandscheibenmassage nach Rudolf Breuß, 5) Selbsthilfeübungen nach der Dorn-Therapie sowie der Holleis-Methode, 6) Selbsthilfeübungen nach DorSana®, 7) Tipps von A bis Z.

Das Buch enthält viel über die allgemein bekannten Methoden hinausgehendes Material und dürfte damit auch für ausgewiesene Experten interessant sein.

Zum Jahresende 2005 sind als weitere Neuigkeiten angekündigt:

Die ***erweiterte Neuauflage von Gamal Raslans „Der sanfte Weg zur Mitte: Die Dorn-Methode“*** (Aurum), jetzt 192 Seiten statt bisher 160, mit zusätzlichen Selbsthilfeübungen, unverändert für 19,80 Euro.

Die ***französische Übersetzung von Gerda Flemmings „Die Methode Dorn“*** (La Méthode Dorn) beim bekannten Pariser Verlag Courrier du Livre, ISBN 2-7029-0541-2, 13,– Euro.

Die ***polnische Übersetzung*** der bekannten Broschüre von ***Hildegard Steinhauser und Helmuth Koch: Die DORN-Methode & Breuss-Massage***. Erhältlich direkt über die Praxis Steinhauser/Koch.

Kurz vor Redaktionsschluss erreichte uns noch die Meldung von folgender Neuerscheinung:

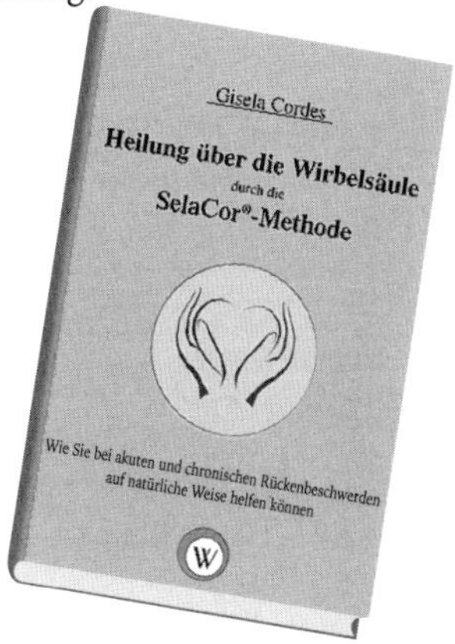

Gisela Cordes: Heilung über die Wirbelsäule durch die SelaCor®-Methode

ISBN 3-936652-01-5, 135 S. Hardcover 17 x 24 cm, 135 S., 19,– Euro, Wirtschafts Verlag W.V. GmbH, Lauwetter 25, 98527 Suhl, Tel. 03681-300210, Fax 300209, www.wirtschafts-verlag-w-v.de

Aus dem Inhalt: Schulmedizin und Naturheilkunde: Feinde oder Partner? – Der Rücken – Bandscheibenvorfälle und andere Beschwerden – Aus der Apotheke Gottes: Johanneskraut- und Olivenöl – Die SelaCor®-Methode – Aura-Arbeit – Gedanken als Kräfte – Licht und Liebe – Fit wie ein Turnschuh – Wirbelsäulentherapie nach Dieter Dorn – Gedanken über Wege zur Erleuchtung, Kosmische Energie, Channeln – Überwindung des Ego – Original-Anleitung von Rudolf Breuß

Gisela Cordes, Heilpraktikerin mit Praxis in München, ist empfohlene Dorn-Ausbilderin und hat ihre SelaCor®-Methode aus der Breuß-Massage entwickelt.

Übersicht der lieferbaren Videos und Schriften zur Methode Dorn

Bestellmöglichkeit, wenn nicht anders vermerkt, über den Buchhandel.

Wolfgang Auer

Die sanfte Wirbelsäulen-Therapie. Nach Dorn-Breuss. 14,90 €, Kneipp-Verlag, 2004, Leoben, Österreich.

Dieter Dorn und Gerda Flemming

Heilen mit der Methode Dorn
17,90 €, Lüchow-Verlag, 2004. Das aktuelle Standardwerk zur Dorn-Methode.

Dorn-Forum Nr. 2

Erhältlich direkt beim Kamphausen-Verlag, Pf. 101849, D-33518 Bielefeld, Fax 0521-56052-29, dorn-forum@j-kamphausen.de oder vsb-verlagsservice@westermann.de.
Der Vorläufer des Dorn-Forum-Jahrbuchs, mit Bildbericht eines Besuch bei Dieter Dorn. 36 S. in Farbe, 13,5 x 21 cm, 2 €, ab 10 Hefte 50 % Rabatt (Heft 1 €), ab 50 Hefte 75 % Rabatt (Heft 0,50 €).

Dorn-Forum Nr. 3

Erhältlich über den Buchhandel oder direkt beim J. Kamphausen-Verlag (www.dorn-forum.net).
Sammelband mit über 50 Artikeln zur Dorn-Methode, u.A. einem Vortrag von Dieter Dorn. 178 Seiten, ISBN 3-89901-026-4, ***Preissenkung*** 5 €.
Aufgrund zeitloser Artikel auch in Zukunft für alle Anwender der Methode interessant.

Dorn-Forum Nr. 4

Bezugsmöglichkeit wie bei Ausgabe 3.
Sammelband mit über 50 zeitlos interessanten Artikeln zur Dorn-Methode, mit einem Gespräch mit Dieter Dorn. 208 Seiten, ISBN 3-89901-030-2, 10 €.

Gerda Flemming

Die Methode Dorn. Eine sanfte Wirbel- und Gelenktherapie. Mit einem Vorwort von Dr. med. Thomas Hansen. 160 S., Aurum Verlag, ISBN 3-89901-407-3.
Preissenkung 9,80 € /26,70 sFr. Von Dieter Dorn als grundlegende Darstellung seiner Methode empfohlen.

Angelika Godau

Wenn Wirbel aus dem Lot geraten. Die krankmachenden Auswirkungen von Wirbelblockaden und ihre Behandlung mit der Methode Dorn. 186 S., Aurum Verlag, ISBN 3-89901-485-5. 14,50 € /25,20 sFr.
Unterhaltsam beschriebene Erlebnisse einer Dorn-Therapeutin. Gerne gelesen von denen, die schon etwas über die Methode wissen.

Dr. med. Michael Graulich

Nicht über den Buchhandel erhältlich, sondern nur über den Margarethen Verlag, Karl-Riepp-Str. 8, 87724 Ottobeuren, Tel./Fax 08332/937542, www.margarethen-verlag.de.
Wunder dauern etwas länger. Eine schulmedizinische Aufarbeitung der sanften manuellen Therapie nach Dorn. 3. Auflage, 314 S., über 118 Abb., 32 € + 2 € Porto.
Wonders take a little longer. Englische Übersetzung des obigen Buches, 292 S., 118 Abb., 30 € + 2 € Porto
Fast alles ist möglich. Erfahrungsberichte, Weiterentwicklungen und Ausblicke mit der sanften manuellen Therapie nach Dorn. 532 S., über 73 Abb., 46 € + 5 € Porto.
Die Farbe des Schmerzes ist rot. Heilung und Behandlung von Schmerzerkrankungen mittels der sanften manuellen Therapie

(SMT). 635 S., 215 Abb., 50 € + 5 € Porto.
SMT® - Der Schlüssel zur Gesundheit. Ein Lehrbuch der Kinderheilkunde auf der Basis der SMT®. 620 S., 118 Abb. 67 € + 5 € Porto.
SMT. Ein Lehrfilm zur sanften manuellen Therapie nach Dorn. Video von ca. 60 min Dauer, mit 20 min Theorie und 40 min Praxis. 44 € + 3 € Porto.

Sabine Knoll

Die Dorn-Methode. Verblüffend einfache Selbsthilfe gegen Rückenprobleme. 6,90 €, 160 Seiten, Taschenbuch 12,5 x 18,2 cm, 1. Auflage 2003, Mosaik bei Goldmann, ISBN 3-442-16543-1. Vor allem für Patienten gedachtes Büchlein mit vielen Zitaten von Dieter Dorn.

Helmuth Koch und Hildegard Steinhauser

Die Dorn-Therapie – Grundlagen und praktische Durchführung. Mit Breuß-Massage. 2., vollst. überarb. Auflage 2004, 216 S., gebunden, 37 Abb., ISBN 3-929338-27-0. 36,80 €. Foitzick-Verlag. Beliebtes Lehrbuch, das einen umfassenden Überblick von Übungen für den Patienten bis zu Ausstattung und Organisation der Dorn-Praxis gibt.
Video zur Dorn-Therapie. Eine Schritt-für-Schritt-Anleitung. 75 min., ISBN 3-929338-12-2, 38 €. Foitzick-Verlag.
Poster zur Beziehung der einzelnen Wirbel zu organischen, psychischen und seelischen Beschwerden. 59,4 x 84,0 cm, ISBN 3-929338-13-0. 14,80 €. Foitzick-Verlag.

Folgende Materialien sind nur direkt über die Praxis Koch/Steinhauser erhältlich, *Webergasse 13, 88131 Lindau, Tel. 08382-23319, Fax 946239, oder übers Internet www.dornmethode.com*:
Selbsthilfe-Übungen der DORN-Methode. 56 S., A5, ca. 95 farbige Abbildungen, 12 €. Praktische Anleitung für Patienten.
Poster: ***Meridiane & Dorn-Therapie*** mit farbiger Darstellung der Funktionseinheiten Wirbel, Organe, Meridiane. In drei Größen erhältlich. A1: 30 €, A2: 20 €, A3: 10 €.
Die DORN-Methode & Breuss-Massage. 36 S., 10 €, DIN A4, mit vielen Farbabbildungen. *Auch auf polnisch, englisch, französisch und italienisch erhältlich.*
Video Breuss-Massage und Heilmagnetismus von Hildegard Steinhauser. Eine Schritt-für-Schritt-Anleitung. Laufzeit 75 min. Sonderpreis 34 €.

Von allen Wirbelsäulen-Kongresse der Dorn-Methode in Memmingen gibt es jeweils ein schmales DIN-A4 Buch mit dem Text aller Vorträge:
Kongress-Berichte 1997, 1999, 2001, 2003, jeweils 15 €.
Besonders empfehlenswert ist folgender Vortrag vom Kongress 2003:
Prof Dr. Kurt Tepperwein: ***Unseren Kindern Halt geben.*** CD: 7,90 €

Birgitt M. Neffe

Erhältlich beim Birgitt Maria Neffe Verlag für „Glücklich Leben", Webergasse 10, D-89284 Pfaffenhofen, Tel./Fax 07302-931381.
Wasser des Lebens. Wie ich gesund alt, glücklich und weise werde. Mit einem Vorwort von Jürgen Fliege. 20 €, 356 Seiten, DIN A5, 1. Auflage 2003, ISBN3-936860-00-9. Enthält ca. 100 Seiten zur Methode Dorn.

Franz Josef Neffe

Bestellungen beim Franz Josef Neffe Verlag für Könnenschaft, Webergasse 10, 89284 Pfaffenhofen, Tel./Fax 07302/5580.
Sanfte Hilfe für den Rücken durch ein neues Daumendrücken. Dorn-Therapie, Hilfe und Selbsthilfe für alle, von D. Dorn autorisiert. 92 S., mit einer Übungskarte. ISBN 3925-41925-X. Die erste Hälfte des Buches beschreibt die Entwicklung der Methode sehr humorvoll in Versen. Danach geht es weiter im „Originalton Dorn", auch die Zeichnungen stammen von D. Dorn.

Gunter Ott / Albert Ulmer

Deine Wirbelsäule – dein Schicksal? Zenturm von Gesundheit oder Krankheit, Hilfe zur Selbsthilfe.

9 €, 128 Seiten, A5, ISBN 932234-20-3 Günter Albert Ulmer Verlag, Tuningen.
Der Mensch ist so gesund wie seine Füße 8 €, 80 Seiten, A5, ISBN 3-932346-28-9 Günter Albert Ulmer Verlag, Tuningen.

Gamal Raslan

Der sanfte Weg zur Mitte: Die Dorn-Methode.
NEU ab 2006 Erweiterte und überarbeitete 4. Auflage, 192 S., ca. 120 Abb., Aurum Verlag, ISBN 3-89901-018-3,. 19,80 €, 33,50 sFr. Anschauliche Darlegung der Methode. Im Anhang werden Breuß-Massage, Schröpfen und Akupressurgriffe erklärt.
Selbsthilfeposter für die Dornmethode. DIN A3, 8,90 €. Das farbige Poster zeigt alle wichtigen Selbsthilfeübungen. Nur direkt erhältlich über die Praxis Gamal Raslan, Tel. 09721-782250, www.gamalraslan.de.

Schriftenreihe des Rückgrad e.V. von Joachim Wohlfeil u.a.

Erhältlich bei Rückgrad e.V., Grüner Weg 20, 98527 Suhl, Tel. 03681-303413, Fax 303417.
Gottfried Joachim Wohlfeil, Rosi Wohlfeil, Rudi Wyschetzki:
Handbuch zur sanften, manuellen Hilfe von Rücken und Gelenken. 112 S. gebunden, ISBN 3-88778-241-0, Deutscher Spurbuchverlag in 96148 Baunach, Postfach 20.
Corina Großer, Joachim Wohlfeil:
Begleitbuch zu Lebensglück und Gesundheit. Eigenverlag, 156 S., 9,88 €. In beiden Büchern werden neben der Methode Dorn weitere Verfahren besprochen, die für Gesundheitsberater interessant sind.

Reinhold Schäfer

Erhältlich beim Metaria Verlag, Finkenweg 10 a, D-86574 Alsmoos, Tel. 08237-5852 Fax 08237-959790.
Rücken unterm Regenbogen. Ein Leitfaden durch die Dorn-Therapie.11,70 €, 108 Seiten, gebunden, 18,5 x 12 cm, ISBN3-9808373-1-9 Gute Einführung in die Dorn-Methode.

Oliver B. Schmid

Erhältlich über die Praxis Oliver B. Schmid, Hornburgweg 16, D-91541 Rothenburg/Tauber, Tel. 09861-92599, Fax 93989, E-Mail: info@heilen.com, www.heilen.com.
Video/DVD: ***Homöo-ORTHopädie und das Tai-Chi des Alltags.*** Ein Leitfaden für Patienten und Seminarteilnehmer zur Dorn-Methode und zum Dreisatz. 45 min., 45 €.
CD: ***Der Dreisatz.*** Eine gesprochene Anleitung zum sofortigen Mitmachen, mit leichter Musikuntermalung. 15 €.
CD: ***Die Kraftquelle.*** Affirmations- und Atemübungen. 15 €.
Buch: ***Der Dreisatz.*** 64 Seiten A5, mit einer ausklappbaren Fotoseite. Enthält den Text der gleichnamigen CD. 15 €.
Plakat: ***Der Dreisatz.*** Fotoserie zur Übung. Größe 120 x 90 cm, 8 €, Größe 29,7 x 42 cm, 4 €.

Matthias Schwarz

Schmerzfrei mit der Dorn-Methode. 45 effektive Übungen zur Selbsthilfe
Broschur, ca. 152 Seiten, 64 Fotos, zweifarbig, ISBN 3-929338-22-X, 16,80 € [D], 28,80 sFr. Foitzick-Verlag.
Der Ratgeber stellt ein Selbsthilfeprogramm für Laien vor. Neben Dorn-Übungen werden auch Muskelkräftigungsübungen gezeigt.
Poster: Übungen mit der Dorn-Methode. Mit Kräftigungsprogramm für die Hüftregion. 59,4 x 84,0 cm, ISBN 3-929338-28-9, 16,80 €; 17,40 € [A]; 31,40 sFr.

Erwin F. Wagner und Daniela Langellotti

Bezug über: Erwin Wagner, Auf dem Stein 14, 88662 Überlingen, Tel. 07551-9459850 Fax 9459852 E-Mail: erwin.wagner@dorntherapeuten.de, Internet: www.dornseminare.de
Das Selbsthilfebuch zur Dornmethode. 36 S. in Farbe, A5, 12,50 €. auch auf Italienisch und auf Englisch erhältlich, jeweils zu 16 €. Ein Selbsthilfeübungsbuch, das man gut Patienten mitgeben kann. Die Eigenübungen für alle Gelenke werden systematisch dargestellt.

Wie kommt ein Name in die Therapeutenliste?

Frank Ziesing

Wir nehmen jeden auf die Therapeutenliste auf, der von einem anerkannten Ausbilder empfohlen wird. Der oder die Ausbilderin bürgt mit ihrem Namen dafür, dass der genannte Therapeut die Methode beherrscht. Für die Empfehlung gibt es im Internet ein praktisches Formular (www.dorn-forum.net/formulare/empfehlung_%20Dorn_Liste.doc); eine Empfehlung kann aber auch formlos geschehen. Bei den Ausbildern halten wir es ähnlich: Damit ein Ausbilder als anerkannt gilt, muss er als Ausbilder von einem anderen anerkannten Dorn-Ausbilder empfohlen worden sein.

Zu dieser Regelung ein Kommentar von Heiner Jochimsen, 24354 Missunde (Schleswig-Holstein):

„Endlich ist auch das Chaos beendet, wer auf die Therapeutenliste kommt und wer nicht. Ich hatte mit meinen Aus- und Fortbildungen auf einer Therapeutenliste nichts zu suchen. In einer gemeinsamen Therapeuten- und Anwenderliste sollte aber jeder, der lange und erfolgreich mit der Dorn/Breuß-Methode arbeitet und von seinen Ausbildern empfohlen wird, erscheinen. Und das haben Sie ja auch gemacht. Klasse!"

Es gibt keine zentrale Prüfungskommission für die Dorn-Methode. Dieter Dorn hat den Namen der Methode bewusst nicht schützen lassen, da er die Methode als alte Volksheilmethode ansieht, die er nur wieder belebt hat.

Wie überall gibt es bei dieser Methode Könner und andere, die nur den Namen der Methode nutzen, es aber nicht können.

In der folgenden Liste steht jeweils abgekürzt hinter dem Namen, welcher Ausbilder den Therapeuten empfohlen hat. Der Ausbilder Daniele von Arb (Schweiz) erläutert seine Kriterien für eine Empfehlung:

Lieber Herr Ziesing

... Bei der Auswahl der empfohlenen Therapeuten achte ich besonders auf Qualität. Natürlich ist die Beurteilung subjektiv geprägt, und was die Leute dann in ihren eigenen Räumen veranstalten, nicht kontrollierbar. Doch meine eigenen Lehrer und Bekannte, die ich im Rahmen der Dorn-Therapie habe kennen lernen dürfen, wie etwa Helmuth Koch, Dieter Dorn und auch Kurt Sulser, haben ihre Authentizität und Integrität über all die Jahre gewahrt. Etwas von der Bedeutung der inneren Haltung weiterzureichen, finde ich sinnvoll. Insofern achte ich bei der Erstellung der Liste ganz besonders auf die Verbindung von handwerklichem Geschick mit dem inneren Engagement. ...

Es grüsst

Daniele von Arb, CH-8001 Zürich

Wie finde ich einen guten Dorn-Therapeuten/Berater?

Dieter Dorn empfiehlt suchenden Patienten, sich zuerst einmal in ihrem Wohnort umzuhören, ob jemand einen guten Dorn-Therapeuten weiterempfehlen kann. Zufriedene Patienten sind der beste Hinweis auf einen guten Dorn-Therapeuten.

Falls Sie aber auf diesem Weg nicht weiterkommen, bietet Ihnen die folgende Liste einen ersten Anhangspunkt. Die hier aufgeführten Personen haben einmal – als Bedingung für ihre Aufnahme in die Liste – ihrem Ausbilder (in Klammern jeweils hinter dem Namen) gezeigt, dass sie die Methode beherrschen. Verlag und Herausgeber können allerdings keine Garantie für die Qualität der in der Liste aufgeführten Dorn-Behandler geben. Denn wie diese inzwischen behandeln, überprüfen wir nicht mehr.

Bevor man einen Behandlungstermin abspricht, empfiehlt es sich, dem Therapeuten/Berater (z.B. telefonisch) unverbindlich einige Fragen zu stellen, z.B.:

- Welche Therapieformen bietet er oder sie an? Wenn ein Behandler die Dorn-Methode nicht oder erst an zehnter Stelle erwähnt, dürfte Dorn nicht mehr sein Hauptinteresse sein.
- Wie lange dauert eine Sitzung und was kostet sie? Rufen Sie verschiedene Therapeuten an, vergleichen Sie.
- Will der Behandler gleich mehrere Termine vereinbaren? Die Dorn-Methode ist keine Dauertherapie!

Wenn Sie zu einem Therapeuten/Berater gehen, achten Sie darauf, dass er mit Ihnen Selbsthilfeübungen einübt. Er sollte Ihnen auch einen Merkzettel mit Verhaltensanweisungen mitgeben, z.B. „links strecken“, „rechts bücken“. Dies ist ein essenzieller Bestandteil der Dorn-Methode.

Manche Patienten geraten an jemanden, der die Methode nur unvollkommen ausübt. Diese Patienten sind dann von der Dorn-Methode enttäuscht. Bitte geben Sie jedoch nicht auf, versuchen Sie es noch einmal bei einen anderen Dorn-Behandler.

In der Liste steht jeweils nach den Therapeutennamen in Klammern der empfehlende Ausbilder:

An: Anna Anderle
Au: alte Liste des Aurum-Verlags mit ehemaligen Empfehlungen von Dieter Dorn u. Gerda Flemming
Ba: Peter Bahn
Bä: Sabine und Dr. Harald Bähr
BL: Inge Beer-Lenis
Be: Jutta Bellstedt
Bi: Laurent und Stefanie Biller
Bö: Doris Böhm
Bru: Klaus Brudny
Bth: Monika Barthel
Ci: Tamara Citovics
Cn: Petra Coenradie
Co: Gisela Cordes
Dro: Manfred Droßel
Eb: Bruno Ebnöther
Eg: Marcel Egli
El: Ursula Elbe
Fa: Heinrich Falk
Fg: Harald Fleig
Fr: Peter Friz
Fu: Peter Fugger
Go: Angelika Godau
Gr: Dr. Michael Graulich
Gg: Michaela Grigat
Grß: Günther Groß
Rü: Rückgrad e.V.
Ha: Monika Haffner
Is: Reinhild Isensee
Je: Johannes Jenal
JM: Josef G. Müller
Ke: Anita Kesting
Ki: Volker C. Kipper
K/St: Helmuth Koch/Hildegard Steinhauser
Kgl: Claus-Peter Kögl/Heidrun Schwarzt
Ld: Peter Leder
Lee: Kurt Leemann
Lh: Heiko Lehmann
MK: Renate Meyer-Kornblum
Mü: Simone Müller
Otg: Elvira Ottinger
Pa: Siegfried Panek
Ra: Gamal Raslan
Rei: Roland Reiner
Ro: Cynthia Roosen
Sa: Reinhold Sack
SK: Sven Koch
Skl: Hans Sauckel
Sch: Reinhold Schäfer
Schfl: Brigitta Schaufelberger-Tüscher
Schü: Christian Schütte
SW: Simone Weber
Swz: Matthias Schwarz
Se: Martin Seeger
Sei: Marlies Seiwald-Frick
Spg: Birgit Spangenberg
St: Christoph und Ursula Steinig
Su: Kurt Sulser
Th: Birgit Thiel
Tö: Dr. Jochen Tödtmann
Ve: Anna Velisek
vA: Daniele von Arb
Wg: Erwin Wagner
Wt: Wiltrud Walter
Wb: Klaus-D. Weber
Wö: Toni Wöhrl

Liste der Dorn-Anwender, -Berater und -Therapeuten

Geordnet nach PLZ und Ländern. *Im Internet immer aktuell mit E-Mail-Adressen und Weiterleitungen zu vorhandenen Internetseiten unter:* ***WWW.DORN-FORUM.NET***

1159 **Dresden** Dr. med. habil. Ingeborg Doberenz (K/St), Büaustr. 11, Tel. 0351-4215323, Fax 4275594 ➤ **01445 Radebeul** Dietard Herrmann (Au), Neubrunnstr. 20, Tel. 0351-8306735 ➤ **01814 ad Schandau** HP Ulrich Liebscher (Lh), Zaukenstr. 18, Tel. 035022-43108, Fax 243108 ➤ **01945 Ruhland** Kerstin Lehmann (Au), Breitheidstr. 11, Tel. 035752-15847 ➤ **03044 Cottbus** Heidrun Richter /St), Hutungstr. 4, Tel. 0355-821898 ➤ **03058 Gallinchen** Wolfgang eth (K/St), Brandenburger Ring 1, Tel. 0355-535153 ➤ **03159 Döern** HP Irene Franke (Mü), Forster Str. 23, Tel. 035600-6153 ➤ **03185 einersbrück** HP Detlef Schimtz (K/St), Peitzerstr. 6, Tel. 035601-2059 ➤ **03249 Zeckerin** Günter Vierath (K/St), Dorfstr. 19, Tel. 35323-60084 ➤ **04416 Markkleeburg** Gesundheitsber. Dieter chmidt (Rü), Kurze Str. 10, Tel. 034299-75471, Tel.2: 0173-3538580 ➤ **04758 Laas** Antje Geith (Mü), Hauptstr. 15 A, Tel. 034363-50831 ➤ **4769 Neubaderitz** PhT Anja Sembdner (Mü), Karl-Liebknecht-Str. 4a, el. 034362-35123 ➤ **04779 Wormsdorf OT Collm** Steffi Rotsch (Mü), ampesdorfer Str. 1, Tel. 03435-930682 ➤ **06667 Weißenfels** Ancke ohlschmidt (Au), Reinhard Kohlschmidt (Au), Roßbacher Str.42, Tel. 3443-202151, Tel.2: 0162-3020859 ➤ **06886 Wittenberg** Gesundeitsber. Ilona Wolters (Rü), Rotes Land 20, Tel. 03491-441585, Fax 59526 ➤ **07745 Jena** *Naturheilpraxis* HP Simone Müller (Au, Mü), Kahische Str. 19, Tel. 03641-890398, Fax 665503 ➤ **09116 Chemnitz** PhT ven Hurtig (Au, K/St), Neukirchner Str. 13, Tel. 0371-221140 ➤ **9126 Chemnitz** *Naturheilpraxis* HP Christiane Heuschkel (K/St), Kreerstr. 33, Tel./Fax 0371-5613181 ➤ **09126 Chemnitz** HP Kathrin Pech K/St), Clausstr. 124, Tel. 0371-5381863

0439 **Berlin** HP Christine Schondorff (K/St), Schönhauser Allee 7, Tel. 030-4459032, Tel.2: 0177-4459032, Fax 030-40003331 ➤ **0627 Berlin** *Naturheilpraxis* Michaela Grigat (Au), Krumme Str. 57, Tel. 30-31997184, Tel.2: 0331-9678042, Fax 0331-9678043 ➤ **12107 Bern** Gertrude Bader (K/St), Fluchthornweg 8, Tel. 030-7514924, Fax 30-75705425 ➤ **12157 Berlin-Schöneberg** Havva Korkmaz (Au), Craachstr. 2, Tel. 030-8551791 ➤ **12161 Berlin** HP Anna Ochsenknecht Lh), Schmiljanstr. 7-8, Tel. 030-8592195, Fax 8592195 ➤ **12205 Berlin** IP Angelika Neumann (Lh), Kadettenweg 74, Tel. 030-83203238, el.2: 030-3423139 ➤ **12355 Berlin** *Praxis für Naturheilkunde, Chiropodie* HP Petra Ehrhardt (Au), Groß-Ziethener-Chaussee 113, Tel. 030-642709 ➤ **12679 Berlin** Roswitha Scharmann (Sa), Rudolf-Leonardstr. 10, Tel. 030-9309919 ➤ **13053 Berlin** PhT Rosemarie Gabriel Lh), Malchower Weg 75, Tel. 030-9823904, Fax 98696606 ➤ **13057 erlin** *Praxis Kasch* PhT Ariane Siepert (Lh), Randowstr. 16, Tel./Fax 30-9209620 ➤ **13059 Berlin** Angelika Reinhardt (Lh), Grevesmühleer Str. 34, Tel. 030-9285054 ➤ **13595 Berlin** PhT Sabine Pötter (Lh), Pihelsdorfer Str. 124, Tel. 030-3312241, Fax 3312241 ➤ **14195 Berlin** IP Annetta Höhn (Lh,K/St), Am Hirschsprung 35, Tel. 030-84418491, ax 84417217 ➤ **14471 Potsdam** *Naturheilpraxis* HP Michaela Grigat Au), Feuerbachstr. 16, Tel. 0331-9678042, Fax 9678043 ➤ **14532 Kleinmachnow** *Naturheilpraxis* HP Petra Sterling (K/St), Ernst-Thälnann-Str. 101, Tel. 033203-868933, Tel.2: 0172-3839049, Fax 033203-68944 ➤ **14806 Belzig** Ancke Kohlschmidt (Au), Magdeburger Str. 6, el. 0162-3020859 ➤ **14974 Ludwigsfelde** HP Volkmar Goltz (K/St), Am Alten Krug 8, Tel. 03378-512214, Fax 03378-800192 ➤ **15345 Egersdorf** Birgit Kurpiers (Au), Pappelstr. 11, Tel. 03341-473782 ➤ **5848 Beeskow** Walter Scholz (K/St), Gartenstr. 3, Tel. 0171-7655887 ➤ **15938 Golßen N/L** PhT Dörthe Matho-Westphal (K/St), Mühlenstr. , Tel. 035452-3110 ➤ **16548 Glienicke/Nordbahn** Marco Tornani (K/t), Schönfließer Str. 80, Tel. 033056-42369, Tel.2: 0175-1660969, Fax 33056-42371 ➤ **16928 Pritzwalk** HP Brigitte Hoffmann (K/St), Putliter Str. 30, Tel./Fax 03395-302170 ➤ **18055 Rostock** *Physiotherapie* Maseurin Hanna Pielucha (Lh), Georg-Büchner-Str. 21, Tel./Fax 0381-4901323 ➤ **19258 Nieklitz bei Zarrentin** *Naturheilpraxis* Wolf-Dietrich chulz (K/St), Lindenallee 6, Tel. 038843-20207

20253 **Hamburg** HP Sylvia Heuer (Lh), Gärtnerstr. 32, Tel. 040-2944363, Fax 22756607 ➤ **20255 Hamburg** Amaro Hogräfer (K/St), Ottersbekallee 3, Tel. 040-482033 ➤ **20257 Hamburg** HP Gunnar Pfeifer (Lh), Hartwig-Hesse-Str. 25, Tel. 040-4908529 ➤ **20257 Hamburg** HP Andreas Rüsken (Lh), Rellinger Str. 23, Tel. 040-85158080, Fax 5158900 ➤ **20259 Hamburg** PhT Bernd Hinrichsen (Lh), Eimsbütteer Ch. 37, Tel. 040-4391903, Fax 040-23517059 ➤ **20259 Hamburg** Masseur Frieder Möller (Fg, Lh), Eimsbütteler Ch. 37, Tel. 040-4391903, Fax 4394522 ➤ **20459 Hamburg** HP Elke Heyd (Lh), Seewartenstr. 10, Haus 4, Tel. 040-31795751 ➤ **21255 Wistedt i.d. Nordheide** Ganzheitsth. Friede Dampmann (Au), Am Sportplatz 37, Tel./Fax 04182-6849 ➤ **21337 Lüneburg** HP Birgit Schray (Au), Käthe-Kollwitz-Str. 28, Tel. 04131-50400, Fax 04131-303665 ➤ **21386 Tellmer** HP Sylvia Behnke (Lh), Hanstedter Weg 13, Tel. 04138-1203, Fax 1437 ➤ **21423 Winsen (Luhe)** *Raum für Körper, Geist und Seele* HP Marcel Egli (Ld), Zum Hafen 4 A, Tel. 04832-979551, Tel.2: 04832-4349 ➤ **21465 Reinbek** HP Angelika Voss (Au), Wohltorfer-Str. 5, Tel. 040-72812023 ➤ **21521 Dassendorf** HP Marlies Marschall (K/St), Falkenring 1, Tel. 04104-961087, Fax 04152-3724 ➤ **21614 Buxtehude** HP Sabine Lange (Lh), Ostfleth 8, Tel. 04161-4433 ➤ **21684 Stade-Ottenbeck** *Praxis für Krankengymnastik* Roswitha Pressburger (Au), Henning-von-Tresckow-Weg 21, Tel. 04141-512880 ➤ **22045 Hamburg-Tonndorf** Georg Stieper (K/St), Tonndorger Hauptstr. 68, Tel. 040-665161 ➤ **22113 Oststeinbek** HP Roswitha Radke (Au, Lh), Am Südhang 11, Tel. 040-71370269, Tel.2: 0175-1515199 ➤ **22145 Hamburg** Masseurin Barbara Völzer (Lh), Nordlandweg 112, Tel. 040-6787048 ➤ **22159 Hamburg** HP Heinke Gärtner (K/St), Iltisstieg 6, Tel./Fax 040-6431165 ➤ **22175 Hamburg** Herbert Milas (Au), Thomas-Mann-Str. 40, Tel. 040-6446408 ➤ **22297 Hamburg** HP Claudia Richter (K/St), Alsterdorferstr.301, Tel. 040-5113261 ➤ **22299 Hamburg-Winterhude** HP Martin Seeger (Au, K/St, Fg, Se), Krochmannstr. 10, Tel. 040-5119501, Fax 5111349 ➤ **22303 Hamburg** *Naturheilpraxis* HP Ingrid Donker (Lh), Mühlenkamp 29, Tel. 040-27878268 ➤ **22359 Hamburg-Volksdorf** *Heilpraxengemeinschaft* HP Stephan Fust (K/St), Duvenwischen 8, Tel. 040-6792763 ➤ **22393 Hamburg** *Naturheilzentrum Alstertal* HP Rosel Barge (Lh), Frahmredder 14, c/o Ursinus, Tel. 040-60012280, Fax 60012290 ➤ **22397 Hamburg** HP Erika Dagge (K/St), Specksaalredder 32a, Tel. 040-60847065, Fax 040-60847065 ➤ **22397 Hamburg-Ohlstedt** Jutta Glatter (K/St), Friedhelm Glatter (K/St), Im Busch 28, Tel./Fax 040-6051186 ➤ **22453 Hamburg** Ursula Schneider (Au), Brodermannsweg 47 f, Tel. 040-5532165 ➤ **22459 Hamburg** HP Claus-Peter Kögl (K/St), Wählingsweg 3a, Tel. 040-5591342, Fax 5506665 ➤ **22529 Hamburg** HP Eva-Maria Zorn-Eckeberg (Lh), Stresemannallee 86, Tel. 040-40197497, Fax 53327174 ➤ **22587 Hamburg** HP Uta Kirschner (Lh), Sibbertstr. 1, Tel. 040-86663836, Fax 86663836 ➤ **22763 Hamburg** Alexandra Tegel (K/St), Fischers Allee 42, Tel. 030-43182285 ➤ **22765 Hamburg** HP Petra Hornung (Lh), Bergiusstr. 29, Tel. 040-83932927 ➤ **22844 Norderstedt** HP Maike Blohm (Lh), Langenharmer Ring 48, Tel. 040-53055937 ➤ **22846 Norderstedt** *Wirbelsäulenpflege* Gesundheitsber. Karin Aschbermer (Rü), Rathausallee 25, Tel. 040-52679474, Fax 040-52679475 ➤ **22926 Ahrensburg** HP Christiane Brüwer (Lh), Klaus-Groth-Str. 15, Tel. 04102-455458, Tel2: 0170-8044387 ➤ **22950 Norderstedt** HP Roswitha Hoff (Lh), Am Birkenhof 30, Tel. 040-5234704, Fax 5234704 ➤ **23552 Lübeck** HP Bettina Schmiedeberg (Lh), Stavenstr. 4 a, Tel. 0451-3990550, Fax 3990551 ➤ **23558 Lübeck** Dr. med. Ulrike Maschek-Hartmann (Lh), Helene-Lange-Str. 39, Tel. 0451-8997328 ➤ **23568 Lübeck** Anja Kurka (K/St), Breitenhees 5, Tel. 0451-6926643 ➤ **23730 Neustadt i. H.** HP Lars Petersen (Lh), Brückstr. 3, Tel. 04561-513606 ➤ **23738 Lensahn** Katja Ammann (K/St), Sven-Husted-Andersen-Weg 9, Tel. 04364-545 ➤ **24103 Kiel** HP Ute Winkler (Lh), Rathausstr. 22, Tel. 0431-7297143 ➤ **24105 Kiel** HP Heiko Lehmann (Au, Fg, K/St, Lh), Feldstr. 24 b, Tel. 0431-566908, Tel.2: 5703801 (Seminare), Fax 5796386 ➤ **24214 Gettorf** HP Adolf Stanke (Lh), Bergstr. 11, Tel. 04346-600981, Fax 600982 ➤ **24235 Stein** Dr. med. Jennifer Hollenberg (K/St), Wohrt 2, Tel. 04343-498297 ➤ **24340 Eckernförde** HP Angelika Bolls (K/St), Feldweg 51, Tel. 04351-83036, Fax 769834 ➤ **24348 Engelbrechtsche Wildnis** Gudrun Piening (Au), Grillchaussee 81, Tel. 04124-937348, Fax 5251 ➤ **24354 Missunde/Kosel** *Entspannungsoase* Gesundheitsber. Heinrich Jochimsen (Rü), Zur Fähre 17a, Tel. 04354-487, Fax 996107 ➤ **24534 Neumünster** HP Thea Fischer (Lh), Wasbeker Str. 50, Tel. 04321-265050 ➤ **24601 Stolpe** KG Anna Renata Schultz (Lh), Depenau 2, Tel. 04326-288586, Fax 288589 ➤ **24628 Hartenholm** *Naturheilpraxis Lumina* HP Sabine Skowronek (Lh), Hofstr. 16 b, Tel. 04195-990290, Fax 990280 ➤ **24629 Kisdorf** Angelika Noetzel (K/St, Se), Etzberg 47, Tel. 04193-969790, Fax 888317 ➤ **24837 Schleswig** Gesundheitsber. Barbara Boehme (Rü), Bismarckstr. 14, Tel. 04621-20879, Fax 04621-290946 ➤ **24941 Flensburg** Masseur Heinz Thoms (Lh), Holzkrugweg 16 b, Tel. 0461-1604050 ➤ **24960 Glücksburg** *Naturheilpraxis* HP Martina Erichsen (Au, Lh),

Blocksberg 17, Tel. 04631-7636, Fax 440218 ➤ **25335 Elmshorn** Sabine Früchtenicht (K/St), Roonstr. 18, Tel. 04121-82032, Tel.2: 0171-1403075 ➤ **25335 Raa-Besenbek** Karin Thien (K/St), Spiekerhörn 12, Tel. 04121-269565, Fax 269545 ➤ **25337 Elmshorn** Karin Musfeldt (Au), Schumacherstr. 44, Tel. 04121-74105 ➤ **25361 Krempe** Masseur Thomas Beecken (Au), Huuskoppel 2, Tel. 04824-743 ➤ **25421 Pinneberg bei Hamburg** *Naturheilpraxis* HP Elke Glismann (K/St), Oeltingsallee 29, Tel. 04101-5889878 (Praxis), Tel.2: 04121-77060 (Büro), Fax 04121-103938 ➤ **25421 Pinneberg** HP Inge Sievertsen (Lh), Hörnkamp 35, Tel. 04101-75877, Fax 810817 ➤ **25421 Pinneberg** HP Marlis von Drathen (K/St), Rübekamp 5, Tel. 04101-780590, Tel.2: 04101-63569, Fax 04101-67246 ➤ **25436 Uetersen** HP Lydia Abdulgawad (K/St), Heinrich-Schröder-Str. 16, Tel. 04122-56430 ➤ **25436 Moorrege** *Naturheilpraxis* HP Eva-Maria Schmidt (K/St), Achtern Barg 5, Tel. 04122-82222 ➤ **25704 Meldorf** *Raum für Körper, Geist und Seele* HP Marcel Egli (Ld, Eg), Norderstr. 6, Tel. 04831-979551, Tel.2: 04832-4349 ➤ **25746 Heide** PhT Peter Wippermann (Lh), Westerweide 24, Tel. 0481-74574, Fax 8556492 ➤ **25795 Weddingstedt** HP Andrea Baasch-Hellmann (Lh), Dorfstr. 6, Tel. 0481-8561600 ➤ **26180 Rastede** HP Gerd Schnesche (Lh), Bahnhofstr. 2 d, Tel. 04402-598477 ➤ **26215 Wiefelstede/Metjendorf** *Naturheilpraxis* HP Wilfried Menke (K/St), HP Renate Reemts (K/St), Jürnweg 4 b, Tel. 0441-9620452, Fax 0441-9620451 ➤ **26340 Neuenburg** *Praxis Pedersen* HP Susanne Pedersen (Au), Quellental 2, Tel. 04452-1299 ➤ **26553 Dornumersiel** HP Uta Verbeek (K/St), Störtebekerstr. 99, Tel. 04933-1040, Fax 04933-8331 ➤ **26655 Westerstede** HP Marianne Reitmeyer (K/St), Am Schnapp 13, Tel. 04488-3339 ➤ **26810 Westoverledingen** HP Anita Kesting (K/St), Rajenstr. 88, Tel. 04955-7771, Fax 7703 ➤ **26810 Westoverledingen** PhT Helke Kesting (K/St), Rajenstr. 86, Tel. 04955-997918 ➤ **26810 Westoverledingen** PhT Karsten Kühn (Ke), Rajenstr. 86, Tel. 04955-997918 ➤ **26835 Neukamperfehn** HP Siglinde König (K/St), Schulstr. 34, Tel./Fax 04946-917899 ➤ **26871 Papenburg** Gesundheitsber. Hans-Hermann Lenger (K/St), Birkenallee 33, Tel./Fax 04961-75809 ➤ **26899 Rhede/Neurhede** Gesundheitsber. Johannes Vinke (Au), Hauptstr. 7, Tel. 04964-544, Tel.2: 959870, Fax 959871 ➤ **27211 Neubruchhausen** Gesundheitsber. Marlene Köhler (K/St, Rü), Raiffeisenstr. 21, Tel. 04248-743, Tel.2: 0173-7658639 ➤ **27239 Twistringen** Martina Brunkhorst (K/St), Auf dem Dillen 20, Tel. 04243-4666 ➤ **27249 Mellinghausen** Ulla Wolf (K/St), Schlattweg 34, Tel./Fax 04272-1203 ➤ **27269 Eschwege** HP Katharina Hesse (K/St), Hinter den Scheuern 8, Tel. 05651-339911, Tel.2: 0174-1510905 ➤ **27299 Langwedel/Etelsen** Ingrid Liesau (K/St), Mozartweg 4, Tel. 04235-371 ➤ **27318 Hoya/Weser** HP Christel Neinhardt (Au, K/St), V. Kronenfeldt-Str. 23, Tel. 04251-2576, Fax 983413 ➤ **27321 Morsum** Jutta Wolters (K/St), Zum Fleet 49, Tel. 04204-69872 ➤ **27367 Sottrum** Brigitte Flesch (K/St), Alte Dorfstr. 38, Tel. 04264-84413 ➤ **27383 Scheessel** PhT Michaela Gerken (Lh), Poststr. 19, Tel. 04263-4299 ➤ **27777 Ganderkesee** HP Ingeborg Wilken (Au), Heideweg 10, Tel. 04222-950447 ➤ **28213 Bremen** *Naturheilpraxis* HP Renate Meyer-Kornblum (K/St, MK), Koenenkampstr. 40, Tel. 0421-2238809, Tel.2: Handy 0177-7537247, Fax 0421-22379827 ➤ **28215 Bremen** HP Bernd A. Glander (K/St), Admiralstr. 149, Tel. 0421-1653727 ➤ **28359 Bremen** Dr. rer. nat. Markus Hansen (Au), Schwachhauser-Heerstraße 268 a, Tel. 0421-239030, Fax 0421-249033 ➤ **28755 Bremen** Fitnessfachwirtin Dagmar Kropp (MK), Fährer Flur 13, Tel. 0421-9589621, Fax 9589622 ➤ **28816 Stuhr-Brinkum** *Activ für Gesundheit + Fitness* Heinz Sürstedt (K/St), Alte Heerstr. 28, Tel. 0421-8984640, Fax 8984641 ➤ **28844 Weyhe** HP Silke Bertram (K/St), Siedlungsweg 28, Tel. 04203-8976, Fax 04203-8976 ➤ **29323 Wietze** HP Anette Häring (K/St), Steinförder Str. 57, Tel. 05146-4441, Tel.2: 0174-2582371 ➤ **29584 Himbergen** HP Regina Stephan (Lh), Fuchskamp 27, Tel. 05828-968889 ➤ **29633 Munster** Sabine Grupe (Au), Hindenburgallee 10, Tel. 05192-2968 ➤ **29640 Schneeverdingen** *Praxis* Masseur Udo Weise (Ra, Bru), Lindenstr. 32, Tel. 05199-359, Fax 985504

30161 **Hannover** *Naturheilpraxis* HP Monika Barthel (K/St), Lister Meile 21, Tel. 0511-3480109, Fax 3886927 ➤ **30167 Hannover** Bernhard Schickedanz (Au), Appelstr. 9a, Tel. 0511-7623859 ➤ **30175 Hannover** HP Gertrud Ringe (Lh), Seelhorststr. 49, Tel. 0511-2833232, Fax 2833232 ➤ **30453 Hannover** Burgunda Stelljes (K/St), Liepmannstr. 9 B, Tel. 0511-2100117 ➤ **30827 Garbsen** HP Rolf van den Hurk (Au), Rote Reihe 4, Tel. 05131-439314, Tel.2: 0179-6797780, Fax 05131-476975 ➤ **30890 Barsinghausen** KG Martina Broda (Lh), Am Deichfeld 1, Tel. 05035-1383 ➤ **30900 Wedemark** Uschi Haber (K/St), Berkhofer Str. 20, Tel./Fax 05130-4144 ➤ **30916 Isernhagen-Lohne** HP Ursula Knaack (Au), Buchenweg 10, Tel. 05139-892747, Fax 05139-895426 ➤ **30916 Isernhagen** *Naturheilpraxis* HP Andrea Seeländer (Dro), Försterstieg 25, Tel. 0511-723984 ➤ **31135 Hildesheim** *Reha-Fitness GmbH* Peter Hänisch (K/St), Katharinenstr. 33, Tel. 05121-131101, Fax 39896 ➤ **31135 Hildesheim** HP Helga Scholz (Lh, K/St), Hermann Scholz (K/St), Achtumer Lindenkamp 8, Tel. 05121-37321, Tel.2: 0171-466504, Fax 05121-102797 ➤ **31137 Hildesheim** HP Heidrun Schwarzt (Kg), Himmelthürer Str. 14, Tel. 05121-81591 ➤ **31185 Söhlde** Simone Binr wies (K/St), Ostpreußenstr. 7, Tel./Fax 05129-963153 ➤ **31535 Neustadt a. R.** Doris Kolb-Meyer (Au, K/St), Meisterweg 3, Tel./Fax 0503 2267 ➤ **31629 Estorf** Gebhard Brilke (K/St), In der Neustadt 4a, T 05025-943211 ➤ **31710 Buchholz** *Institut für alternative Massagen* G sundheitsber. David Chadwick (Rü), Bückebergstr. 26, Tel. 0575 993307, Tel.2: 0173-6002180, Fax 05751-76647 ➤ **31812 Bad Pyrmont** Masseur Timo Warncke (Dro), Kiefernweg 10, Tel. 05281-168940 ➤ **32457 Porta Westfalica** Angela Fricke (Au), Ellerburger Str. 12, Tel. 0571-3981770 ➤ **32657 Lemgo** Gesundheitsber. Karin Ellermei (Au), Händelstr. 13, Tel. 05261-15503, Tel.2: 01741927588 ➤ **3265 Lemgo** Ernst Pasel (Au), Laakeweg 6, Tel. 05261-/666973, Fax 78833 ➤ **32756 Detmold** HP Bernd M. Mehlhorn (Lh), Klusstr. 58, Tel. 0523 23003, Fax 23002 ➤ **33014 Bad Driburg** Jörg Schild (K/St), Waldstr. Tel. 05253-3365, Tel2: 0172-5628863 ➤ **33098 Paderborn** HP Anna W leke-Schlichting (Au), Borchener Str. 73, Tel./Fax 05251-72204, Tel. 0175-5907662 ➤ **33102 Paderborn**, *Praxis für Naturheilkunde* Jutta Flic Wiese (SW), Detmolder Str. 2, Tel. 05215-55455 ➤ **33106 Paderborn** HP Elke Eusterholz (Lh), HP Elmar Eusterholz (Lh), Von-Ketteler-S 51, Tel. 05254-5117, Fax 68627 ➤ **33154 Salzkotten** *Naturheilpraxis* u. B. Bartling (K/St), Auf der Breite 23, Tel. 05258-6587, Fax 21478 ➤ **33154 Salzkotten** Beata Koscielniak (K/St), Dorfstr. 30, Tel. 0294 289470 ➤ **33397 Rietberg** HP Karin Cornelius-Schmidt (Au), Mü lenstr. 21, Tel. 05244-975268 ➤ **33649 Bielefeld** HP Christine Meh horn (Lh), Gütersloher Str. 204, Tel. 0521-4175770 ➤ **33790 Halle** H Christiane Gaul (Au), Pommernweg 14, Tel. 05201-7751 ➤ **3380 Steinhagen** *Naturheilpraxis* Angelika Allerdißen (Au), Tiergarten 3, Tel. 05204-5139, Fax 888461 ➤ **33824 Werther** HP Barbara Junke (Lh), Südstr. 1, Tel. 05203-882332, Fax 882083 ➤ **33829 Borgholzhausen** HP Adelheid Ellerbeck (Au), Osnabrücker Str. 50, Tel. 05425-514 ➤ **34123 Kassel** Gesundheitber. Barbara Schneider (K/St), Eic waldstr. 57, Tel. 0561-571832 ➤ **34128 Kassel** HP Kirsten Edith Gerlit (K/St), Carlsdorfer Str. 28, Tel. 0561-107926, Fax 0561-107926 ➤ **34131 Kassel** Mary Jolles (K/St), Jörg Jolles (K/St), Ludwig-Erhard-St 34, Tel. 0561-3149708, Fax 39455 ➤ **34253 Lohfelden** HP Gisela Kaise (K/St), Röhräcker 6, Tel. 05608-5477, Fax 952163 ➤ **34277 Fuldabrück/Dörnhagen** Ergotherapeutin Marion Schrebkowski (Rü), Guxh gener Str. 14, Tel. 05665-40355 ➤ **34369 Hofgeismar** HP Kai Rumpf (K/St), Falckenheiner Str. 1, Tel. 05671-508959, Fax 508981 ➤ **34431 Marsberg** Gesundheitsber. Elfie Chinchilla (K/St, Rü), Zu den Brodwiese 39, Tel. 02992-655522, Fax 9789944 ➤ **34537 Bad Wildungen** HP, Ph Violetta Janiak (Au), Conrad-von-Soest-Str. 2a, Tel. 05621-3038 (Praxis), Tel.2: 72456 (Privat) ➤ **34613 Schwalmstadt** HP Beate Steinber (K/St), Wartburgstr.14, Tel. 06691-4586 ➤ **35037 Marburg** Reine Brück (K/St), Universitätsstr.33, Tel. 06421-24187 ➤ **35066 Frankenberg** PhT Carmen Vaupel (K/St), Schräling 64 c, Tel. 06451-21673 ➤ **35066 Frankenberg** KG Gundula Zimmek (K/St), Steinweg 9, Te 06451-3663 ➤ **35108 Eder** PhT Erwin Wasmoth (K/St), Karl-Laute-St 8, Tel. 06452-6386, Fax 7197 ➤ **35394 Gießen** *Praxis H. Ernst* Sitha Rick lefs (K/St), Seltersweg 24, Tel. 0641-76943 ➤ **35415 Pohlheim** *Sonnenschein Zentrum* Andreas Schmandt (K/St), Ludwigstr. 44, Tel. 0640 974571, Fax 974572 ➤ **35469 Allendorf a.d. Lumda** HP Beate Hubk (K/St), Ralph Hubka (K/St), Ostpreußenstr. 3, Tel. 06407-5760, Fa 904854 ➤ **35614 Asslar** Udo Schaub (K/St), Im Oberndorf 2, Te 06441-88559, Tel.2: 383423 ➤ **35690 Dillenburg-Nanzenbach** Dr. Ar nette Pitzer (Wb), Ruhwiesenstr. 16 a, Tel. 02771-833434, Fax 83342 ➤ **35719 Angelburg** Gesundheitsber. Mathias Aring (Rü), Raiffe senstr. 17, Tel. 06464-912896, Fax 912988 ➤ **35789 Weilmünster** H Heike Sauer (Fr), Bergstr. 28, Tel. 06472-2876, Fax 2824 ➤ **36041 Fuld** Gerhard Büttner (Au, K/St), Am Flugplatz 9, Tel. 0661-44946, Fa 0661-44946 ➤ **36093 Künzell** PhT Florian Fischer (Ra), Erfurter St 12, Tel. 0661-9337929, Tel.2: 0175-4000823, Fax 0661-9337928 ➤ **36364 Bad Salzschlierf** PhT Ingrid Diel (K/St), Louis-Weber-Str. 1 Tel. 06648-620427 ➤ **36364 Bad Salzschlirf** *Ayurveda Oase* MTA Ursul Stier (Rü), Lindenstr. 15, Tel. 06648-911371, Tel.2: 06630-919008, Fa 06648-911371 ➤ **37083 Göttingen** HP Claudia Bürger (Au), Hauptst 42A, Tel. 0551-7907751, Fax 7907752 ➤ **37154 Northeim** Dr. med Karl-Werner Faulborn (Au), Breite Str. 36, Tel. 05551-988030, Fa 9880316 ➤ **37186 Moringen** Gesundheitsber. Friedhelm Honig (Rü) Hagenbergstr. 21, Tel. 05554-998700, Fax 998701 ➤ **37434 Bilshausen** Ludwig Wüstefeld (Au), Hoher Weg 4, Tel. 05528-2255 ➤ **37574 Einbeck** HP Martina Knöchelmann (K/St), Marktstr. 7, Tel. 05561-925161 Fax 925163 ➤ **38179 Groß Schwülper** HP Angelika M. Dyckmans (Lh) Viehkamp 4, Tel. 05303-941424, Fax 941424 ➤ **38442 Wolfsburg** HI

›switha Holtorf (K/St), Mörserstr. 14, Tel. 05362-4814, Fax 05362-:8340 ➤ **38477 Jembke** HP Heidemarie Rechel (K/St), Hauptstr. 25, l. 05366-301 ➤ **38518 Gifhorn** *Naturheilpraxis* Sabine Linek (Au), Al-: Postweg 1 a, Tel. 05371-18830 ➤ **38530 Didderse** *Naturheilpraxis* HP tra Eßmann (Bth), Südstr. 4, Tel. 05373-924605, Fax 924606 ➤ **.550 Isenbüttel** *Naturheilpraxis* HP Angelika Haritz (Lh), Molkereistr. Tel. 05374-673167, Fax 673167

0237 Düsseldorf *CALM--Centrum Alternative Medizin* Angelika eeres (K/St), Lindemannstr. 27, Tel. 0211-6911030, Fax 0211-11031 ➤ **40597 Düsseldorf-Benrath** HP Harry Buda (K/St), Erich-üller-Str. 24, Tel. 0211-7187071 ➤ **40599 Düsseldorf** Rita Rheker (K/), Oberheider Str. 37, Tel. 0211-7480770 ➤ **40667 Meerbusch** Angeli-Weeres (K/St), Hermann-Unger-Allee 68, Tel. 02132-755530, Fax 5531 ➤ **40668 Meerbusch** Lisa Sprick-Gierse (Skl), Brockhofweg 10 Tel. 02150-794795 ➤ **40724 Hilden** HP Christa Müller (K/St), Elber-lder Str. 65, Tel. 02103-243601 ➤ **40789 Monheim / Rhein** Manfred E. echler (K/St), Holzweg 67, Tel. 02173-64213 ➤ **41352 Korschen-oich** HP Dagmar Barbetti (Au), Hindenburgstr. 46, Tel. 02161-64558 **41462 Neuss** KG Sabine Robbers (Au), Am Pappelwäldchen 94, Tel. 2131-593203 ➤ **41515 Grevenbroich** HP, Dipl.-Biol. Susanne Lentz-genstau (Au), Auf der Artwick 50, Tel. 02181-43113, Fax 215344 ➤ **1749 Viersen** Sabine Schriefers (Au), Neuer Weg 27, Tel. 02162-9406 ➤ **42109 Wuppertal** Jutta Hüttemann (Cn), Paul-Löbe-Str. 25, el. 0202-7054246 ➤ **42119 Wuppertal** Yvonne Uelwer (SW), Graf-dolf-Str. 108, Tel. 0202-4303785, Tel.2: 0171-1422499 ➤ **42281 Wup-ertal** Margot Hilbertz (K/St), W. Kühlthau Weg 15, Tel. 0202-509517 ➤ **42281 Wuppertal** HP Annemarie Kapp (Au), Horather Schanze 45, el. 0202-772703 ➤ **42327 Wuppertal** HP Monika Hartmann (Ba), Kir-nenfelder Weg 60, Tel. 02058-981609, Fax 981597 ➤ **42499 Hückeswa-en** Ute Kux (K/St), Wiehagener Str. 116, Tel. 02192-82183 ➤ **42579 eiligenhaus** *Praxis für ganzheitliche Psychotherapie* HP, Gesundheitsb. erda Falke (Rü), Holbeinstr. 24, Tel. 02056-585346 ➤ **42653 Solingen** P Anni Schmidt (K/St), Haus Friedenstal, Tel. 0212-59726, Fax 995927 ➤ **42659 Solingen** HP Dierk Pleißner (Ba), Schellberger Weg 3, Tel. 0212-42874, Fax 42753 ➤ **42853 Remscheid** HP Antje Böker </St), Ottostr.10, Tel. 02191-77099, Fax 73030 ➤ **44143 Dortmund** P Daniel Niehues (Be), Wambeler Hellweg 110, Tel. 02307-368182 ➤ **4532 Lünen** HP, Masseurin Sonnhild Roth (Fg), Kreuzstr. 103 d, Tel. 2306-25156, Fax 759330 ➤ **44649 Herne** *Energeno-Institut* HP Ursula teinig (K/St, Au, St), Christoph Steinig (K/St, Au, St), Freisenstr.28, el. 02325-569389, Tel.2: 51409, Fax 02325-75815 ➤ **44879 Bochum** P Antje Kordts (Au, Lh), Lewackerstr. 271, Tel. 0234-15459, Tel.2: 490717, Fax 9413234 ➤ **45133 Essen** Sporttherapeutin, Gesundheits-eraterin Kristine Buck (Au), Am Uhlenkrug 29, Tel./Fax 0201-440495 ➤ **45219 Essen-Kettwig** Heide Rahmann (Au), Am Bögelsknappen 10, el. 02054-18811, Fax 18812 ➤ **45259 Essen** *Naturheilpraxis* Petra Coen-adie (Au, Cn), Uhlenstr. 44, Tel. 0201-8465879 ➤ **45307 Essen** *Natur-eilpraxis* HP, PhT Martina Diewald (Au), Lahnbeckestr. 81 b, Tel. 0201-595897, Fax 9595898 ➤ **45468 Mülheim** HP Sabine Schulze Buxloh Au), Scharpenberg 81, Tel. 0208-32039 ➤ **45772 Marl** *Praxis für Ent-pannung* Gesundheitsber. Jutta Bellstedt (Au, Be), Bitterfelder Str. 7a, el. 02365-415400, Fax 507570 ➤ **45897 Gelsenkirchen** *Advaita-Natur-eilpraxis* HP Jörg A. Miets (St), Königgrätzer Str. 20, Tel. 0209-909456, Fax 12041650 ➤ **45964 Gladbeck** Johannes Stienen (Au), achstr. 7, Tel. 02043-682203 ➤ **46238 Bottrop** Joachim Nandzik (K/t, Is), Moeddericher Str. 41 k, Tel. 02041-765454, Tel.2: 0179-3974854 ➤ **46459 Rees** Monika Raadts (K/St), Bergswick 13, Tel. 02851-58445 ➤ **46562 Voerde** Heike Darmstadt-Torkler (Is, K/St), Ginsterweg 2, Tel. 281-46499 ➤ **47057 Duisburg** HP Rita Schmitz (K/St), Kammerstr. 6, Tel./Fax 0203-3468277 ➤ **47475 Kamp-Lintfort** HP Manfred Hen-dricks (Au), Möhlenkampstr. 24, Tel. 02842-41801 ➤ **47475 Kamp-Lintfort** Heinz-Stefan Kock (), Saunapark Kamp-Lintfort, Hoerstgener Str. 126, Tel. 02842-9089670, Tel.2: 0172-2083646, Fax 02842-089671 ➤ **47661 Issum** HP Anita Franken (Au), Brückerheide 9, Tel. 02835-440533 ➤ **47799 Krefeld** HP Renate Weber (Is), Viktoriastr. 49, Tel. 02151-5695419 ➤ **48145 Münster** Sabine Gliniorz-Neu (K/St), Staufenstr.8, Tel. 0251-1367261 ➤ **48151 Münster** Gesundheitsber. Heidi Brüner (Rü), Habichtshöhe 8, Tel. 0251-794150, Tel.2: 0251-83-24044 ➤ **48157 Münster** HP Petra Rüping (K/St), Sudmühlenstr. 90, Tel. 0251-3834424 ➤ **48159 Münster** HP Birgit Siepmann (Au), Kepler-weg 28, Tel. 0251-216435, Fax 2639721 ➤ **48161 Münster** *Naturheilpra-xis* HP Petra Benwell (K/St), Dommelstr. 22, Tel. 02534-5284 ➤ **48231 Warendorf** Gesundheitsber. Margarete Niermann (Rü), Dechant Strüb-bestr. 22, Tel. 02581-62568 ➤ **48465 Schüttorf** Werner Schmidt (Au), Ulla Slemeyer, Quendorfer Str. 103, Tel. 05923-3289, Tel.2: 0171-7090190, Fax 05923-990569 ➤ **48599 Gronau/Epe** Ergoth. Margret A. Förster (Au), Oststr. 26, Tel. 02565-400433, Tel.2: 0173-2957906 ➤ **49078 Osnabrück** HP Anja Noelle-Bönninghausen (Au), Hofbreede 63, Tel. 0541-6688531 ➤ **49393 Lohne** *Gesundheitsberatung* Gesundheits-ber. Brigitte Wilke (Co, Rü), Siegfried Wilke (Co, Rü), Elsterstr. 2 b, Tel. 04442-6625, Fax 6625 ➤ **49419 Wagenfeld-Ströhen** Rosel Thiermann (K/St), Im Weißen Falsch 11, Tel. 05774-1095 ➤ **49453 Rehden** Sport-PhT Klaus Köbel (K/St), Fritz-Koldewey-Str. 9, Tel. 05446-4118, Fax 05446-4119

50169 Kerpen-Horrem Michaela Saal (K/St), Hauptstr. 121, Tel. 02273-603787 ➤ **50226 Frechen** HP Annelie Quantius (K/St), Adolf-Kolping-Str. 13, Tel./Fax 02234-956002 ➤ **50354 Hürth** Dr. Almut Würzburg (K/St), Krankenhausstr. 38-40, Tel. 02233-613560 ➤ **50674 Köln** Susanne Küster (K/St), Aachener Str. 63, Tel./Fax 0221-2584919 ➤ **50733 Köln** HP Tamara Citovics (K/St), Mauenheimer Str. 4, Tel. 0221-7603775 ➤ **50858 Köln** Renate Müller (Au, K/St), Bodenshofweg 8, Tel. 0221-481280 ➤ **50937 Köln** *Praxis R. Keppeler* Andreas Blasberg (Au), Geroldsteiner Str. 128, Tel. 0221-446505 ➤ **51303 Rösrath** Marle-ne Reichelt (K/St), Bensberger Str. 262, Tel. 02205-908313, Fax 02205-908314 ➤ **51375 Leverkusen** Michael Müller (Au), Freudenthaler Weg 16, Tel. 0214-3101790, Tel.2: 0177-3818838 ➤ **51503 Rösrath** HP Ger-traud Zeller (Au), Sonnenweg 16 f, Tel. 02205-83276, Fax 907519 ➤ **51570 Windeck-Herchen** HP Helga Nolde (Ba), Talblick 2, Tel. 02243-83434, Fax 840967 ➤ **51588 Nümbrecht** Dipl.-Sportlehrer Bernd Ul-rich (K/St), Schmiedeweg 8, Tel. 02293-6778 ➤ **51597 Morsbach** Wil-ma Meurer (K/St), Flurstr. 38, Tel. 02294-8428 ➤ **51597 Morsbach/Wendershagen** HP Maria Solbach (Au, K/St), Heidehof 1, Tel. 02294-8752 ➤ **51752 Engelskirchen** *Ananda-Studio* Jörg Engemann-Yobus (K/St), Postfach 1227, Tel. 02263-903788, Fax 02293-903752 ➤ **51752 En-gelskirchen** *Galamod-Bazaar* Gabriele Lansink (), Bergische Str. 10, Tel. 02263-903788, Fax 02293-903752 ➤ **52134 Herzogenrath/Panneshei-de** HP Uschi Karaszkiewicz (K/St), Heydenstr. 8, Tel. 02407-6278, Fax 02407-9088891 ➤ **52152 Simmerath** PhT Daniel Berzborn (K/St), Heidbüchelstr. 30, Tel. 02473-909443 ➤ **52222 Stolberg** Ingeborg Bel-lingradt (K/St), Birkengangstr. 9, Tel. 02402-922029 ➤ **52351 Düren** *Massage-Praxis* Alexa Bach (K/St), Kölnstr. 95, Tel. 02421-14131, Fax 407796 ➤ **52351 Düren** HP Christian Schütte (K/St, Schü), Hohenzol-lernstr. 70, Tel. 02421-16153, Fax 16778 ➤ **52399 Merzenich** Günter Breuer (K/St), An der Windmühle 27, Tel. 02421-391461 ➤ **52445 Titz** HP, Dipl.-Päd. Katharina Schick-Helm (K/St), Erkelenzer Str. 33, Tel. 02463-3949, Fax 02463-6161 ➤ **52477 Alsdorf-Hoengen** HP Beate Hellmann (Au), Langstr. 64, Tel. 02404-5581810, Fax 678309 ➤ **53115 Bonn** Dr. med. Martin Schmidt (Is), Dr. med. Monika Roßmöller-Schmidt (Is), Colmantstraße 29, Tel. 0228-655800, Fax 0228-655880 ➤ **53117 Bonn** Mahmoud Amin (K/St, Is), Friedland Str. 82, Tel. 0174-8849344 ➤ **53175 Bonn** Krankengymnastin Juliane Kloska de Villegas (K/St), Ürzinger Str. 9, Tel. 0228-313880 ➤ **53225 Bonn** Carla Klemp (Is), Käsbergstraße 8, Tel. 0228-461977, Tel.2: 0173-9623330 ➤ **53225 Bonn** HP Dieter Urner (K/St), Rathausstr. 54, Tel. 0228-460462 ➤ **53227 Bonn-Oberkassel** *Praxis für ganzheitliche Heilweisen* HP Ulrike Szy-manski-Steiner (K/St), Alsstr. 55, Tel. 0228-9082555 ➤ **53332 Born-heim** HP Antje Laufenberg (Ba), Bergstr. 41, Tel. 02227-9099810 ➤ **53332 Bornheim** Monika von Fürstenberg (K/St), Maarpfad 7, Tel. 02222-4424 ➤ **53340 Meckenheim** HP Jutta Lehmann-Bodinet (K/St), Hauptstr. 45, Tel. 0226-808335, Fax 808543 ➤ **53340 Meckenheim** Dr. med. Gudrun Mieth-Leichsenring (Is), Marktplatz 12, Tel. 02225-837861, Fax 02225-837863 ➤ **53340 Meckenheim** HP Eva Maria Neh-ren (Au, K/St), Merler Str. 15, Tel. 02225-3404, Fax 02225-839971 ➤ **53343 Wachtberg** HP Ulrike Schönenberg (K/St), Auf dem Scheidt 14, Tel./Fax 02225-3653 ➤ **53474 Bad Neuenahr** HP Elke M. Raue (K/St), Appolinarisstr. 28, Tel. 02641-79874, Fax 02641-79874 ➤ **53518 Ade-nau** *Praxis und Schule für Naturheilkunde* HP Barbara Priewe (K/St), Bahn-hofstr. 9, Tel. 02691-932673 ➤ **53639 Königswinter** Reinhild Isensee (K/St, Is), Stieldorferhohn 13, Tel. 02244-872888, Fax 872167 ➤ **53721 Siegburg** Masseurin Anna Luise Sengespeick (Spg), Kiefernweg 33, Tel. 02241-1276665, Fax 1276664 ➤ **53757 St. Augustin** *Naturheil-praxis* HP Peter Bahn (K/St, Ba), Teichgraben 8, Tel. 02241-29221, Fax 923949 ➤ **53757 St. Augustin** HP Ute Johannen (K/St), Im Feldgarten 6a, Tel. 02241-334736 ➤ **53773 Hennef** HP Dagmar Cebulla (K/St), Auf dem Blocksberg 21 a, Tel. 02242-911933, Fax 911932 ➤ **53797 St. Augustin** Slavica Marx (Spg), Paracelsusstr. 52, Tel. 02241-9320678 ➤ **53819 Neunkirchen** *Naturheilpraxis* HP, Dipl.-Biol. Birgit Spangenberg (K/St, Spg), Wahner Weg 2, Tel. 02247-12048, Fax 744594 ➤ **53819 Neunkirchen-Seelscheid** Gabriele Spychala-Windeisen (Spg), Sternstr. 8, Tel./Fax 02247-5375 ➤ **53859 Niederkassel**, Marion Beil (Is), Auf dem Feldchen 31, Tel./Fax 02208-74726 ➤ **53902 Bad Münstereifel** HP Sabine Berg (K/St), Gutenbergweg 6, Tel. 02253-4009 ➤ **53902 Bad Münstereifel** Elfriede Vogt (K/St), Entenmarkt 2, Tel. 02253-542920 ➤ **54290 Trier** Wolfgang Bonnemeier-Henn (Au), Neustr. 28, Tel. 0651-

48332 ➤ **54294 Trier** Dieter Emmerich (Au), Zum Pfahlweiher 43, Tel. 0651-32368 ➤ **54329 Konz-Könen** Christina Baudner (Au), Bergstr. 18 b, Tel. 06501-604720 ➤ **54411 Hermeskeil** PhT Daniel Weinand (Je), Vor Kasels 12, Tel. 06503-952495 ➤ **54470 Lieser** Andreas Ruppel (K/St), Moselstr. 32 b, Tel. 06531-989300, Fax 06531-984301 ➤ **54666 Irrel** Manfred Klankert (K/St), Ewerhartstr. 14, Tel. 06525-7022, Fax 7727 ➤ **55126 Mainz** *Praxis für Ganzheitliche Therapie* HP, KG Uta Biehs (), Flugplatzstr. 31, Tel. 06131-618067, Fax 618983 ➤ **55129 Mainz-Ebersheim** *Praxis für Physikalische Therapie* Masseur u. med. Badem. Baldur W. Stuppert (K/St), Andre Stuppert (K/St), Am Fort Muhl 31, Tel. 06136-42771, Fax 959525 ➤ **55237 Flonheim** Uschi Reiser (Fr, Au), Rheingrafenstr. 24, Tel. 06734-8915 ➤ **55278 Dexheim** Gesundheitsber. Marita B. Stahl (Rü), Zöllerstr. 17, Tel. 06133-491942 ➤ **55411 Bingen** HP Jürgen Reichold (K/St), Nosstadtstr. 143, Tel. 06721-994363 ➤ **55767 Brücken** HP Jutta Hofbauer (Au), Schulstr. 30, Tel. 06782-2446 ➤ **56112 Lahnstein** Hildegard Förster (K/St), Taunusblick 20, Tel. 02621-921613 ➤ **56154 Boppard** Willi Vogt (Au), Hans-Jöres-Str. 4, Tel. 06742-3796, Fax 3796 ➤ **56626 Andernach** *Naturheilpraxis* HP Beatrix Eulgem (K/St), Koblenzerstr. 2, Tel. 02632-308756, Tel.2: 0171-6998801, Fax 02632-984545 ➤ **56745 Weibern** Franz-Josef Schlich (K/St), Im Frohntal 8, Tel. 02655-2409 ➤ **56761 Müllenbach** *Studio für Vitalität und Wohlbefinden* Gesundheitsber., HP Johannes Schwall (Rü), Wagenweg 2, Tel. 02653-911335, Tel.2: 0160-92810678 ➤ **57074 Siegen** "*Alltagsinsel*" Gesundheitsber. Ute Krebs (Rü), Unter dem Klingelschacht 47, Tel. 0271-20491 ➤ **57223 Kreuztal-Littfeld** HP K. Bruno Steuber (K/St), Burgholdinghauser W eg 13, Tel. 02732-80976, Fax 02732-56349 ➤ **57290 Neunkirchen-Siegerland** Hans-Arno Bauer (K/St), Weiherstr. 14, Tel. 02735-4433, Tel.2: 0172-6529944 ➤ **57462 Olpe Rhode** HP Horst Budde (Is, K/St), Hundsrüggen 6, Tel. 02761-62267 ➤ **57548 Kirchen** Gesundheitsber. Jürgen Dechent (Fr, Rü), Mittelstraße 18, Tel. 02741-931765, Fax 931764 ➤ **57614 Alberthofen** *Naturheilpraxis* HP Christiane Franz (K/St), Weiherstr. 18, Tel. 02684-978967, Tel.2: 0171-8464031, Fax 02684-978971 ➤ **58099 Hagen** HP Sonja Wöffen (K/St), Lasallestr. 46, Tel. 02331-962140, Fax 02331-962144 ➤ **58119 Hagen** HP Simone Weber (Is, K/St), Letmather Str. 5, Tel. 02334-504675, Tel.2: 0172-5870111 ➤ **58313 Herdecke** *Naturheilpraxis* HP Gabi Rosmaiti (K/St), Steinstr. 2, Tel. 02330-129006 ➤ **58456 Witten** Andreas Blasberg (Au), Vormholzerstr. 105, Tel./Fax 02302-420255 ➤ **58675 Hemer** HP Manfred Droßel (K/St, Dro), Kantstr. 9, Tel. 02372-17777, Fax 02372-719161 ➤ **58706 Menden** HP Mechthild Braun (K/St), Kaiser Str.35, Tel. 02373-62609 ➤ **59065 Hamm** HP Elke Picker (K/St), Bockumer Weg 43 a, Tel. 02381-488598, Fax 488337 ➤ **59174 Kamen** HP Daniel Niehues (Be), Harkortstr. 3, Tel. 02307-368182 ➤ **59368 Werne** HP Karin Reher (Au), Freigrafenstr. 29, Tel. 02389-534480 ➤ **59425 Unna** HP Ute Stüber (Au), Siederstr. 6, Tel. 02303-62211, Fax 66282 ➤ **59510 Lippetal-Herzfeld** HP Eva Krause (K/St), Lippestr.2, Tel. 02923-7974, Fax 02923-659630 ➤ **59872 Meschede-Freienohl** *Naturheilpraxis* HP Angelika Klasmeier (Au), Plastenberg 19, Tel. 02903-41451, Fax 850724

60322 **Frankfurt** HP Madeleine Neumann (Au, K/St), Eschersheimer Landstr. 154, Tel. 069-5487820, Tel.2: 0172-8107314 ➤ **60323 Frankfurt** HP Dorothea Kühner (K/St), Telemannstr. 12, Tel. 069-721403, Fax 069-174433 ➤ **60487 Frankfurt** Michael Häusler (K/St), Wildungerstr. 1 b, Tel. 069-79201953, Fax 77011908 ➤ **61118 Bad Vilbel** Angela Grötsch (Fr), Berliner Str. 9, Tel. 06101-499660, Fax 499661 ➤ **61191 Rosbach/Rodheim** *Praxis und Lehrinsitut* HP Klaus-D. Weber (Au, Wb), Gartenstr. 24, Tel. 06007-9170101, Fax 9170102 ➤ **61267 Neu-Anspach** HP Hildegard Wansart-Hansen (K/St), Nassau-Oranierweg 4, Tel. 06081-7135, Fax 06081-7159 ➤ **61348 Bad Homburg** Wirbelsäulenth. Peter Friz (K/St, Fr), Castillostr. 19, Tel. 06172-84561, Fax 06172-898130 ➤ **61440 Oberursel** HP. Gerlinde Huber (K/St), Taunusstr. 125, Tel. 06171-635660, Fax 06171-6319804 ➤ **61462 Königstein /Ts.** *Praxis für Physiotherapie* Stefan Andrecht (K/St), Falkensteiner Str. 1, Tel. 06174-256571, Fax 0661-51108 ➤ **61462 Königstein im Taunus** HP Monika Mirisklavos (Au), Klosterstr. 1, Tel. 06174-930100, Fax 930128 ➤ **61462 Königstein** Dietmar Neuffer (K/St), Bahnstr. 3, Tel. 06174-968869, Tel.2: 0172-6722029 ➤ **61476 Kronberg-Oberhochstadt** Stefan Andrecht (K/St), Am Weidengarten 1, Tel. 0179-5028882, Fax 0661-51108 ➤ **61476 Kronberg** Gabi Kipper (K/St), Ulmenweg 49, Tel./Fax 06173-64865 ➤ **61476 Kronberg** Volker C. Kipper (Au, K/St), Ulmenweg 49, Tel./Fax 06173-64865 ➤ **63067 Offenbach/Main** Gerda Lossen (K/St), Berliner Str. 286, Tel. 069-82378968 ➤ **63110 Rodgau** Karin Eberhard (Au, K/St), Ludwigstr. 80, Tel./Fax 06106-602678, Tel.2: (Handy)0174-4328915 ➤ **63128 Dietzenbach** Doris Moll (K/St), Blumenweg 37, Tel. 06074-814814 ➤ **63179 Obertshausen** Judith Braun (K/St), Schulstr. 18, Tel. 06104-45970, Fax 06104-941374 ➤ **63179 Obertshausen** Brigitte Tirpitz (Au), Bahnhofstr. 50, Tel. 06104-44452, Tel.2: 79191 ➤ **63303 Dreieich** *Praxis im Rathaus* HP Anette Ke ler (Wb), Hauptstr. 45 / Eingang Schulstr., Tel. 06103-504333, F 870676 ➤ **63322 Rödermark (Ober-Roden)** HP Birgit Fuchsenthal (K/St), Rathenaustr. 18, Tel. 06074-918168, Fax 918167 ➤ **63453 Ne berg** *Ute's Oase* Ute Barthel (Au), In den Gräben 4, Tel. 06183-9028 (Praxis), Tel.2: 06184-64334 (Privat), Fax 06183-902888 ➤ **63500 Se genstadt/Klein-Welzheim** HP Beate Knies (Au), Dieselstr. 9-11, T 06182-829417, Fax 640169 ➤ **63500 Seligenstadt** HP Reinhold Ste (Au), Madame-Cherier-Str. 49 a, Tel./Fax 06182-27605 ➤ **63589 L sengericht** Heinrich Ungermann (Au), Am Bornrain 1, Tel. 0605 66986 ➤ **63619 Bad Orb** Masseurin Regina Betz (Fr), Michaelstr. 2 Tel. 06052-801542 ➤ **63879 Weibersbrunn** HP Elfriede Haselhu (Au), Sonnenstr. 19, Tel. 06094-297, Fax 989169 ➤ **64283 Darmsta** *Naturheilpraxis* HP Jürgen Reichold (K/St), Elisabethenstr. 30, T 06151-999650, Fax 999651 ➤ **64297 Darmstadt/Eberstadt**, *Gesundhe zentrum* Susanne Hefner (Rü), Heidelberger Landstr. 202, Tel. 0615 6015864, Fax 6015865 ➤ **64354 Reinheim** Anja Gensler (Au), Im Eic grund 20, Tel. 06162-3881, Fax 911928 ➤ **64401 Groß-Bieberau** C sundheitsber. Valentin Schupp (Rü), Flurbachstr. 45, Tel. 0616 84782, Tel.2: 0175-8772732 ➤ **64404 Bickenbach** *Naturheilpraxis* H Walter Funk (Rü, K/St), Alsbacherstr. 4, Tel. 06257-69567, Fax 695 ➤ **64407 Fränkisch-Crumbach** Sven Kriegel (Sa), Siegfriedtsr. 2, T 06164-3844 ➤ **64569 Nauheim** *Praxis für Vitalogie* Horst Broschk (Pa Reiherstr. 10, Tel. 06152-64177 ➤ **64646 Heppenheim-Erbach** HP S via Vester (Au), HP Gerhard Vester (Au), Feldstrasse 31, Tel. 0625 704060, Fax 704061 ➤ **65201 Wiesbaden-Frauenstein** *Oase des Lebe* Sonja Rühl (K/St), Herrnbergstr. 34, Tel. 0611-4501834, Tel.2: 017 9531065, Fax 0611-4501835 ➤ **65207 Wiesbaden** Kurt Nippa (K/S Pfingstwiesenstr. 1, Tel. 06122-76179 ➤ **65232 Taunusstein** Gesun heitsberaterin Petra Strack (K/St), Freudenthaler Str. 71, Tel. 0612 86286, Tel.2: 0177-8628600, Fax 06128-247744 ➤ **65307 Bad Schwa bach** Ulrike Dworschak (Ra), Am Milchhof 2, Tel. 06124-7249960 ➤ **65343 Eltville** *Paxis für Naturheilverfahren* Beate Wüsten (Au), Walluf Str. 79, Tel. 06123-703434, Fax 702453 ➤ **65388 Schlangenbad-Gec genborn** HP Kornelia Kohlberger (K/St), Dreiruthenweg 23, Te 06129-502494, Tel.2: 0171-6023078, Fax 06129-502495 ➤ **65520 Ba Camberg** *Praxis f. Naturheilverfahren u. Schmerztherapie* HP Sabine Höl (Skl), Neugasse 37, Tel. 06434-906987 ➤ **65555 Limburg-Offheim** D ris-Anne Rörig (Au), Limburger Str. 24, Tel. 06431-582920 ➤ **6558 Diez** Anke Spriestersbach (K/St), Am Geisenberg 14, Tel. 0643 644966 ➤ **65597 Hünfelden-Neesbach** HP Sybille Pfeifer (Skl), Ar Grauen Stein 8, Tel. 06438-837339, Fax 837340 ➤ **65779 Kelkheim** *I stitut für Reflexzonentherapie* HP Hans Sauckel (K/St), Insterburger Str. Tel. 06195-5686, Fax 06195-900791 ➤ **65795 Hattersheim** HP Ritt Weisheit (Au), Im Höhlchen 22, Tel. 06190-888970, Fax 888971 ➤ **65830 Kriftel** Christine Höf (K/St), Bahnhofstr. 26, Tel. 06192-97908 ➤ **66125 Dudweiler** Masseurin Andrea Jungmann (Je), Freiheits St 33, Tel. 06897-768900 ➤ **66265 Heusweiler** Masseur Johannes Jena (Au, K/St, Je), Saarbrücker Str. 70, Tel. 06806-609388 ➤ **66287 Quie schied** PhT Hans-Peter Bonnaire (Je), Rathausplatz 5, Tel. 0689 966363 ➤ **66333 Völklingen** Masseur Hans-Dieter Blum (Lh Haydnstr. 43, Tel. 06898-16100, Fax 26149 ➤ **66538 Neunkirchen** Wo gang Haupenthal (Fa), Irrgartenstr. 4, Tel. 06821-178826 ➤ **6657 Schiffweiler** HP Michael Bressler (Fa), Am Rathausberg 1, Tel. 0682 633236, Fax 633227 ➤ **66606 St. Wendel** HP Mathias Buchheit (Je Wendalinus Str. 3, Tel. 06851-6099 ➤ **66649 Oberthal** Ralf Schee (Au), Hauptstr. 96, Tel. 06854-1212, Fax 1298 ➤ **66663 Merzig** H Heinrich Falk (Au, Fa), Poststr. 23, Tel. 06861-793110, Fax 0683 701728 ➤ **66679 Losheim** Masseurin Marlies Müller (Je), Römer St 19, Tel. 06872-8870706 ➤ **66851 Bann** HP Heidi Brunnett (Au), Knie brechtstr. 18, Tel. 06371-3698, Fax 63475 ➤ **67105 Schifferstadt** *Praxi für Krankengymnastik* KG, PhT Birgit Ickrath (K/St), Buschstr. 12, Te 06235-6381 ➤ **67269 Grünstadt** Anton Ellerich (Au), Obergasse 37 Tel. 06359-83516, Tel.2: 937199, Fax 937198 ➤ **67304 Eisenberg** H Stefanie Becker (Go), Kerzenheimer Str. 23, Tel. 06351-989201, Fa 06359-308724 ➤ **67365 Schwegenheim** HP Heide Ackermann (Au) Schulstr. 34, Tel. 06344-3734, Fax 7169 ➤ **67433 Neustadt** Ulrike Rup penthal (Au), Mandelring 205, Tel. 06321-968625, Fax 30354 ➤ **6743 Neustadt** *Praxis f. Persönlichkeitsentfaltung u. Gesundheit* Rosmary Dres bach (K/St), Oberscheidstr. 13, Tel. 06321-83838, Fax 929857 ➤ **6746 Lambrecht** Sybille Stümpert (Go), Matthias-Erzberger-Str. 10, Te 06325-183822 ➤ **68526 Ladenburg** *Praxis für ganzheitliche Physiotherapi* PhT, KG Peter Morawetz (Go), Januariusweg 30, Tel. 06203-402707 Fax 06203-181129 ➤ **68535 Edingen-Neckarhausen** HP Margaret Dold (Au), Zaunkönigweg 6, Tel. 06203-892760, Fax 892761 ➤ **6877 Ketsch** HP Anke Fröhlich-Ruch (K/St), Hebelstr. 71, Tel. 06202 6070868, Fax 64888 ➤ **69121 Heidelberg** Dipl.-Biol., HP Sigri ltwasser (Au, Rü), Mozartstr. 27, Tel./Fax 06221-4185299 ➤ **69121 idelberg** Ingrid Michalsky (Au), Wiesenweg 42, Tel. 06221-473303, x 475429 ➤ **69123 Heidelberg** Udo Hunze (Wö), Richard-Kuhn-Str. , Tel. 06221-833849, Tel.2: 0621-8291505, Fax 0621-8231510 ➤ **168 Wiesloch** Rosalie Maag (Au), Heidelberger Str. 64, Tel. 06222-3031 ➤ **69168 Wiesloch** HP Ingrid Wollenhaupt (Au), Baierstaler . 93/6, Tel. 06222-1385 ➤ **69181 Leimen** *Praxis für physikalische Thera-* Masseur Alfred Hess (Ra), Turmgasse 34, Tel./Fax 06224-766381, .2: 0172-7524964 ➤ **69198 Schriesheim** HP Wiltrud Walter (Au, K/), Handstr. 60, Tel. 06203-660802 ➤ **69207 Sandhausen** *Naturheilpra-* Gabriele Dörr (Go), Hauptstr. 46, Tel. 06224-926633 ➤ **69207 Sand-usen** Mechthild Mosbach-Hacker (Au, K/St), Bahnhofstr. 16, Tel. 224-54828, Fax 52224 ➤ **69239 Neckarsteinach** *Homöopathie- und Na-heilpraxis* HP Elfriede E. Kleis (Au), Schiedweg 18, Tel./Fax 06229-0985 ➤ **69469 Weinheim** *"Die Methode Dorn"* HP Bettina Franz (Au), nnenstr. 8, Tel. 06201-181874

0180 Stuttgart HP Helmut Raichle (K/St), Römerstr. 66 A, Tel. 11-606561 ➤ **70186 Stuttgart** HP Heike Bahr (Au), Bergstr. 23, Tel. 11-486209 ➤ **70188 Stuttgart** HP Ulrike Tafreschian (Ha), Hag-rgstr. 2, Tel. 0711-4687855, Tel.2: 0162-5660807 (Handy), Fax 87854 ➤ **70193 Stuttgart** Dr. Franz Remer (Au), Dillmannstr. 19, l. 0711-2287638 ➤ **70329 Stuttgart** *Naturheilpraxis* HP Ute-Gisela Ku-lmann (Au), Bächlenweg 25, Tel. 0711-5781431 -32, Tel.2: 0171-37152 ➤ **70372 Stuttgard-Bad Cannstatt** *Krankenhaus vom Roten euz* Leitende Therapeutin Pia Braun (K/St), Badstr. 35-37, Tel. 0711-33-1270 ➤ **70435 Stuttgart** Jürgen Ihlefeldt (K/St), Sachsenstr. 6, l. 0711-875305, Fax 0711-875305 ➤ **70439 Stuttgart** Kurt Schwab /St), Wikingerweg 59, Tel. 0711-5406619, Tel.2: 0160-3040998 ➤ **439 Stuttgart** Dr. rer. nat., HP Jochen Tödtmann (K/St, Tö), Tafelweg , Tel. 0711-8070900, Fax 8004759 ➤ **70597 Stuttgart**, Christine ohlke (K/St), Leinfeldener Str. 66, Tel. 0711-4808441 ➤ **70597 Stutt-rt-Degerloch** *Privat-Praxis für Physiotherapie* Masseur, PhT Anton Hu-r (Au), Rubensstr. 5, Tel. 0711-7783672, Fax 07158-947551 ➤ **70597 uttgart**, Helena Moumoulidou (K/St), Leinfeldener Str. 66, Tel./Fax 711-8494137 ➤ **70597 Stuttgart** HP Elma Pressel (K/St), Turmhahn-eg 1, Tel. 0711-7651111, Fax 9075154 ➤ **70619 Stuttgart** *Praxis m'acti-* Thomas Müller (Bi), Nellingerstr. 14, Tel. 0711-4416600, Fax 16900 ➤ **70794 Filderstadt-Plattenh.** Astrid Hildebrand (K/St), nomas Hildebrand (K/St), Uhlbergstr. 5, Tel. 0711-774021, Fax 778016 ➤ **70806 Kornwestheim** Cornelia Gutekunst-Albeck (K/St), otzstr. 43, Tel. 07154-804974 ➤ **70839 Gerlingen** HP Holger Her-ann (K/St), Forchenrainstr. 86, Tel. 07156-22715, Fax 270025 ➤ **1063 Sindelfingen** *Praxis Knoll-Küchler* Masseur Andreas Becher (K/), Altinger Str. 15 (Ecke Bahnhofstr.), Tel. 07031-814544, Tel.2: 0170-082070 ➤ **71101 Schönaich** KG Gabriele Arnold (Au), Andreas Ar-old (Gabriele Arnold), Kleine Gasse 43, Tel. 07031-467792 ➤ **71149 ondorf** HP Sabine Husmann (Au), Schlehenstr. 59, Tel. 07457-931735 ➤ **71229 Leonberg** Masseur Andreas Becher (K/St), Bergstr. 14, Tel./ ax 07152-339863, Tel.2: 0170-2082070 ➤ **71254 Ditzingen** *Naturheil-axis Heller-Walter* HP Karin Heller-Walter (Tö), Münchinger Str. 31, l. 07156-7870, Fax 350028 ➤ **71277 Rutesheim** *Naturheilpraxis* HP velyn Frank (Au), Am Heuweg 15, Tel. 07152-51173 ➤ **71332 Waiblin-en-Rinnenäcker** *Zentrum für gesundheitsbewusstes Leben* Monika Haffner u, K/St), Lenzhalde 20, Tel. u. Fax: 07148-7839 (Praxis in Aspach), l.2: Praxis in Waiblingen 07151-966202 ➤ **71546 Kleinaspach bei acknang** *Zentrum für gesundheitsbewusstes Leben* Monika Haffner (Au, K/), Albrecht-Bengel-Str. 10, Tel. u. Fax: 07148-7839 (Praxis in spach), Tel.2: Praxis in Waiblingen 07151-966202 ➤ **71634 Ludwigs-urg** HP Oliver Lorch (K/St), Bismarckstr. 16, Tel. 07141-2421351 ➤ **1665 Vaihingen/Enz** KG Sabine Dietz (Au), Horrheimer Str. 20, Tel. 7042-820945 ➤ **71665 Vaihingen/Enz.** *Praxis Seelenvogel* Margarete chneck (Tö, Rü), Ludwig-Richter-Str. 11, Tel./Fax 07042-800331 ➤ **1672 Marbach/N** HP Elisabeth Mammel-Hüls (Au, K/St), Güntterstr. 9, Tel. 07144-806112, Fax 841643 ➤ **71686 Remseck**, Heidelinde eue (Tö), Hechinger Weg 32, Tel. 07146-2846460 ➤ **71691 Freiberg** P Suse Schmidt-Winkelmann (K/St), Grünlandstr.16, Tel. 07141-90430 ➤ **71735 Eberdingen** Sabine Franck (K/St), Hagstr. 41/1, Tel./ ax 07042-78784 ➤ **72072 Tübingen** HP Theresa Bosch (K/St), Lilli-apf-Str. 19, Tel. 07071-151570, Fax 151727 ➤ **72072 Tübingen** *Massa-praxis* Gabi Gleixner (K/St), Oswald Gleixner (K/St), Derendingerstr. 05, Tel. 07071-78377, Fax 760437 ➤ **72116 Mössingen** Gisela Betz Au), Rosenstr. 33, Tel. 07473-3425, Fax 3472 ➤ **72147 Nehren** HP, ipl.-Psych. Gudrun Dvorák (K/St), Bohlstr. 32, Tel. 07473-920516, ax 2701839 ➤ **72336 Balingen** HP Gabriele Jetter (K/St), Goerde-rstr. 1, Tel. 07433-391917, Fax 35482 ➤ **72461 Albstadt-Onstmettin-en** Gesundheitsber. Arno Boss (Au, Rü), Mörikestr. 15, Tel. 07432-2689 ➤ **72469 Meßstetten** Hedy Bauer (K/St), Oskar-Wettstein-Str. 45, Tel. 07431-61405, Fax 961304 ➤ **72532 Gomadingen** HP Susanne Besch (Au), Sonnenhalde 61, Tel. 07385-1720, Tel.2: 0171-1961838 ➤ **72555 Metzingen** Friedrich Lemmer (Au), Steinerweg 27, Tel. 07123-60648 ➤ **72555 Metzingen** HP Silvia Schwarzmann (K/St), Emil Mörsch Weg 34, Tel. 07123-42285, Tel.2: 07123-2451 (Praxis) ➤ **72669 Unterensingen** HP, Krankenschwester Gabriele Kapp (Juli 05), Esslinger Str. 16, Tel. 07022-250282, Fax 250283 ➤ **72762 Reutlingen** Silke Digel (K/St), Lohmühlestr. 27, Tel. 07121-334822, Fax 07121-311300 ➤ **72766 Reutlingen** HP Sibylle Thron-Hilt (Au), Hans-Grischkat-Str. 25, Tel. 07121-46668, Fax 4348098 ➤ **72770 Reutlingen** HP Siegfried Marschke (K/St), Aaraustr. 65, Tel. 07121-300170, Fax 07121-311702 ➤ **72805 Lichtenstein** Gesundheitsber. Hildegard Fischer (Rü), Richard-Burckhardstr. 4, Tel. 07129-694041, Fax 694042 ➤ **72820 Sonnenbühl** HP Andrea Lumpp (Au), Auf dem Filz 13, Tel. 07128-304343 (Praxis), Tel.2: 30340 (Privat+Fax) ➤ **72829 Engstingen** HP Laurette Atzmüller (K/St), Ruhlenbergstr. 44, Tel. 07129-930525, Fax 07129-930524 ➤ **73037 Göppingen** PhT Joanna Polujanska (K/St), Spitzenbergstr. 27, Tel. 07161-818568 ➤ **73066 Nassachmühle** *Samyalaya Yogaschule* Yogalehrerin Barbara Müller (Rü), Nassachtalstr. 74, Tel. 07163-533444 ➤ **73114 Schlat** Marianne Bauer (Au), Bildäckerstr. 14, Tel. 07161-814700 ➤ **73119 Zell u.A.** HP Isolde Wölfling (Au), Göppinger Str. 25, Tel. 07164-13925 ➤ **73269 Hochdorf bei Plochingen** HP Barbara Erhardt (K/St), Am Sportplatz 5, Tel. 07153-54135 ➤ **73312 Geislingen-Waldhausen** HP Ingeborg Schmid (Au), Lindenstr. 13, Tel. 07331-61718 ➤ **73340 Amstetten** Johann Gutermuth (K/St), Römerstr. 29, Tel. 07331-7374, Fax 71102 ➤ **73492 Rainau-Schwabsberg** Rudolf Seidler (Au), An der Eich 7, Tel. 07961-53923 ➤ **73547 Lorch** HP Gabriele Bühlmaier (Au), In der Kornstr. 24, Tel. 07172-6769, Fax 6791 ➤ **73579 Schechingen** Sybille Funk (Au), Adelmannweg 2/1, Tel. 07175-7773 ➤ **73614 Schorndorf** Heidegard Bayer-Brechtken (K/St), Rehhaldenweg 144, Tel. 07181-979680 ➤ **73614 Schorndorf** Monika Seiz (K/St), Silcher Str. 102, Tel. 07181-42284 ➤ **73650 Winterbach** HP Christl Corá (Au), Seestr. 9, Tel. 07181-74166 ➤ **73732 Esslingen** Claudia Schnaidt (K/St), Bärenwiesenweg 28, Tel. 0711-9371596, Tel.2: 0175-2707211 ➤ **73733 Esslingen** HP Nicole Bayer (K/St), Klosterallee 39, Tel. 0711-385115, Tel.2: 326167 ➤ **73733 Esslingen** Regina Wilmer (K/St), Schenkenbergstr. 83 A, Tel. 0711-325338 ➤ **73770 Denkendorf** HP Peter Fugger (Au, Fu), Mühlhaldenstr. 30, Tel. 0171-1284530 ➤ **73770 Denkendorf** KG Liane von Saurma-Jeltsch (Fu), Mühlhaldenstr.30, Tel. 0711-9348152 (Praxis), Tel.2: 0711-9348151 (Privat) ➤ **73773 Aichwald** Adolf Amthauer (K/St), Doris Amthauer (K/St), Staufenstr. 8, Tel. 0711-364366 ➤ **74072 Heilbronn** Jürgen Bräuninger (Au), Allee 1, Tel. 07131-80757 ➤ **74182 Obersulm-Affaltrach** Renate Adrigan (K/St), Staffelweinberg 5, Tel. 07130-401135, Fax 401137 ➤ **74182 Obersulm** HP Anni Schmidt (K/St), Beethovenstr. 45, Tel. 07134-17147 ➤ **74196 Neuenstadt-Stein** Reiner Austel (Au), Aspenstr. 2, Tel. 06264-926597 ➤ **74248 Ellhofen** HP Erika Hubert (K/St), Haller Str. 8, Tel. 07134-914230, Fax 914231 ➤ **74348 Lauffen/N.** HP Jean P. Lange (K/St), Postplatz 1, Tel./Fax 07133-205789, Tel.2: 0172-9250481 (mobil) ➤ **74385 Pleidelsheim** Rolf Schuster (Sa), Gottlieb-Daimler-Str. 5, Tel. 07144-806538 ➤ **74424 Bühlertann**, *Energy & Wellness* Michael Wittkowski (K/ St), Narzissenweg 5, Tel./Fax 07973-929280, 0173-8610994 ➤ **74424 Buhlertann** Energie-Th. Maria Hieber (K/St), Blumenstr. 2, Tel. 07973-6281 ➤ **74532 Ilshoven** Regine Berroth (K/St), Steinbrunnenstr. 6, Tel. 07904-9413689 ➤ **74544 Michelbach** Brigitte Bayersdorfer (Ha), Ottennab 17, Tel. 0791-4992800 ➤ **75031 Eppingen** *Praxis für Naturheilverfahren* HP Karlheinz Schwarz (K/St), Mühlbacher Str. 3, Tel./Fax 07262-6688 ➤ **75172 Pforzheim** Norbert Godel (K/St), Bärbel Reichhardt (K/ St), Durlacherstr. 1, Tel. 07231-312381 ➤ **75172 Pforzheim** Hagar Hartung (Gr), Bahnhofstr. 2, Tel. 07231-316364 ➤ **75210 Keltern** *KG-Praxis* Barbara Matzke (K/St), Obere Talstr. 15, Tel. 07236-6555, Tel.2: 07082-942448, Fax 07236-1780 ➤ **75245 Neulingen-Nussbaum** Anita van Hout (Au, K/St), Schulstr. 18, Tel./Fax 07237-484285 ➤ **75305 Neuenburg** KG Barbara Matzke (K/St), Daimlerstr. 2, Tel. 07082-942448, Tel.2: 07236-6555, Fax 07236-1780 ➤ **75334 Straubenhardt** *Rückenschule* Gesundheitsber. Birgit Kiunke (Rü), Akazienstr. 5, Tel. 07082-2847, Fax 414380 ➤ **75378 Bad Liebenzell** Gesundheitsber. Patrizia Bowen (Ha, Rü), Anlagenstrasse 22, Tel. 07052-934938 ➤ **75382 Althengstett** Bettina Wagner (K/St), Bahnhofstr. 1, Tel. 07051-935913 ➤ **75428 Illingen** *Praxis Seelenvogel* Margarete Schneck (Tö, Rü), Eichwaldstr. 59, Tel./Fax 07042-800331 ➤ **75443 Ötisheim** HP Ida Greiner (Au), Falkenweg 2, Tel. 07041-6914 ➤ **76227 Karlsruhe** *Naturheilpraxis* Manfred Gaß (K/St), c/o Gesundhz. Durlach, Jägerstr. 19, Tel. 07244-609488 (vormittags), Fax 609201 ➤ **76630 Bruchsal** *Forum Aktive Selbsthilfe Naturheilverein e.V.* Manfred Gaß (K/St), Postfach 7223, Tel. 07251-3589713, Fax 56869 ➤ **76694 Forst** Christiane Gräff (Ra), Hambrücker Str. 18, Tel. 07251-82828 ➤ **76770 Hatzenbühl** *Praxis für energetisches*

Arbeiten Gesundheitsber. Monika Werling (Au, Rü), Wendelinusstr. 15, Tel. 07275-5874, Tel.2: 617669, Fax 617684 ➤ **76889 Birkenhördt** Claudia Hellmann (K/St), Hauptstr. 55, Tel. 06343-5932, Fax 610477 ➤ **77830 Bühlertal** Ute Pollert (Au), Wiedenbachweg 5, Tel. 07223-807991, Fax 807993 ➤ **77880 Sasbach** HP Sabine Karch (Au), Hauptstr. 19 a, Tel. 07841-3370, Fax 709010 ➤ **78054 Villingen-Schwenningen** HP Gerhard Künstel (K/St), Heilbronner Str.77, Tel. 07720-811488, Fax 07720-811486 ➤ **78073 Bad Dürrheim** HP Barbara Parlow (Au), Sonnenstr. 29, Tel. 07726-7770, Fax 7710 ➤ **78098 Triberg** Kinesiologin Monika Hielscher (Au), Im Hoflehen 9, Tel. 07722-4510, Fax 4510 ➤ **78136 Schonach** HP Beatrix Groten (Au), Turntalstr. 10, Tel. 07722-8665380, Tel.2: 0173-3132194, Fax 07722-8665381 ➤ **78224 Singen** HP Günter Weigl (K/St), Bahnhofstr. 17, Tel. 07731-67664, Fax 07731/61882 ➤ **78467 Konstanz** *Naturheilpraxis* HP Evelyn Mühle (K/St), Hindenburgstr. 15, Tel. 07531-55716, Fax 365557 ➤ **78532 Tuttlingen** *Massage-Praxis* Masseur Wilfried Stüttgen (K/St), Untere Vorstadt 3, Tel. 07461-75944(Praxis), Tel.2: 07552-929911(Privat) ➤ **78570 Mühlheim** *Gesundheitsvorsorge & Wellness* Gesundheitsber. Elke Buschle (Rü), Nelkenstr. 15, Tel. 07463-57218, Tel.2: 0174-9022311, Fax 57248 ➤ **78628 Rottweil** Gerhard Ruoff (Rü), Scheffelstr. 18, Tel. 0741-43567 ➤ **78667 Villingendorf** *Gesundheitspraxis* Edeltraud Mangold (K/St), Ahornweg 9/1, Tel. 0741-18223, Fax 18224 ➤ **79102 Freiburg** HP, PhT Sven Koch (K/St, SK), Prinz-Eugen-Str. 20, Tel. 0761-8814655, Fax 8814656 ➤ **79104 Freiburg** Gudrun Schrodi-Michaelis (K/St), Schänzlestr. 8, Tel. 0761-553735 ➤ **79106 Freiburg** PTh Hildegard Schorn (SK), Egonstr. 18, Tel. 0761-277519 ➤ **79110 Freiburg** Susanne Fülbier (Au), Bundschuhstr. 7, Tel./Fax 0761-8866114 ➤ **79112 Freiburg** Constanze Schmid (Au), Rosenweg 7, Tel. 07664-613714, Fax 613714 ➤ **79115 Freiburg** PhT Jochen Frühling (SK, K/St), Haslacher Str. 146, Tel. 07614808747 ➤ **79117 Freiburg** Dr. med. Andrea Lusser (K/St), Steinackerstr. 8, Tel. 0761-65513, Fax 65514 ➤ **79189 Bad Krozingen** Siegfried Lorenz (K/St), Kolpingstr. 9, Tel. 07633-4567, Tel.2: 806441 ➤ **79189 Bad Krozingen** Erika Nurnus (K/St), Johanniter Str. 5, Tel. 07633-101919 ➤ **79194 Gundelfingen** HP Christel Griesbaum (Au), Wildtalstr. 30, Tel. 0761-580317 ➤ **79206 Breisach-Oberrimsingen** *Praxis* HP Dagmar Kaelber (Au), Im Schlossgarten 32, Tel. 07664-611334, Tel.2: 01775876494, Fax 07664-611336 ➤ **79297 Winden/Elztal** Dr. med. Stefanie Loesch-Hilger (K/St), Dürrenbergweg 5, Tel. 07502-913009, Fax 069-13304820637 ➤ **79429 Malsburg-Marzell** HP Heidi Wickersheim (Au), Paradiesbuck 12, Tel. 07626-971006 ➤ **79618 Rheinfelden** HP Silvia Grandi (Au), Schulweg 3, Tel. 07623-798646, Fax 718600 ➤ **79650 Schopfheim** HP Barbara Berger Marterer (Au), Hebelstr. 2, Tel. 07622-667361, Fax 667448 ➤ **79761 Waldshut** *Naturheilpraxis* HP Marianne Preiser-Abt (Au), Albrecht-Rudolf-Str. 1a, Tel./Fax 07751-70805 ➤ **79809 Weilheim-Remtschwiel** *Body&Soul Gesundheitsberateung* Gesndheitsberaterin Ursula Wölffel (K/St), Panoramaweg 13, Tel. 07755-8695 ➤ **79822 Titisee-Neustadt** Gunter Ott (K/St), Rudenberger Str. 40, Tel. 07651-6375, Fax 9729190

80333 München Ulrike Dürbusch (K/St), Weinstr. 3, Tel. 089-553040, Fax 089-553040 ➤ **80335 München** *Gesundheitspraxis* HP Matthias Schwarz (Au, Swz), Bahnhofplatz 5, Tel./Fax 089-558676 ➤ **80337 München** HP Florian Richter (Sch), Thalkirchner Str. 4 (am Sendlinger Torplatz), Tel. 089-267746, Fax 2606934 ➤ **80634 München** Cynthia Roosen (Au, Ro), Bothmerstr. 14, Tel. 089-20238118, Fax 13926466 ➤ **80799 München** HP Regina Wahlen (Au), Schellingstr. 20 Rgb, Tel. 089-2800028, Fax 2800028 ➤ **80803 München** HP Gisela Cordes (Au, Co), Karl-Theodor-Str. 66, Tel. 089-30002035, Fax 30002037 ➤ **80992 München** Christina Falkner (K/St), Treitschkestr. 13, Tel. 089-1409193, Tel.2: 0172-8422590 ➤ **81247 München** HP Siegrun Oetker (Au), Reginbaldstr. 12, Tel. 089-8115404, Fax 81099271 ➤ **81373 München** Irmgard Schnur (Au, K/St), Weilheimer Str. 23, Tel. 089-74141530 ➤ **81543 München** HP Ida Schwienbacher (K/St), Humboldtstr.19, Tel. 089-62509293, Tel.2: 08106-218864 ➤ **81545 München** Krankenschwester Susanne Rochel (K/St), Griechenstr. 11 a, Tel. 0170-2361697 ➤ **81667 München** Luzia Steigerwald (Au, K/St), Wörthstr. 12, Tel. 089-4487147 ➤ **81737 München** Antonena Eberl (K/St), Gerhart-Hauptmann-Ring 3, Tel. 089-675280 ➤ **81825 München** Inge Beer-Lenis (Au, K/St, BL), Wiesbachhornstr. 8, Tel. 089-6971821 ➤ **81825 München** *Praxis und Fortbildungsstätte* Stefanie Biller (Au, K/St, Bi), Laurent Biller (Au, K/St, Bi), Truderinger Str. 273, Tel./Fax 089-4396754 ➤ **82054 Sauerlach** *Fitnessoase* PhT Cornelia Junghan (Rü), Schelcherweg 14 a, Tel. 08104-887975 ➤ **82131 Gauting** Frauenarzt Dr. med. Heinrich Hostalka (K/St), Münchner Str. 8, Tel. 089-8503100, Fax 8509263 ➤ **82166 Gräfelfing-Lochham** HP Birgitt Maria Neffe (Au), Akilindastr. 40 a, Tel. 089-8543228, Fax 89868698 ➤ **82194 Gröbenzell** HP Silke Birch (Au), Farmerstr. 12, Tel. 08142-580050, Fax 580052 ➤ **82194 Gröbenzell** Brigitte Brater (Au, K/St), Graslfinger Str. 49 a, Tel. 08142-53404 ➤ **82205 Gilching** Günther Eder (Sa), Am Gass Tel. 0171-7543428, Fax 08105-278671 ➤ **82223 Eichenau** *Naturheilp xis am Bogen* Stefan Pirzer (K/St), Am Bogen 32, Tel. 08141-8894 Tel.2: 0151-19330847, Fax 08141-889485 ➤ **82234 Weßling** Brigi Brieske (Sa), Höhenrainäcker, Tel. 08153-3244, Tel.2: 0172/897 68 (mobil) ➤ **82284 Grafrath** HP Astrid Waizmann (Au), Sunderburgw 13, Tel. 08144-94066 ➤ **82319 Starnberg** Grita Schock (K/St), L poldstr. 1a, Tel. 08151-28732, Tel.2: 0172-9970171, Fax 08157-9249 ➤ **82319 Starnberg** HP Mechthild Wiethaler (Au, K/St), Am Georg bach 1 a, Tel./Fax 08151-9719331 ➤ **82340 Feldafing** *Praxis für Wir säulentherapie* HP Jürgen Beyse (Au, K/St), Am Starzenbach 4, 08157-4162, Fax 4162 ➤ **82346 Andechs** *Naturheilpraxis* HP Barb Trauner (Rei), Moosweg 1, Tel./Fax 08152-4149 ➤ **82362 Weilheim** Johannes Späth (Au, K/St), Cavaliergasse 4, Tel. 0881-3326 ➤ **823 Peißenberg** Hajo Bergmann (Au, K/St), Rudolf-Diesel-Str. 6, 08803-5114 ➤ **82396 Pähl** HP Sigrun Menzel (Au), Kremstr. 6, 08808-921444 ➤ **82467 Garmisch-Partenkirchen** Gabriele Bader (St), Mittenwalderstr. 59 (Hotel Dorint), Tel. 08821-706707, F 706703 ➤ **82467 Garmisch-Partenkirchen** *Naturheilpraxis* HP Hanr Wanninger (Au), Rathausplatz 14, Tel. 08821-4668, Fax 4696 ➤ **824 Klais/Obb.** HP Ilona Philippsen (K/St), An der Kirchleiten 6, 08823-8869, Fax 932477 ➤ **82515 Wolfratshausen** Giovanna v Ahsbahs (Ro), Bahnhofstr. 21, Tel. 08171-26258 ➤ **82538 Geretsri Gelting** HP, Dipl.-Ökotr. Claudia Kellerer (Au), Am Kanal 2a, 08171-489416, Fax 489415 ➤ **82567 Garmisch-Patenkirchen** O Schäfer (K/St), St.-Martin-Str. 52 a, Tel. 08821-727990 ➤ **83043 Bad bling** HP Doris Aicher (K/St), Lindenstr. 10, Tel. 08062-8077846, F 8077848 ➤ **83043 Bad Aibling** Gesundheitsber. Manuela Garnik (R Heckenweg 6a, Tel. 08062-279210, Tel.2: 4523, Fax 8099863 ➤ **830 Bad Aibling** Wolfgang Löffler (K/St), Mosstr. 6, Tel. 08061-3912 Tel.2: 0171-5149766 ➤ **83101 Rohrdorf-Thansau** HP Maria Schwai (Au), Seb.-Tiefenthaler-Str. 15, Tel. 08031-45717, Fax 463592 ➤ **832 Prien a. Chiemsee** Dr. med. Rainer Belzer (K/St), Postweg 4a, 08051-959425, Fax 959427 ➤ **83229 Aschau** *Naturheilpraxis* Iris Gr mann (Au), Hochriesstr. 24, Tel. 08052-957070 ➤ **83253 Rimsting** Christine Schuster (Au, K/St), Westenstr. 2, Tel. 08051-61206, F 962032 ➤ **83308 Trostberg** *Gesundheitsoase* Heidelore Büttgenba (BL), Siedlerstr. 15, Tel. 08621-649111 ➤ **83308 Trostberg** *Naturheilp xis* HP Siegmar Kleinschmidt (Au, K/St), Hauptstr. 51, Tel. 086 64262 ➤ **83334 Inzell** *Naturheilpraxis* HP Elisabeth Koch (Au), Schwa berger Weg 14, Tel. 08665-6207, Fax 929418 ➤ **83395 Freilassing** Ma Hofmann (Ra), Schumannstr. 23, Tel. 08654-772958, Tel.2: 01 99118212 ➤ **83533 Edling** Theresa Betzl (Au, K/St), Breitmoos 3, 08076-1281, Fax 887564 ➤ **83646 Arzbach** HP Elisabeth N. Wiest (K/St), Längentalstr. 11, Tel. 08042-8738, Fax 509060 ➤ **83646 B Tölz** Ullrich Zander (Sa), Nockergasse 17, 1/3, Tel. 08041-71971 **83671 Benediktbeuern** *Praxis für Physiotherapie u. Osteopathie* PTh Gui Otten (Rei), Laingrubenweg 7, Tel. 08857-694613, Fax 694614 **84034 Landshut** AH Marianne Wallner (Rü), Zugspitzenstr. 31, 0871-68105 ➤ **84036 Kumhausen** HP Karoline Sekretaruk (Au), H henberg 20, Tel. 08743-969851 ➤ **84036 Kumhausen** Gesundheits Sylvia Stangl (Rü), Rosenheimer Str. 10, Tel. 0871-46169 ➤ **84155 B bruck** HP Marianne Bossert (Au, K/St), Christoph-Kaiser-Str. 7, 08745-919151, Fax 919158 ➤ **84307 Eggenfelden** Gesundheits Thomas Stärfl (Rü), Schönauer Str. 34, Tel. 08721-8940, Fax 3261 **84329 Wurmannsquick** Monika Wiermann (Au), Peter Wierma (Au), Ziegelfeldstr. 29, Tel. 08725-967411 ➤ **84367 Tann** Leo Wies (K/St), Am Kirchgraben 6, Tel. 08572-580 ➤ **84539 Ampfing** Pra scher Arzt Erwin Lüddecke (K/St), Schweppermannpark 1, Tel. 086 981771, Fax 981772 ➤ **84547 Emmerting** HP Beate Suckow (Au), B cker Str. 25 a, Tel. 08679-911834 ➤ **85072 Eichstätt** PhT Waltraud Fr de-Salm (Au), Zittauer Weg 1 b, Tel. 08421-6160 ➤ **85077 Manchi** *Praxis für Naturheilverfahren* HP Brigitta Arndt (Au), Reiterweg 31, 08459-332620, Fax 332621 ➤ **85221 Dachau** HP Elfi Günzkofer (A Wurmmühle 2, Tel. 08131-10164 ➤ **85296 Rohrbach** Hilde Büttr (Au, K/St), HP Hans-Peter Büttner (Au, K/St), Peretkundstr. 24, 08442-5273 ➤ **85299 Markt Indersdorf** *Krankengymnastik-Praxis* Pe Fligge (K/St), Holzhauserstr. 20, Tel. 08136-5655, Fax 808742 **85304 Ilmmünster** Anne Söhn (Au), Hettenshausener Str. 13, 08441-860757 ➤ **85309 Pörnbach** HP Erhard Stemmer (K/St), S nenstr. 26, Tel. 08446-1472 ➤ **85356 Freising** HP Florian Richter (Sc Richarf-Strauss-Str. 4, Tel. 08161-64427, Fax 086-2606934 ➤ **855 Ebersberg** HP Anna Maria Blindhuber-Ober (Au, K/St), Sieghartstr. Tel. 08092-256259 ➤ **85604 Zorneding** HP Ida Schwienbacher (K/S Herzogplatz 15, Tel. 08106-218864, Tel.2: 089-62509293 ➤ **856 Moosach bei München** Stefan Leutschacher (Au, K/St), Altenburg Tel. 08091-538401, Tel.2: 0175-8947198 ➤ **861**

gsburg-Haunstetten HP Josef Scheibl (Au, K/St), Tattenbachstr. 1, . 0821-86466, Fax 86811 ➤ **86199 Augsburg** Doris Fischer (Au, K/ , Schiffmacherweg 23a, Tel. 0821-5082331 ➤ **86199 Augsburg** HP arion Pütz (Sch), Fabrikstr. 11, Tel. 0821-2621946 ➤ **86199 Augsrg** HP Elain Skarsten-Pflieger (Au), Apprichstr. 4, Tel. 08203-5426, .2: 0821-9985040, Fax 08203-1375 ➤ **86316 Friedberg-Wiffertshaun** HP Albert Tremmel (Au, K/St), Weiherbreiten 13, Tel. 0821-5591, Fax 60999311 ➤ **86343 Königsbrunn** Lucie Ehrensberger (K/ , Edelweissring 4, Tel. 08231-2614 ➤ **86343 Königsbrunn** *Natruheilaxis* HP Ulrich Galas (Sch), Mozartstr. 6, Tel. 08231-348232, Fax 8233 ➤ **86343 Königsbrunn** HP Katharina Klier (Au), Wendelstnstr. 35 b, Tel. 08231-88505 ➤ **86356 Neusäß/Augsburg** *Naturheilpra-* HP Christine Gallo (Otg), Hammeler Str. 3, Tel. 0821-4868286 ➤ **391 Stadtbergen** HP Irmgard Eisenmann (Au, K/St), Birkenstr. 4, . 0821-2431771, Fax 2431769 ➤ **86399 Bobingen-Waldberg** Judith ssener (Au, K/St), Bauernstr. 7, Tel. 08204-298760 ➤ **86444 Mühlusen** HP Renate Schwarz (Sch), Lärchenweg 14, Tel. 08207-421 ➤ **470 Thannhausen** Manfred Merk (Au), Frühmessstr. 4, Tel. 08281-81 ➤ **86511 Unterbergen** *Wirbelsäulenparadis* Uta Kanis (Au), auptstr. 1, Tel. 08233-31799, Fax 30672 ➤ **86551 Aichach** HP Martin roller (Au, K/St), Freisinger Str. 34 a, Tel. 08251-6218 ➤ **86574 Willechtszell** Gesundheitsberater Bernd Jakob (K/St), Schulstr. 24, Tel. 237-959188, Tel.2: 0170-7788988, Fax 08237-90086 ➤ **86574 Alsoos** Reinhold Schäfer (Au, K/St), Finkenweg 10 a, Tel. 08237-5852, x 851890 ➤ **86609 Donauwörth** Gesundheitsber. Paula Steglich ü), Liebigstr.6, Tel. 0906-241068, Tel.2: 0179-2228978 ➤ **86637 Werngen** HP Marcus Angemeer (K/St), Hauptstr. 3, Tel. 08272-9752, Fax 52 ➤ **86672 Baar** Dr. Elmar Demmel (Au, K/St), Zeller Str. 17, Tel. 276-581999, Fax 581808 ➤ **86825 Bad Wörishofen** Sabine Stracke u, Fr), Adalbert-Stifter-Str. 2, Tel. 08247-333037 ➤ **86825 Bad Wörisofen** *Daoveda Relax Vital Center* Roswitha Weiß (Au, K/St), Gärtnerweg) (Büro), Tel. 08247-5387 (nur zur vollen Std.), Tel.2: 0173-9395334, x 08245-960522 ➤ **86899 Landsberg** Christine von Wardenburg (Au, /St), Schwaighofstr. 12, Tel. 08191-943303 ➤ **86926 Greifenberg** hrista Wirth (K/St), Wankstr. 8, Tel. 08192-998803 ➤ **86932 Lengenld** *Naturheilpraxis* HP Heidi Teichmann-Klitzner (Au, K/St), Kalkenstr. 13, Tel. 08196-7429 ➤ **86971 Peiting** Christine Schwarz (Au, /St), Kastanienweg 3, Tel. 08861-68490 ➤ **87435 Kempten** Dr. Dr. ed. Winfried Miller (Au), Immenstädter Str. 77 a, Tel. 0831-594866, x 594867 ➤ **87435 Kempten** Hanne Stich (Au), An der Weberei 3, Tel. 331-5656290 ➤ **87437 Kempten** Elisabeth Vogt (Au), Heubachhof 9, l. 0831-61616 ➤ **87439 Kempten** Amelie Schmeer-Maurer (Au, K/), Schleienweiher 1, Tel. 0831-16720, Fax 15806 ➤ **87474 Nesselang** Gesundheitsber. Maria-Helene Senn (Au, Rü), Niederhöfen 10, l. 08361-9259980, Fax 9269981 ➤ **87480 Weitnau** PTh Sabine Perzl /St), Marktstr. 27, Tel. 08375-975727, Fax 975730 ➤ **87499 Wildoldsried** Thomas Groschup (Au), Schulstr. 4, Tel. 08304-1469, Tel.2: 173-3683979 ➤ **87527 Sonthofen** *Physik. Therapie* Katrin Allgaier u), Sonnenkopfstr. 11, Tel. 08321-9455 ➤ **87527 Sonthofen** HP hristine Gross (Wö), Martin-Luther-Str. 13, Tel. 08321-608938 ➤ **7527 Sonthofen** Gerd Reddig-Miksa (Au, K/St), Montfortstr. 34, Tel. 8321-83578 ➤ **87527 Sonthofen-Rieden** Brigitte Zeier (Pa), Albertchweitzer-Str. 3, Tel. 08321-721499 ➤ **87567 Riezlern** Masseur u. ned. BM Oliver Moser (Au), Fellhornweg 15, Tel. (at) 0043-5517-5065, el.2: (at) 0043-676-3359633 ➤ **87600 Kaufbeuren** *Praxis f. Physikalihe Th.* Barbara Preller (Au, K/St), Am Bleichanger 16, Tel. 08341-1420 ➤ **87600 Kaufbeuren** Ingrid Seichter (Au, K/St), Siedlungsstr. 6 Tel. 08341-18557 ➤ **87616 Markzoberdorf** *Therapiezentrum f. Naturilverf., Inh. A. Dängel* Sabine Stracke (Au, Fr), Georg-Fischer-Str. 17, el. 08342-899119 ➤ **87616 Marktoberdorf** Gesundheitsber. Bärbel Würtele (K/St), Am Gotengraben 9, Tel. 08342-40292 ➤ **87640 Ebenofen** Burgi Deli (K/St), Aitrangerstr. 20, Tel. 08342-98668, Fax 98669 ➤ **87666 Pforzen-Ingenried** Gesundheitsber. Anneliese Althaler Rü), Hochweg 2, Tel. 08346-568, Tel.2: 0176-22226190, Fax 9829951 ➤ **87671 Ronsberg** Barbara Wojcik (Au), Wolfser Äcker 23, Tel. 08306-75456 ➤ **87700 Memmingen** Manfred Rapp (Au, K/St), Waldfriedofstr. 3, Tel. 08331-980980 ➤ **87700 Memmingen** *doma-fit* Reinhold ack (Au, Sa), Potsdamerstr. 2, Tel. 08331-495051, Fax 495052 ➤ **7719 Mindelheim** *Rücken-Körperschule* Luise Mayer (Au, K/St), Chr.-chein.-Str. 26, Tel. 08261-21319 (17-21.00 Uhr) ➤ **87719 Mindeleim** *Naturheilpraxis* HP Monika-Ch. Neumayer (Au, K/St), Maximilinstr. 11, Tel. 08261-4591, Tel.2: 0172-9490223 ➤ **87719 Mindelheim** rigitte Riedele (Au), Heimenegg 2 a, Tel. 08261-763828 ➤ **87727 Baenhausen** Sabine Sauter (Au), Gerhard-Hauptmann-Str. 63, Tel. 8333-1865 ➤ **87740 Buxheim** HP Dorothee Müller-Balle (Au), Kellerviese 7, Tel. 08331-72313, Fax 963640 ➤ **87742 Dirlewang** Silke Dornlbrich (Au), Bgm.-Dorn-Str. 5, Tel. 08267-248 ➤ **87754 Oberkammlach** Monika Würstle (Au), Auw-Str. 10, Tel. 08261-1584 ➤ **87772 Pfaffenhausen** Marlene Hölzle (Au), Hasberger Str. 12 a, Tel. 08265-284 ➤ **87776 Sontheim** *Vital- & Therapiezentrum* Max Herz (Au), Frechenrieder Str. 28, Tel. 08336-7505, Fax 08336-7575 ➤ **87782 Warmisried** Renate Goos (Au), Blumenseg 3, Tel. 08269-509 ➤ **88069 Tettnang** Masseur Walter Eser (Au, K/St), Karlstr. 20, Tel. 07542-8234, Tel.2: 6823 ➤ **88069 Tettnang** Kerstin Preusch (Au, K/St), Krumbach 46, Tel. 07542-989703 ➤ **88085 Langenargen** HP Inge Bierach (Au, K/St), Schwedi 6, Tel./Fax 07543-2870 ➤ **88131 Lindau** HP Gisela Fink (K/St), Maximilianstr.11, Tel. 08382-942653 ➤ **88131 Lindau (B.)** HP Silvia Halbing (K/St), Dammsteggasse 6, Tel./Fax 08382-409694 ➤ **88131 Lindau** *Lindauer Zentrum für Naturheilkunde* HP Helmuth Koch (Au, K/St), Webergasse 13, Tel. 08382-23319, Fax 946239 ➤ **88131 Lindau** HP Reinhard Neu (Au, K/St), Ladestr. 26, Tel. 08382-275679, Fax 24562 ➤ **88131 Lindau** praktischer Arzt Michael Schlaadt (K/St), Holdereggenstr. 1, Tel. 08382-28219, Fax 25721 ➤ **88131 Lindau** *Lindauer Zentrum für die Dorn-Methode* RM Hildegard Steinhauser (Au, K/St), Webergasse 13, Tel. 08382-23319, Fax 946239 ➤ **88131 Lindau** Gesundheitsber. Irene Wagner (K/St, Rü), Wackerstr. 47b, Tel. 08382-942747, Fax 946829 ➤ **88161 Lindenberg** Wolfgang Dinkel (Au, K/St), Am Wäldele 20, Tel. 08381-3593 ➤ **88167 Röthenbach** Eleonore Baur (Au), Egg 95 1/5, Tel. 08384-88033, Fax 88031 ➤ **88167 Röthenbach/Allgäu** *Forum Gesundheit und Weiterbildung* Toni Wöhrl (Au, K/St), Rentershofen 3, Tel. 08384-8239990, Tel.2: 0160-4402885, Fax 8239992 ➤ **88175 Scheidegg** Gesundheitsber. Elisabeth Forster (Rü), Gartenstr.2c, Tel. 08381-7964, Fax 7964 ➤ **88214 Ravensburg** Anne Neff (Au), Rudolfstr. 27, Tel. 0751-3541220 ➤ **88239 Wangen im Allgäu** *Dorn-Methode und Massagen* Masseur, u. med. Badem. Ralf Caspart (K/St), Oflings 22, Tel. 07522-913261 ➤ **88239 Wangen-Primisweiler** *Naturheilpraxis* HP Sylvia Lampe (Au, K/St), Brunnenweg 37, Tel. 07528-97060, Fax 97062 ➤ **88255 Baindt** Gesundheitsber. Juditha Schilling (Au), Tulpenstr. 17, Tel./Fax 07502-912940 ➤ **88267 Vogt** Dr. med. Martin Ebeling (Au), Sirgensteinstr. 2, Tel. 07529-1518, Fax 1548 ➤ **88279 Amtzell im Allgäu** *Gesundheitsberatung* Günther Groß (Au, K/St), Haslacher Str. 42, Tel. 07520-923195 (Di/Do 9-12 Uhr), Fax 923224 ➤ **88299 Leutkirch** Gesundheitsber. Edeltraud Schmid (Rü), Forststr. 9, Tel. 07561-5989, Tel.2: 0174-1815926 ➤ **88316 Isny-Neutrauchburg** HP Petra Bodenmüller (Au), Waldburgallee 2, Tel. 07562-56168 ➤ **88316 Isny** Karl Ludwig (Au, K/St), Weislandstr. 27, Tel. 07562-93234, Fax 93236 ➤ **88326 Aulendorf** Heinz Fullarczyk (Au), Brühlstr. 2, Tel. 07525-8861 ➤ **88348 Bad Saulgau** Masseur Dieter Scheibe (Au, K/St), Pfarrstr. 13, Tel. 07581-7167 (Privat), Tel.2: 07582-8001244 Handy: 0170-5849397, Fax 07582-8001666 (Federseeklinik) ➤ **88348 Bad Saulgau** *Naturheilpraxis* Hannelore Steiner (Wg), Dr. Josef-Drescher-Str. 5, Tel. 07581-527046 ➤ **88353 Kißlegg** Roland Jäger (Au), Emmelhofer Str. 18, Tel. 07563-8463, Fax 908863 ➤ **88400 Biberach/Riß** HP Rainer-Maria Müller (Au, K/St), Bismarckring 5, Tel. 07351-13888, Tel.2: 0177-6023930, Fax 168485 ➤ **88416 Steinhausen** *Naturheilpraxis* HP Irmgard Bentele (Au), Lindenstr. 7, Tel. 07352-939175 ➤ **88416 Ochsenhausen** Gerd Müller (Au), Alte Str. 69, Tel. 07352-8729, Fax 7379 ➤ **88436 Eberhardzell** *Naturheilpraxis* HP Anita Mosch (Au), Wurzacher Str. 23, Tel. 07355-917503 ➤ **88471 Laupheim** Dr. Monika Wolf (Au), A.-v.-Freyberg-Str. 17, Tel. 07392-913180, Tel.2: 6826 ➤ **88481 Balzheim** HP Gabriele Brönner (Au), Breite Str. 3, Tel. 07347-919696 ➤ **88662 Überlingen** *Praxis für Massagetherapie* Johannes Hermann (Au, K/St), Aufkircherstr. 24, Tel. 07551-64922, Fax 64922 ➤ **88662 Überlingen** *Praxis für Homöopathie und Osteopathie* HP Gabriele Kirchmann (Au, K/St), Aufkircherstr. 24, Tel. 07551-915875 ➤ **88662 Überlingen** *Praxis für Rhythmische Massage u. Wirbelsäulentherapie* KG Sabine König (Au, K/St), Heiligenbreite 52, Tel. 07551-9497982 ➤ **88662 Überlingen** Erwin Wagner (K/St, Wg), Auf dem Stein 14, Tel. 07551-9459850, Fax 9459852 ➤ **88690 Uhldingen-Mühlhofen** Gesundheitsber. Gerlinde Krautter (Ha, Rü), Linzgaustr. 18, Tel./Fax 07556-1656 ➤ **88690 Uhldingen**, Gesundheitsber. Fred Schlinke (Rü), Bergstr. 42, Tel. 07556-459 ➤ **89073 Ulm** KG Silvia Riemann (Au, K/St), Griesbadgasse 28, Tel. 0731-9260150 ➤ **89073 Ulm** HP Bärbel Scheuermann (K/St), Frauenstr. 56, Tel. 0731-29892 ➤ **89075 Ulm** Ilona Dejworek (Au, K/St), Zinglerstr. 55, Tel. 0731-36363 ➤ **89077 Ulm-West** HP Roswitha Schütz (Au, K/St), Elisabethenstr. 35, Tel. 0731-33452, Fax 3600122 ➤ **89143 Blaubeuren-Gerhausen** *Aromastudio* Gesundheitsber. Gabriela Ruopp (Au, Rü), Untere Buchhaldenstr. 10, Tel. 07344-8892, Fax 9198016 ➤ **89143 Blaubeuren-Gerhausen** Wolfgang Ruopp (Au, Rü), Untere Buchhaldenstr. 10, Tel. 07344-8892 ➤ **89233 Neu-Ulm/Gerlenhofen** *Naturheilpraxis* HP Claudia Saur-Schiller (Au), Hausener Str. 57/1, Tel. 07307-953150, Fax 953152 ➤ **89250 Senden** Christian Aschoff (Au), Daimlerstr. 1a, Tel. 07307-22334 ➤ **89264 Weißenhorn** Pauline Engelhart (Au), Luitpoldstr. 12, Tel. 07309-425632, Tel.2: 41901 ➤ **89284 Pfaffenhofen** HP

Birgitt Maria Neffe (Au), Webergasse 10, Tel. 07302-6770, Fax 07302-931381 ➤ **89284 Pfaffenhofen-Beuren** Dorn-Lehrer Franz Josef Neffe (Au), Webergasse 10, Tel./Fax 07302-5580 ➤ **89312 Günzburg** Alfred Möbus (Au), Riemwiesenweg 12, Tel. 08221-31532 ➤ **89423 Gundelfingen** Barbara Krausenböck (Au), Alemannenstr. 1, Tel. 09073-920278, Fax 920904 ➤ **89522 Heidenheim** Masseurin Ariane Redmann (K/St), Bühlstr. 23, Tel. 07321-923957, Fax 923958 ➤ **89537 Giengen** Masseur Wilhelm Walper (K/St), Kiefernstr. 9, Tel. 07322-3971 (privat), Tel.2: 07321-332421 (Krankenh. Heidenheim ➤ **89542 Herbrechtingen** Isabel Sachse (K/St), Mozartweg 14, Tel. 07324-989805, Tel.2: 0172-69973507 ➤ **89558 Böhmenkirch** HP Johanna Ihring (Au), Ulmer Weg 16, Tel. 07332-4128 ➤ **89584 Altsteußlingen-Ehingen** Masseurin Erika Laut (Au), Finkenburg 9, Tel. 07351-551370, Tel.2: 07395-924719 (Privat), 01746275450 (Handy) ➤ **89584 Ehingen** Sabine Schulze (K/St), Spitalstr. 29, Tel. 07391-586390, Fax 4398

90403 **Nürnberg** *Naturheilpraxis* HP Angela Wendorff (Au), Josephsplatz 24, Tel. 0911-2305515 ➤ **90409 Nürnberg** HP Angela Eichstetter (K/St), Maxfeldstr. 40 / Rückgebäude, Tel. 0911-5978792, Fax 5982987 ➤ **90459 Nürnberg** *Naturheilpraxis* HP Peter Eisenhammer (Rü), Widhalmstr. 1, Tel./Fax 0911-4319999 ➤ **90471 Nürnberg** Anna Velisek (K/St, Ve), Rauschbergweg 1, Tel. 0911-819778, Fax 613664 ➤ **90489 Nürnberg** HP Birgit Borovicka (Au), Rennweg 55, Tel. 0911-2059729 ➤ **90489 Nürnberg** Renate Käferstein (Au), Wöhrder Hauptstr. 66, Tel. 0911-5193932 ➤ **90518 Altdorf** HP Gabriele Romig (K/St), Steingrubenweg 2, Tel. 09187-959221, Fax 958532 ➤ **90537 Feucht** HP Marianne Schmiedel (Bö), Hahnhofer Weg 59, Tel. 09128-729391, Fax 729392 ➤ **90551 Röthenbach** Ruth Lengenfelder (K/St), Schnackenhof 30, Tel. 0911-577361 ➤ **90762 Fürth** Doris A. Bittner (Au), Rudolf-Breitscheid-Str. 51, Tel. 0911-7437001, Fax 7437002 ➤ **90768 Fürth** Rosina Herberth (K/St), Quittenweg 18, Tel. 0911-765254 ➤ **91054 Erlangen** HP Johanna Essl-Schulz (K/St), Goethestr. 50 2.OG, Tel. 09131-125577, Fax 09135-6750 ➤ **91056 Erlangen** HP Anke Merkl (Au, K/St), Alterlanger Str. 32, Tel. 09131-450827 ➤ **91126 Schwabach** *Zentrum am Händelplatz* HP Doris Böhm (Au, Bö), Händelplatz 2, Tel. 09122-15141, Fax 932511 ➤ **91126 Schwabach** *Zentrum am Händelplatz* Ursula Heumann-Appoldt (Bö), Händelplatz 2, Tel. 09122-15141, Fax 932511 ➤ **91126 Schwabach** Helga Knappe-Golker (Bö), Franz-Peter-Seifert-Str. 6, Tel. 09122-14231 ➤ **91126 Schwabach** *Zentrum am Händelplatz* HP Gudrun Leuthold (Au, Bö), Händelplatz 2, Tel. 09122-15141, Fax 932511 ➤ **91126 Schwabach** *Zentrum am Händelplatz* HP Renate Wenzl (Bö), Händelplatz 2, Tel. 09122-15141, Fax 932511 ➤ **91154 Roth** *Naturheilpraxis im Rednitzgrund* HP Maria Kreußer (Eg), Äußere Nürnberger Str. 48, Tel. 09171-989785 (Praxis), Tel.2: 09171-898286 (Privat), Fax 989785 ➤ **91154 Roth** *Naturheilpraxis* HP Maria Kreußer (Eg), Nordring 73, Tel./Fax 09171-898286 ➤ **91301 Forchheim** Gesundheitsber. Jürgen Virnstein (Sa), Gebsattelstr. 3, Tel. 09191-60202 ➤ **91315 Höchstadt** Reiki-Lehrerin Krimhild Zell (K/St), Sinkenstr. 12, Tel. 09193-6385-0, Fax 6385-55 ➤ **91325 Adelsdorf** HP Daniele Küper-Staniewski (K/St), Vogtlandstr. 9, Tel. 09195-9980310 ➤ **91336 Heroldsbach** HP Karin Müller (K/St), Am Kübellohberg 18, Tel. 09190-99993, Fax 99992 ➤ **91369 Wiesenthau** Christa Schneider (Bö), Am Anger 11, Tel. 09191-796789 ➤ **91459 Markt Erlbach** Hannelore Kaluza (Au), Altziegenrück 4, Tel. 09106-96565 ➤ **91541 Rothenburg o.d.T.** *Naturheilpraxis* HP Oliver Bruno Schmid (Au, K/St), Hornburgweg 16, Tel. 09861-92599 ➤ **91560 Heilsbronn** HP Gerhard G. Rögele (Au), Bahnhofstr. 22, Tel. 09872-93700, Fax 93700 ➤ **91564 Neuendettelsau** HP, Masseurin Andrea Dodenhöft-Neukam (Au), Bahnhofstr. 2, Tel. 09874-4970 ➤ **91614 Mönchsroth** Gesundheitsber. Cornelia Löwe (Rü), Georg-Bickel Str. 10, Tel. 09853-1885, Fax 386924 ➤ **91710 Gunzenhausen** Thomas Reinhardt (Au), Brunnenstr. 10, Tel. 09831-7512 ➤ **91710 Gunzenhausen** *Praxis* HP Herbert Riehl (Au), Gerberstr. 8, Tel. 09831-50221, Fax 50262 ➤ **91757 Treuchtlingen** Masseur Thomas Schwöbel (Bö), Fischergasse 5-9, Tel. 09142-1200 ➤ **92237 Sulzbach-Rosenberg** Johann Hofmeister (Sa), Zum Hamm 1, Tel. 09661-7392 ➤ **92253 Schnaittenbach** Sebastian Janos Rist (Au, K/St), Birkenweg 44, Tel. 09622-5217 ➤ **92331 Hörmannsdorf/Parsberg** *IZW Institut zur Weiterbildung* Roswitha Suchomel-Hiereth (Wö), Waldweg 1 a, Tel. 09492-902100, Fax 9079283 ➤ **92339 Beilngries-Kattingwörth** Maria Hauber (Au), Hirlochweg 10, Tel. 08461-700334 ➤ **92442 Wackerdorf** Gesundheitsber. Helmgard Smolink (Rü), Sommerstr. 2, Tel. 09431-790999, Fax 790994 ➤ **92545 Niedermurach** HP Marion Abel (K/St), Rottendorf 21, Tel. 09671-91696, Fax 3009788 ➤ **92637 Weiden** KG Maria-Luisa Herlt (Au), Schulgasse 21, Tel. 0961-44529 ➤ **93051 Regensburg** Diplom-Physiotherapeut (B.Sc.) Markus D. Gunsch (K/St), Kaiser-Friedrich-Allee 21, Tel. 0172-7436937, Tel.2: 0941-9925612 ➤ **93080 Pentling** HP Edith Rohr (Au), Rehfeld 2, Tel. 09405-7533 ➤ **93197 Zeitlarn/Laub** HP Luise Thomas (Au), Sandbreitenstr. 16, Tel. 09402-500725 ➤ **93342 Saal/Donau** HP Hildegard Freisleben (Au), Am Sand 3, T 09441-641313 ➤ **93453 Neukirchen** Josef Maurer (Sa), Wa schlösslstr. 12, Tel. 09947-1206 ➤ **94072 Bad Füssing** Physioth. Be hard Brauneis (K/St), Am Tennispark 10, Tel. 08531-2474300, F 2474301 ➤ **94104 Tittling** PhT, KG Albert Luckner (Au), Muggent lerstr. 18, Tel. 08504-5594, Fax 918365 ➤ **94136 Thyrnau** HP Pia S ninger (K/St), Wingersdorf 11, Tel. 08501-914577, Fax 914578 **94139 Breitenberg** Gesundheitsber. Maria Maier (Rü), Flurstr. 8, T 08584-1721, Fax 989838 ➤ **94149 Kößlarn** Gesundheitsber. Ing Mayerhofer (Rü), Hubreith 7, Tel. 08536-1414, Fax 08536-1443 **94249 Bodenmais** Ulrike Mansouri (K/St), Hirtenweg 26, Tel. 099 7638, Tel.2: 0171-6067498, Fax 09924-1066 ➤ **94315 Straubing** Beatrix Englmann (K/St), Görresstr. 1, Tel. 09421-968636, Tel.2: 01 3278227 ➤ **94327 Bogen** *Praxis für Physikalische Therapie* Marco Di M teo (Bi), Torgasse 1, Tel. 09422-5222 ➤ **94333 Geiselhöring** *Praxis Naturheilkunde* HP Karl Gundel (K/St), Ludwig-Ganghofer Str. 7, T 09423-1595, Tel.2: 0171-9515644, Fax 09423-903158 ➤ **94439 Ro bach** *Med. Fußpflegepraxis* Med. Fußpflege Eleonora Messner (Rü), Pf rer-Gallerstr. 17, Tel. 08547-914427, Tel.2: 08547-1288, Fax 914428 **94469 Deggendorf** HP Sabine Bähr (K/St), Dr. med. Harald Bähr (K St), Leoprechtstein 6, Tel. 0991-32188, Tel.2: 32090730, Fax 099 32168 ➤ **94474 Vilshofen** Maria Christoph (K/St), Algerting 7, T 08541-7791, Tel.2: 0170-6505252 ➤ **94505 Bernried** KG Petra Kais (K/St), Gmeinbühl 5a, Tel. 09905-1831, Tel.2: 0170-3180290 ➤ **945 Metten** Susanne Kaiser (K/St), Heiglbergsiedlung 11, Tel. 099 382515 ➤ **95131 Schwarzenbach am Wald** *Institut Jäger* Otto-W. Jäg (K/St, Rü), Heleen-Simone Jäger (K/St, Rü), Oberleupoldsberg 1 Tel./Fax 09289-970720, Tel.2: 0172-6122315 ➤ **95173 Schönwa** Christel Weber (), Bahnhofstr. 12 ➤ **95448 Bayreuth** HP Marianne Mu mann (Au), Hirschbaumstr. 14, Tel. 09209-771, Fax 913221 ➤ **956 Waldsassen** Margit Kolk (Au), Liststr. 17, Tel. 09632-2114 ➤ **96106 U terpreppach** HP Evelyn Schmidbauer (Au), Breitenbachstr. 40, T 09531-941641 ➤ **96193 Wachenroth** HP Katharina Uhlmann (Au Hauptstr. 53, Tel. 09548-980803 ➤ **96242 Sonnefeld** *Praxis für Ergoth rapie* ErgoTh Antje Heymann (Ra), Am Bahnhof 1, Tel. 09562-50111 Fax 501116 ➤ **96253 Untersiemau** Helmut Bächtle (K/St), Sonnebe ger Str. 6, Tel. 09565-1015 ➤ **96264 Altenkunstadt** *Privatpraxis* Kerst Bittruf (K/St), Rinnig 20, Tel. 09572-790551 ➤ **96274 Itzgrund** HP Is bell Dittrich (K/St), Am Steinig 18, Tel. 0175-1431256 ➤ **97222 Ri par-Gramschatz** Luise Stark (Rü), Geiersbergstr. 12, Tel. 09363-543 Tel.2: wie Tel. ➤ **97259 Greußenheim** Bernd Dörfler (Ra), Bayernstr. Tel. 0175-7130034 ➤ **97348 Markt Einersheim** HP, Dipl.-Ing (FH) He di Pohl (Au), Alte Poststr. 18, Tel. 09326-90187 ➤ **97421 Schweinfu** PhT Rene Braun (Ra), Metzgergasse 16, Tel. 09721-533470 ➤ **9742 Schweinfurt** Gesundheitsber. Conny Geßner (Ra), Drosselstr. 51, Te 09721-46151 ➤ **97424 Schweinfurt** Paul Bartodziej (Ra), Wilhelm-B chert-Str. 75, Tel. 0160-3002420 ➤ **97424 Schweinfurt** Gamal Rasla (K/St, Ra), Joh.-Georg-Gademann-Str. 4, Tel. 09721-782250 ➤ **9750 Ebelsbach** Herbert Distler (Sa), An der Lohwiese 10, Tel. 09522-667 ➤ **97506 Grafenrheinfeld**, C.H. Balser (Ra), Schweinfurter Str. 5, Te 09723-1555 ➤ **97535 Kaisten** Christian Wrana (Ra), Sonnenleite Tel. 09726-3469, Fax 906865 ➤ **97631 Bad Königshofen** Annekathri Röhner (Ra), Raiffeisenstr. 18, Tel. 09761-6916 ➤ **97633 Höchheim** *Naturheilpraxis* HP Norbert Joppich (Ra), Gollmuth-Häuser-Str. 28, Te 09764-958586, Fax 958406 ➤ **97711 Poppenlauer** PhT Jörgen Zimme mann (Ra), Obertor 4, Tel. 09733-4615 ➤ **97828 Marktheidenfeld O Zimmern** Marita Harth (Ra), Untere Au 14, Tel. 09391-915054 ➤ **97828 Marktheidenfeld/Michelrieth** *H.G. Naturklinik* Reinhard Le mann (Au), Löwensteinstr. 15, Tel. 09394-801540 ➤ **97839 Esselbac** HP Gabriele Becker (K/St), Schmiedsgasse 11, Tel./Fax 09394-2130 ➤ **98527 Suhl** *Rückgrad e.V.* Corina Großer-Wohlfeil (Rü), Joachim Woh feil (Rü), Grüner Weg 20, Tel. 03681-303413, Tel.2: 0170-8207029, Fa 03681-303417 ➤ **98667 Waldau** Dr. med. dent. Elke Stephan (K/St Am Sportplatz 11, Tel. 036878-61531, Fax 036878/68030 ➤ **99096 Er furt** Christina Fila (Au), Friedrich-Ebert-Str. 61b, Tel. 0361-3452106 ➤ **99100 Großfahner** Alexander Plappert (K/St), Gartenstr. 9, Tel. 0172 3556237

A-1090 **Wien** *Gesellschaft für alternative Medizin* Karin Krieger (K St), Schubertgasse 22, Tel./Fax 01-3196554 ➤ **A-1220 Wien** *Energiethe rapie* Birgit Thiel (K/St), Weizenweg 29, Tel. 01-7344863, Tel.2: 066 3403323, Fax 01-734486313 ➤ **A-2340 Mödling** Anna Anderle (Au An), Babenbergerg. 10/1/5, Tel. 02236-25520, Tel.2: 0676-4408330 ➤ **A-2351 Wiener Neudorf** Ingrid Tiefbrunner (Au, K/St), Brauhausst 4/6/2, Tel./Fax 02236-23707, Tel.2: 0676-9158040 ➤ **A-2620 Neunki chen NÖ** Dornberaterin Maria Baueregger (Wg), Spiegelgasse 5, Te 02635-6123115 ➤ **A-3107 St. Pölten/Traisenpark** Josef Gamsjäge (An), Kleinhain 30, Tel. 02742-360043, Tel.2: 0664-9375638 ➤ **A-340**

ɔsterneuburg Klaus Brudny (Au), Kierlingerstr. 4, Tel. 02243-37736, x 26616 ➤ **A-3550 Langenlois** Franz Gruber (K/St), Zwettlerstr. 114, . 027344851, Tel.2: 0664-2669290 ➤ **A-4020 Linz** Dr. Ursula Vuralkernik (K/St), Altstadt 26/2, Tel. 0650-6095807 ➤ **A-4030 Linz** ɪrnberaterin Gabriele Atzlesberger (Wg), Sonnbergerstr. 9 a, Tel. 32-946460, Tel.2: 0699-10259356 ➤ **A-4100 Ottensheim** *Praxis für ysiotherapie* Helga Chylik (Au), Lederergasse 20, Tel. 0664-3260447 **A-4170 Haslach** Dornberater Erich Schneider (K/St, Wg), Grubberg , Tel. 07289-71127, Fax 711274 ➤ **A-4614 Marchtrenk** Wilhelm Lehr (K/St), Goethestr. 18, Tel. 0699-17001060 ➤ **A-4870 Vöcklamarkt** ns Illig (K/St), Maulham 5, Tel. 0664-4025244 ➤ **A-4981 Reichersrg** Andrea Kirchbichler (K/St), Nr. 178/2, Tel. 07758-3458 ➤ **A-5020 lzburg** Michaela Aigner (An), Manfred Aigner (An), Steinhardstr. 14, l. 0664-2632183, Tel.2: 0699-10300131 ➤ **A-5020 Salzburg** Thomas enzl (Au), Andreas-Hofer-Str. 21, Tel. 0662-450634, Tel.2: 0664-18998 ➤ **A-5102 Anthering** Hubert Strasser (K/St), Acharting 63, . 0664-2300071, Fax 06223-21953 ➤ **A-5110 St. Georgen** Franz Erbnwendtner (J. Fink), Obereching 262, Tel. 06272-8527, Tel.2: 0650-33576 (mobile) ➤ **A-5113 St. Georgen** *Zentrum f. energetische u. kör-l. Ausgewogenheit* Hermann Seidl (K/St), Holzhauser Str. 54, Tel. 274-4069, Tel.2: 0664-5335633 (Handy), Fax 06274-4069-10 ➤ **A-22 Ach** Ulrike Asen (Au), Holzgassen 61, Tel. 07727-3321 ➤ **A-5582 Michael im Lungau** Margot Gruber (Au), Mühlweg 553, Tel. 06477-25, Fax 8325 ➤ **A-5723 Uttendorf** *Massagepraxis* Masseurin Rosema- Wallner (Au), Schwarzenbach 6, Tel. 06563-8692, Tel.2: 0664-36973(Mobil), Fax 86923 ➤ **A-6293 Lanersbach** Erich Gredler (K/), Tux 207, Tel. 0676-6081774 ➤ **A-6342 Niederndorf/Tirol** Ilona Grar (Au), Am Rain 59 b, Tel. 05373-61977 ➤ **A-6500 Landeck** Stephan alch (K/St), Lochbödele 27, Tel. 05442-65327, Tel.2: 0664-2522492 **A-6551 Pians/Tirol** Karl Mungenast (K/St), St. Margarethen 8 a, Tel. 442-62862, Tel.2: 0676-4975654 ➤ **A-6805 Feldkirch-Gisingen** Veroka Herschmann (Au), Kapfstr. 16, Tel. 05522-79570 ➤ **A-6850 Dornrn** Doris Brunner (Au, K/St), Schützenstr. 16b, Tel. 05572-200142, l.2: 0664-1459342 ➤ **A-6850 Dornbirn** Mag. Psych., Kines. Susanne erbst (Au), Achstr. 23, Tel. 05572-54203 ➤ **A-6914 Hohenweiler** hristine Gratzer (Au), Dreiangel 5, Tel./Fax 05573-83889 ➤ **A-8075 art/Graz** Friederike Kupper-Bucek (Au), Ringsteinerweg 36, Tel. 316-493449

-3640 Kinrooi Jos Dassen (K/St), Heidestraat 53, Tel. 089-563740

CH-1700 **Fribourg** *Cabinet de santé* Monique Sciboz-Humbert /St), 9, rue de simplon, Tel. 026-424-4462, Fax 4244491 ➤ **CH-1820 ontreux** *Studio-Arc-En-Ciel* Madeleine Cavigioli (K/St), Rue de la Gare Mûrier 2, Tel./Fax 021-8095785 ➤ **CH-2000 Neuchâtel** *Cabinet thérautique* Pascal Cavin (K/St), Rue Pain Blanc 15, Tel. 079-2431747 ➤ **H-2533 Evilard** *Praxis für med. Therapien* med. Masseurin FA SRK Isabel-Fluri (Su), Hauptstr. 56, Tel. 032-3220530, Tel2: 079-3288442 ➤ **CH-740 Moutier** Milly Gueisbuhler (K/St), Rue Condemine 20, Tel. 032-936408, Fax 4936496 ➤ **CH-2900 Porrentruy** Marielle Eschmann (K/t), La Molière 11, Tel. 032-466-6582 ➤ **CH-3005 Bern**, *Praxis Staudenann* Petra Staudenmann (Su), Narzilistr. 9, Tel. 031-3119060, Tel2: 79-2925161 ➤ **CH-3006 Bern** Margret Spalinger (El), Böcklinstr. 9, el. 031-3514205 ➤ **CH-3012 Bern** Daniel Ritz (vA), Mittelstr. 36, Tel. 31-3024630 ➤ **CH-3065 Bollingen-Bern** Marianne Tremp Jenny Wg), Kistlerstr. 23, Tel. 031 - 922 21 44, Fax 922 21 46 ➤ **CH-3115 Gerensee** *Studio Girasole* Dipl. Masseurin Verena Lehmann (Su), Rütigäss-10, Tel. 031-7811657 ➤ **CH-3176 Neuenegg** Andreas Schlegel (K/St), esslerenstr. 5, Tel. 031-7411529 ➤ **CH-3250 Lyss** *Gesundheitspraxis ans* Räuftlin (Su), Tulpenweg 17, Tel. 032-3861651, Tel2: 079-345789, Fax 032-3861654 ➤ **CH-3326 Krauchtal** Antoinette Joss A), Brünnliacher 5, Tel. 034-4111542 ➤ **CH-3534 Signau** Ueli Leuenerger (Au), Rainsbergweg 29, Tel. 034-4972611, Tel.2: 079-3281510 **CH-3604 Thun** *Praxis Bodyfeet* Naturheilpraktikerin Evenly Büchner Su), Neufeldstr. 10 B, Tel. 033-3368224, Tel2: 079-3325540 ➤ **CH-626 Hünibach** Caroline Siegenthaler (Au, Ki), Stockhornweg 2, Tel. 33-2432126 ➤ **CH-3800 Unterseen** Theresia Rohner Mattmüller Au), Steindlerstr. 61, Tel. 03382-35072 ➤ **CH-3852 Ringgenberg** Heii Schmocker (Su), Seestr. 16, Tel. 033-8224052 ➤ **CH-3860 Meiringen** *esundheitspraxis* Med. Masseurin FA Theres von Weissenfluh (Su), Alpachstr. 9, Tel. 033-9710740, Tel2: 079-2092416 ➤ **CH-3912 Termen** *Muskeltherapie* Heidi Studer (Su), Termerstr. 71, Tel. 027-9451260, Tel2: 27-9451262 ➤ **CH-3940 Steg** *Homöopathische Gesundheitsberatung* Erestine Martig (Su), Mutzenstr. 32, Tel. 027-9323382, Tel2: 079-104181 ➤ **CH-3942 Raron** Marlies Brunner (K/St), Kantonstr, Postach 6, Tel. 027-9341906 ➤ **CH-4051 Oberbuchsiten** Urs Wyss (vA), Heifirz, Tel. 0623932402 ➤ **CH-4107 Ettingen** Regula Roth (Su), Brücksmattstr. 18, Tel. 061-7217178, Tel2: 079-6409356 ➤ **CH-4132 Muttenz**, *Naturarztpraxis* Nelly Batliner (Su), Bahnhofstr. 60, Tel. 061-4617050 ➤ **CH-4492 Tecknau** Bruno Ebnöther (K/St, Eb), Hauptstr. 58, Tel. 061-9814794, Tel.2: 0793119594(Mobil), Fax 061-9814711 ➤ **CH-4612 Wangen** Erika Borner (Su), Sonnhalde 9, Tel. 062-2127551 ➤ **CH-4614 Hägendorf** *Gesundheitszentrum* Armin Roth (K/St), Industriestr. West 20, Tel. 079-3399022 ➤ **CH-4665 Oftringern** *Massage-Praxis "Well-Power"* Ärztl. dipl. Masseurin Margrit Ludäscher (Eb), Winkelstr. 25, Tel. 062-7972989, Tel.2: 078-6851099, Fax 062-7972989 ➤ **CH-4800 Zofingen** *Gesundheitsstudio* Inge Petersen (K/St), Rotfarbstr. 2 (Zentrum Körper+Bewegung), Tel./Fax 062-7541168 ➤ **CH-4950 Huttwil** Bernadette Walther (Au), Eriswilstr. 44, Tel. 062-9622629 ➤ **CH-5035 Unterentfelden** Simone Aeschlimann (Su), Quellmattstr. 90, Tel. 0627231958, Tel2: 079-2961466 ➤ **CH-5200 Brugg** *Schinznach Bad AG* APM-Therapeut Marcel Rosset (Su), Zurzacherstr. 24 B, Tel. 056-4637513, Tel2: 056-4637515, Fax 056-4637724 ➤ **CH-5272 Gansingen** *Praxis f. Körper+Energiearbeit* Monique Senn (Su), Büren 15, Tel. 062-8753325, Tel2: 062-8753326 ➤ **CH-5312 Döttingen** Mara Bukvic (vA), Risistr. 21, Tel. 056-2455760 ➤ **CH-5444 Künten** *beHANDlungen* Claudia Heller (Su), Bellikonerstr. 1, Tel. 079-6170675 ➤ **CH-5507 Mellingen** Anita Eugster (Su), Gheidstr. 5, Tel. 056-4910338, Fax 056-4913436 ➤ **CH-5600 Lensburg** Ursula Mugnai Salm (Au), Ammerswieler Str. 5, Tel./Fax 062-5344550 ➤ **CH-5605 Dottikon** Lisa Orlando (K/St), Buchenweg 3, Tel. 056-6241954 ➤ **CH-5610 Wohlen** Masseur Stephan Meyer (Su), Bankweg 23, Tel. 056-6225837 ➤ **CH-5612 Villmergen** *Gesundheitsmassagen* Dipl. Masseurin Ursina Zoja (Su), Bundtenstr. 20, Tel. 056-6220237, Tel2: 079-7927025 ➤ **CH-5616 Meisterschwanden** Margrit Fehlmann (Su), Brüggliweg 3, Tel. 056-6673317 ➤ **CH-5620 Bremgarten** Ulrich M. Bosshard (Au), Obertorplatz 3, PF 44, Tel. 056-6315151 ➤ **CH-5630 Muri AG** *Naturheilpraxis* Naturärztin Ursula Fadda (Su), Klosterfeldstr. 31, Tel. 091-7450689, Tel2: 079-6513975, Fax 091-7450693 ➤ **CH-5630 Muri** Geraldine Sieber (vA), Hasli 250, Tel. 079-4015959 ➤ **CH-5634 Merenschwand** Ursula Schweizer (vA), Peyerstr. 7, Tel. 056-6645456 ➤ **CH-5707 Seengen** Silvana Stettler (vA), Rebenweg 13, Tel. 062-7773323 ➤ **CH-6033 Buchrain** Dipl. Mentalenerg. Birgitt Bühlmann (Ld), Lindenweg 27, Tel. 079-4885151 ➤ **CH-6045 Meggen** *Jin Shin Do* Monika Bourqui (Au), Lettenrain 15, Tel. 041-3771310, Fax 3771339 ➤ **CH-6060 Sarnen** Rosa Tormen (K/St), Freiteilmattlistr. 46, Tel. 041-6751413 ➤ **CH-6103 Schwarzenberg** Margrith Bachmann (K/St), Kirchweg 11, Tel./Fax 041-4970649 ➤ **CH-6300 Zug** *Bodymassage* Josef Amhof (Su), Eschenring 1, Tel. 041-7109947 ➤ **CH-6312 Steinhausen** *Dorn-Breuss-Institut* Albrecht Gyger (K/St), Rainstr. 11, Tel. 041-7402888, Fax 7403888 ➤ **CH-6314 Unterägeri** Ursula Moser (K/St), Zugerstr. 46, Tel. 041-7500456, Tel.2: 7509283 ➤ **CH-6330 Cham** *Massagepraxis* Rita Bodmer (Sei), Eichstr. 17 b, Tel. 041-7801373 ➤ **CH-6335 Thiersee/Kufstein** Petra Hundshichler (K/St), Breiten 108, Tel. 05376-5066, Tel.2: 0676-6581143 ➤ **CH-6353 Weggis (LU)** *Praxis für Gesundheit* Emanuela Berghella (K/St), Hügenstr. 1 a, Tel. 041-8360888, Fax 041-8360988 ➤ **CH-6373 Ennetbürgen** Trudi Gabriel (K/St), Klevenstr. 7, Tel. 041-620 2055, Fax 6204201 ➤ **CH-6373 Ennetbürgen** *Wirbel- & Gelenktherapie* Josef G. Müller (K/St, JM), Buochserstr. 6, Tel. 041-6208639, Tel.2: 079-6185191, Fax 041-6208640 ➤ **CH-6403 Küssnacht am Rigi** Romy Müller (K/St), Sagiweg 10, Tel. 041-8501991 ➤ **CH-6415 Arth** *Massage-Praxis "Well-Power"* Ärztl. dipl. Masseurin Margrit Ludäscher (Eb), Fishmattweg 5, Tel. 062-7972989, Tel.2: 078-6851099, Fax 062-7972989 ➤ **CH-6417 Sattel** Albert Betschart (Su), Riedmattstr. 28, Tel. 041-8351460 ➤ **CH-6422 Steinen** Marie-Theres Ming (K/St), Hausmatt 17, Tel. 041-8322819 ➤ **CH-6467 Schattdorf** Bruno Laetsch (Su), Militärstr. 16, Tel. 079-3781042 ➤ **CH-6645 Brione S/M** *Naturheilpraxis* Naturärztin Ursula Fadda (Su), Vicolo Ponte Vetro 1, Tel. 091-7450689, Tel2: 079-6513975, Fax 091-7450693 ➤ **CH-6677 Moghengo** Walter Haller (K/St), Centro di Formazione, Tel./Fax 091-7531464 ➤ **CH-6710 Biasca TI** *Studio Therapie Manuali* Dipl. Masseurin Bernadette Fogliani-Spichtig (Su), Via Case Sulgoni 23, Tel. 091-8623592 ➤ **CH-6807 Taverne** *Shiatsu terapeuta* Maria Gamma Zoppis (vA), Via Val Maggiore, Tel. 091-9452293, Tel.2: (Cell) 079-3862463 ➤ **CH-7000 Chur** Josette Camenisch (Au), Wiesentalstr. 29, Tel. 081-3531704 ➤ **CH-7016 Trin Mulin** *Naturheilpraxis* Naturheilpraktikerin Monika Heinz (Sei), Parlatsch 649, Tel. 081-6304211, Tel.2: 081-6304101 ➤ **CH-7176 Cumpadials** *Zentrum zur Mitte* Peter Leder (Au, Ld), Schulhaus, Tel. 081-9432349 ➤ **CH-7206 Igis** Marlies Seiwald-Frick (K/St, Sei), Gandastr. 21, Tel. 081-3222269, Tel.2: 078-7348607 ➤ **CH-7502 Bever** Med. Masseurin FA SRK Claudia Nicolay (Sei), Charels Sur, Tel. 081-8524179, Tel.2: 079-7784520 ➤ **CH-8001 Zürich** Daniele von Arb (K/St, vA), Praxis Rennweg 8, Tel. 044-3640783, Fax 3640784 ➤ **CH-8004 Zürich** *Body-Care für Sie + Er* Hermann A. Brechbühler (K/St), Köchlistr. 25, Tel. 044-2424157 ➤ **CH-8006 Zürich** Fredi Bosshard (vA), Turnerstr. 7, Tel. 044-3634372 ➤ CH-

8006 Zürich *Praxisgemeinschaft "The Center"* François Leimgruber (vA), Engweg 3, Tel. 079-7230261 ➤ **CH-8006 Zürich** *Naturheilpraxis* Anja Thiele (Au), Winkelriedstr. 1, Tel. 043-4886643, Tel.2: 078-7161526, Fax 043-2339107 ➤ **CH-8006 Zürich**, *Gesundheitspraxis* Felix Zobrist (Su), Letzistr. 15, Tel. 044-3637179, Fax 044-3637182 ➤ **CH-8008 Zürich** Konstantin Jenny (vA), Seefeldstr. 94b, Tel. 044-3822777 ➤ **CH-8008 Zürich** Chözom Stuck (Ki), Dufour-Str. 165, Tel. 076-3836180 ➤ **CH-8021 Zürich** François Leimgruber (vA), Postlagernd, Tel. 079-7230261 ➤ **CH-8037 Zürich** Dr. med. Michael Busslinger (Au), Nordstr. 89, Tel. 044-636400(Praxis) ➤ **CH-8038 Zürich** Francesca Zuber (K/St), Rainfussweg 1, Tel. 044-4816624, Fax 4816624 ➤ **CH-8127 Forch** Kurt Leemann (Au, Lee), Aeschstr. 35, Tel. 01-9804114, Fax 9804131 ➤ **CH-8142 Uitikon** *Massagepraxis Long Life* Marcel Buensoz (K/St), Züricherstr. 44, Tel. 01-2394560 Gesch., Tel.2: 01-4012101 Priv., mobil:079-4199281 ➤ **CH-8152 Opfikon** Anita Burgener (Sei), Im Brünnli 10, Tel. 043-2113425, Tel.2: 078-7072527 ➤ **CH-8157 Dielsdorf** Naturärztin NVS Karin Willaredt (Ld), Bahnhofstr. 3, Tel. 079-4896248 ➤ **CH-8200 Zürich** Sonja Hegnauer-Bruhin (vA), Hügelstr. 15, Tel. 01-2020886 ➤ **CH-8207 Schaffhausen** *Dorn-Breuss-Praxis* Margrith Messmer (K/St), Nonberg 4a, Tel. 0526-435992 ➤ **CH-8267 Berlingen** *Wellness am Bach* Sonja Kasper (K/St, Elbe), Bachstr. 5, Tel. 052-7702260 ➤ **CH-8302 Kloten** *Samsara Gemeinschafts-Praxis* Masseur Andy Ettlin (Su), Lindenstr. 47, Tel. 044-8031435, Tel2: 079-6458416 ➤ **CH-8304 Wallisellen** Dr. med. Adrian Schmocker (Au), Obere Kirchstr. 8, Tel. (P) 079-4416156, Tel.2: (G) 01-8305066 ➤ **CH-8305 Dietlikon** *Praxis für Atlaslogie & Akupunkt-Massage* Armin Ledermann (vA), Bahnhofstr. 39, Tel. 01-8884030 ➤ **CH-8352 Räterschen** *Gesundheitspraxis* Brigitta Schafroth (Su), Auwiesenstr. 1, Tel. 052-3632002 ➤ **CH-8400 Winterthur** Dipl.-Masseur Lorenzo Fumagalli (Au), Trollstr. 4, Tel. 052-2030201 ➤ **CH-8406 Winterthur/ZH** Rosmarie Ruppolo (vA), Birkenstr. 10, Tel. 052-2027621 ➤ **CH-8501 Frauenfeld** *Praxis für Körperbehandlung* Brigitta Bucher (K/St), Moosweg 27 Postfach 277, Tel. 079-4136131 ➤ **CH-8580 Amriswil** Isabella Germann (K/St), St. Galler Str. 8, Tel. 071-9931848 ➤ **CH-8600 Dübendorf** Erika Hausammann (vA), Im Zwinggarten 23, Tel. 076-3344745 ➤ **CH-8630 Rüti** *Therapeutische Massagepraxis* Verena Pestalozzi (Su), Joweid Zentrum 1, Tel. 055-2403233, Tel2: 079-2589173 ➤ **CH-8702 Zollikon** Lotti Weber-Arter (vA), Rotfluhstrasse 4, Tel. 01-3915131 ➤ **CH-8706 Feldmeilen** med. Masseurin Trudi Barth (vA), Im Tobel 11, Tel. 01-9151937, Tel.2: 079-3150766 ➤ **CH-8784 Braunwald** *Märchenhotel Bellevue* François Leimgruber (vA), Wellness on the top, Tel. 055-6537171 ➤ **CH-8800 Thalwil** Naturheilpraktikerin Silvia Oh (Su), Wannenstr. 4, Tel. 044-7202547, Tel2: 079-7166486 ➤ **CH-8802 Kilchberg** Maritta Bauer (K/St), Seestr. 22, Tel. 01-7156267, Fax 7152678 ➤ **CH-8803 Rüschlikon** Walter Kaltenhauser (Au), Mühlestr. 19, Tel. 079-6725011, Tel.2: (I) 0039-348-2424333 ➤ **CH-8806 Bäch** Naturarzt Beat Albert Meier (Au), Seestr. 162, Tel. 01784-7878 ➤ **CH-8820 Wädenswil** *Belika Gesundheits- und Ausbildungszentrum* Volker C. Kipper (Au, K/St), Floraweg 4, Tel. (0041)-(0)44-0780-1077 ➤ **CH-8834 Schindellegi** *Gesundheits-Praxis* Christiane Frei (K/St), Paulistr. 30, Tel. 01-7841674 ➤ **CH-8840 Einsiedeln** *Praxiszentrum Meinradsberg* Med. Masseurin Angelika Krall Hees (Sei), Nordstr. 13, Tel. 055-4122721, Tel.2: 055-4188191 ➤ **CH-8841 Gross** Anna Kälin (K/St), Stollern 5, Tel. 055-4128650 ➤ **CH-8854 Siebnen** Elisabeth Ulrich (K/St), Paul Ulrich (K/St), Glarnerstr. 84a, Tel. 055-4404607, Fax 4602157 ➤ **CH-8865 Bilten** Med. Masseurin Martha Fedier (Su), Hauptstr. 9, Tel. 055-6152762 ➤ **CH-8906 Bonstetten** Theresia Gasser (K/St, Schfl), Im Bruggen 37, Tel. 01-7002768 ➤ **CH-8908 Hedingen** *Zentrum Bodyfeet* Kurt Sulser (Au, Su), Alte Haldenstrasse 17, Tel. 01-7619520 ➤ **CH-8954 Geroldswil** Verena Etter (vA), Breitlandstr. 12, Tel. 01-7481363, Tel.2: 078-7943226 ➤ **CH-8957 Spreitenbach** Giuseppe Nosdeo (vA), Kirchstr. 33, Tel. 056-4015625 ➤ **CH-8963 Kindhausen** *Therapie-Praxis* Dipl. Körper-Th. Brigitta Schaufelberger-Tüscher (Au, K/St, Schfl), Parkstr. 1 A, Tel. 01-7400366, Fax 7400622 ➤ **CH-8967 Widen** *Gesundheitspraxis* Med. Masseurin FA Erika Hauser (Su), Bremgarterstr. 2, Tel. 079-3772580 ➤ **CH-9000 St. Gallen** *Gesundheitspraxis* Masseur/Berater Moratto Loris-Mario Moratto (Su), Gergestr. 10, Tel. 071-2770745, Tel2: 078-7101874 ➤ **CH-9016 St. Gallen** *Institut für natürliche Behandlung* Luzia Osterwalder (Au), Grünaustr. 6, Tel. 071-2885657 ➤ **CH-9100 Herisau** *Naturarztpraxis* kant. appr. Heilpraktiker André Havenith (vA), Oberdorfstr. 39, Tel. 071-3525253 ➤ **CH-9231 Egg-Flawil** Iris Goeggel (Au), Eggstatt 1397, Tel. 071-3936326, Fax 3936326 ➤ **CH-9414 Schachen b. Reute** *Naturheilpraxis* Annemarie Bischofberger (K/St), Rohnen 105, Tel. 071-891-5709 ➤ **CH-9425 Thal** *Gesundheitspraxis Albertinum* Christa Eugster (K/St), Töberstr. 49, Tel. 079-3981761 ➤ **CH-9444 Diepoldsau** Priska Büchel (K/St), Hennimoos 50, Tel. 071-7331953 ➤ **CH-9444 Diepoldsau** Wendi Spirig (K/St), Bogenstr. 4, Tel. 071-7331888, Fax 7333788 ➤ **CH-9445 Rebstein** *NUEVA VISTA Gesundheitspraxis* Ursula Elbe (K/St), Sch[illegible]tenstr. 22, Tel. 071-7772229, Fax 071-8914004 ➤ **CH-9450 Altstätt[illegible]** *Medizinische Massage-Praxis* Med. Masseurin FA SPK Jolanda Studa[illegible] (El), Marktgasse 18, Tel. 071-7550800 ➤ **CH-9500 Wil/SG** Dipl. M[illegible]seurin Patricia Neff (Su), Weierhofgasse 17, Tel. 071-9123242, Te[illegible] 076-5798382

Weitere europäische Länder

CZ-26601 Bero[illegible] Karin Krieger (K/St), Hostim 34, Tel. 00420-311610458, Tel.2: 0043[illegible]3196554 ➤ **CZ-37382 Boršov nad Vltavou** Miroslava Zavoralová (V[illegible]), Pod Skálou 141, Tel. 387250374 ➤ **CZ-60200 Brno** Vladimír Ner[illegible] (Ve), Cejl 7, Tel. 605263217 ➤ **CZ-60200 Brno** Jaroslava R[illegible]chenbachová (Ve), Jaselská 8, Tel. 737648823 ➤ **CZ-69003 Breclav** [illegible]lena Travnícková (Ve), U Zbrodku 1689/10, Tel. 606566831 ➤ **[illegible]69611 Mutenice** Rostislav Švagérka (Ve), Orechová 364, Tel. 72[illegible]54637 ➤ **CZ-78391 Unicov** *Centrum Kruh* Anna Velíšková (K/St), c/o [illegible]bomír Hrdlicka, Budovat elu 638, Tel. 608358658 ➤ **E-Palma de Mall[illegible]ca** *Therapie-Praxis* Dipl. Körper-Th. Brigitta Schaufelberger-Tüsch[illegible] (Au, K/St), Finca El Pino, Espories,, Tel. 0034-971-611777 ➤ **E-037[illegible] Teulada-Moraira** *Massagepraxis* Susanne Malm (Su), C/ Zamora 6, [illegible]zon T-109, Tel. 0034-616-750183 ➤ **E-29130 Alhaurin de la Torre Ma[illegible]ga** Susanne McAllister (K/St), C. Martinetes 66, Tel. 0952417365 ➤ **[illegible]35627 Tarajalejo, Fuerteventura** *1. Dorn-Akademie im Robinson Club J[illegible]día* Angie Holzschuh (Fl), Urb. Puerto Azul, C/ Gran Canaria 4, T[illegible] 0034-620327635 ➤ **E-38400 Puerto de la Cruz /Teneriffa** Hans Bru[illegible]ner (K/St), Calle Alemania 21, Tel. 0659030232, Fax 0922386628 [illegible] **England New Inn, EX 215 SW** Magdalena Olbrich (K/St), Walter [illegible]brich (K/St), Shebbear, The Chapel, Tel. 0044-1409-281779 ➤ **F-673[illegible] Schoenbourg** *Naturopathie* Elfriede E. Kleis (Au), 7-9, rue de Graufth[illegible] Tel. 0388701042, Tel.2: 0172-985 69 61 (aus D), Fax 0388701059 ➤ **[illegible]68300 St. Louis** Manuela Giacomelli (vA), 7 rue Porrentruy, Tel. 03[illegible]691332 ➤ **F-68330 Huningue** Josiane Knoch (Lee), 25, rue Alfred Ka[illegible]ler, Tel. 0389673326 ➤ **GR-Kreta** Masseurin Reintraud S. Henkel (K[illegible]St), Ag. Galini, Tel. 0694-6372846 ➤ **I-17021 Alassio** Massimo Ra[illegible]glia (Wg), Via Volta 30, Tel. 0182-642 726 ➤ **I-18038 San Remo - Col[illegible]rodi (IM)** Daniela Langellotti (Wg), Via Galli 24, Tel. 335-594 51 27 ➤ **[illegible]20129 Mailand** Patrizio Di Stefano (Wg), Ramazzini 11, Tel. 0[illegible]29512075, Fax 29524357 ➤ **I-39012 Meran** Bernadette Schwienbach[illegible] (Au), Tobias-Brenner-Str. 11, Tel. (0039) 0473-211990, Tel.2: (003[illegible]348-5642361, Fax (0039) 0473-211990 ➤ **I-39020 Partschins** *Naturh[illegible]praxis* Helmuth Carlo Frei (Grß), Hans Guet Str. 40, Tel. +39-33[illegible]213356, Tel.2: +39-0473-967654, Fax +39-0473-967793 ➤ **I-3903[illegible] St. Johann/Ahrntal** Annelies Oberleiter (Au), Griesfeld 11, Tel. 047[illegible]671358 ➤ **I-39030 St. Johann** Martina Stolzlechner (Au), Pension-Ga[illegible]ten 142, Tel. 0474-670032 ➤ **I-39032 Sand in Taufers** Walter Kaltenha[illegible]ser (Au), Wiesenhofstr. 54, Tel. 0348-2424333, Tel.2: (Schweiz) 004[illegible]79-6725011, Fax 0348-2426460 ➤ **NL-6095 NW Baexem** Natuurg[illegible]neeskundige Harrie de Kruijf (Au), Schoorstr. 8, Tel./Fax 0031-47[illegible]459024 ➤ **NL-6114 AE Susteren** Jos Dassen (K/St), Heidestr., Tel. ([illegible]B) 0032-89-563740 ➤ **NL-6228 SB Maastricht** Mieke van Aken (K/St[illegible]) Sawelsbosch 38, Tel. 043-3616698 ➤ **NL-7731 ZL Ommen** *Dorninstit[illegible]ut* Idelette Eijgelaar (K/St), Patrijsstraat 2A, Tel. 0529-453596 ➤ **N[illegible] 7991 CA Dwingeloo** Monique C. Jongmans-Spangberg (K/St), De Stee[illegible]de 1, Tel. 0521-593981, Tel.2: 06-24137014 (mobile) ➤ **Portugal 8000-000 Santa Bàrbara de Nexe (Faro)** Volker C. Kipper (Au, K/St[illegible]) Apartado 206, Tel. (0035)-1916291823 ➤ **PL-55-003 Czernica** *Centru[illegible] Terapii i Ksztalcenia Metoda Dorna* mgr Krzysztof Aleksandrowicz (K/St[illegible]) Joanna Polujanska (K/St), ul. Debowa 11, Chrzastawa Wielka, Tel. 07[illegible]3189530, Fax 3189531, Tel. (Joanna Polujanska in D) 07161-81856[illegible]

Außereuropäisch

➤ **Australien 4113 Brisbane** *Queen[illegible]land Natural Medicine Centre* HP Steffen Messerschmidt (Au), Moni Ko[illegible] (Au, K/St), 27A Apple Blossom Place, 8 Mile Plains Queensland, Tel. [illegible] Fax (0061)-(0)7-34233500, Tel.2: 0405 845 753 ➤ **Australien Avalo[illegible] NSW 2107** Barbara Simon (K/St), 38 Riverview Road, Tel. +61-2-991[illegible]7883, Tel.2: 0407-946294(mobile) ➤ **Kanada Vancouver BC V6H 3W[illegible]** Amaro Hográfer (K/St), #5 - 1465 Lameys Mill Rd, Tel. 604-7361676 ➤ **México 53100 Satélite, Estado de México** Marco Zizzari (Au), Antoni[illegible] Caso 20, Circuito Educadores, Tel. 00-525-(5)55727380 ➤ **Neuse[illegible]land Waikanae/Wellington** Daniela Diederichs-Ronberg, 29 Nimm[illegible] Ave West ➤ **Philippinen Salcedo/Makati City, Metro Manila** *Academy f[illegible] Wholistic Healing Arts, Inc.* Thomas Zudrell (K/St), Unit 2109, Herrera T[illegible]wer, Valero St.,cor. Rufino St., Tel. 0063-9178958357 ➤ **Türkei 4830[illegible] Fethiye** Angelika Godau (Au), Çay Boyse 128, Yaniklar, Tel./Fax 009[illegible]252-6336098 ➤ **USA 28804 North Carolina** *Dancing Tree Massage + Reh[illegible]bilitation* LMBT Arthur Schiess (Eg), 37 Church Road, Tel. 00[illegible]8287773622 ➤ **USA West Palm Beach, FL 33415** Claudia Hughes (A[illegible] K/St), 5496 Berry Blossom Way E, Tel. 561-689-0993 ➤ **USA Kilaue[illegible] Kauai, Hawaii** Monika Seiz (K/St), P.O. Box 876, Tel. 802-8221564

Ausbildungsstätten der Methode Dorn

Geordnet nach PLZ und Ländern („D" zu Anfang, dann A-Österreich usw.)

Dieter Dorn gibt zu Ausbildern keine öffentlichen Empfehlungen mehr. Die alte Dorn-Therapeutenliste des Aurum-Verlags beinhaltete seine früheren Ausbilderempfehlungen. Diese alten Empfehlungen sind hier angegeben mit *„als Ausbilder(in) empfohlen von: Aurum Liste"*.

07745 Jena
Kahlaische Str. 19
Naturheilpraxis
HP Simone Müller
Als Ausbilderin empfohlen von: Aurum-Liste
Tel. 03641-890398

09116 Chemnitz, Neukirchner Str. 13
Seminarzentrum Chemnitz
HP Christiane Heuschkel und PhT Sven Hurtig,
Als Ausbilder empfohlen von: Helmuth Koch, Tel. 0371-5613181, Tel2: 221140, Fax 5613181
www.seminarzentrum-chemnitz.de

10627 Berlin, Krumme Str. 57
Naturheilpraxis **Michaela Grigat**
Als Ausbilderin empfohlen von: Aurum-Liste, Tel. 030-31997184, Tel2: 0331-9678042, Fax 0331-9678043, E-Mail: Kontakt@dornmethode.de,
www.dornmethode.de

21684 Stade-Ottenbeck, Claus-von-Stauffenberg-Weg 29, Praxis für Krankengymnastik
Roswitha Pressburger
Als Ausbilderin empfohlen von: Helmuth Koch
Tel. 04141-512880
E-Mail: RosePressburger@web.de

22299 Hamburg-Winterhude, Krochmannstr. 10
HP Martin Seeger
Als Ausbilder empfohlen von: Helmuth Koch
Tel. 040-5119501, Fax 5111349
E-Mail: ms@lebens-lot.de
www.dorn-und-breuss-seminare.de

24105 Kiel, Feldstr. 24 b, *Seminarorganisation Heiko Lehmann* **HP Heiko Lehmann**
Als Ausbilder empfohlen von: Aurum-Liste
Tel. 0431-566908, Tel2: 5703801 (Seminare)
Fax 5796386, E-Mail: info@lehmann-praxis.de,
www.lehmann-seminare.de

24348 Engelbrechtsche Wildnis
Grillchaussee 81
Gudrun Piening
Als Ausbilderin empfohlen von: Flemming
Tel. 04124-937348, Fax 5251
E-Mail: scholaris@t-online.de

25421 Pinneberg bei Hamburg, Oeltingsallee 29,
Naturheilpraxis **HP Elke Glismann**, *Als Ausbilderin empfohlen von: Helmuth Koch*, Tel. 04101-5889878 (Praxis), Tel2: 04121-77060 (Büro), Fax 04121-103938, E-Mail: info@heilpraktikerin-glismann.de
www.heilpraktikerin-glismann.de

25436 Moorrege
Achtern Barg 5
Naturheilpraxis
HP Eva-Maria Schmidt
Als Ausbilderin empfohlen von: Helmuth Koch
Tel. 04122-82222

25704 Meldorf, Norderstr. 6
Raum für Körper, Geist und Seele **HP Marcel Egli**
Als Ausbilder empfohlen von: Peter Leder
Tel. 04832-979551
E-Mail: marcelegli@t-online.de
www.motivationundgesundheit.de

26810 Westoverledingen
Rajenstr. 88
HP Anita Kesting
Als Ausbilderin empfohlen von: Helmuth Koch
Tel. 04955-7771
Fax 7703

27249 Mellinghausen
Schlattweg 34
Ulla Wolf
Als Ausbilderin empfohlen von: Helmuth Koch
Tel./Fax 04272-1203
www.heigln.de

28213 Bremen, Koenenkampstr. 40
Naturheilpraxis **HP Renate Meyer-Kornblum**
Als Ausbilderin empfohlen von: Helmuth Koch
Tel. 0421-2238809, Tel2: Handy 0177-7537247
Fax 0421-22379827, E-Mail: info@naturheilpraxis-rmk.de, www.naturheilpraxis-rmk.de

28359 Bremen, Schwachhauser-Heerstraße 268 a
Dr. rer. nat. Markus Hansen
Als Ausbilder empfohlen von: Aurum-Liste
Tel. 0421-239030, Fax 0421-249033
E-Mail: markus.hansen@dr-hansen.de
www.dr-hansen.de

30161 Hannover
Lister Meile 21
Naturheilpraxis **HP Monika Barthel**
Als Ausbilderin empfohlen von: Helmuth Koch
Tel. 0511-3480109
Fax 3886927

31137 Hildesheim, Himmelthürer Str. 14
Ausbildungs- u. Schulungszentrum Dorn/Breuss
HP Claus-Peter Kögl und HP Heidrun Schwarzt
Als Ausbilder empfohlen von: Helmuth Koch
Tel. 05121-81591, Fax 040-5506665
E-Mail: AbuSZ-HI@freenet.de

31535 Neustadt a. R., Meisterweg 3
Doris Kolb-Meyer,
Masseurin und med. Bademeisterin,
Gesundheitsberatung u. Dornausbildung,
Als Ausbilderin empfohlen von: Helmuth Koch
Tel./Fax 05036-2267 mail: dokomeyer@t-online.de

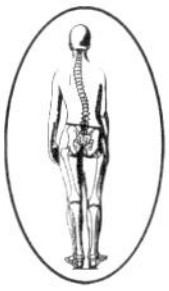

35789 Weilmünster, Bergstr. 28,
HP Heike Sauer
Als Ausbilderin empfohlen von: Helmuth Koch
Tel. 06472-2876, Fax 2824
E-Mail: info@heike-sauer.de
www.heike-sauer.de

37574 Einbeck
Marktstr. 7
HP Martina Knöchelmann
Als Ausbilderin empfohlen von: Helmuth Koch
Tel. 05561-925161
Fax 925163

42653 Solingen
Haus Friedenstal
HP Anni Schmidt
Als Ausbilderin empfohlen von: Helmuth Koch
Tel. 0212-59726
Fax 5995927

44143 Dortmund, Wambeler Hellweg 110
HP Daniel Niehues
Als Ausbilder empfohlen von: Jutta Bellstedt
Tel. 02307-368182
E-Mail: info@heilpraktiker-dortmund.de
www.naturheilpraxis-dortmund.de

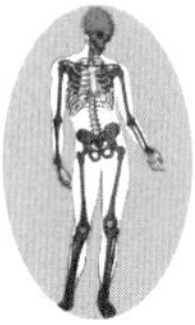

44649 Herne, Freisenstr.28
Ausbildungs- u. Schulungszentrum Steinig **HP Ursula und Christoph Steinig**, *Als Ausbilder empfohlen von: Aurum-Liste*, Tel. 02325-569389, Tel2: 51409, Fax 02325-75815, E-Mail: info@dorn-therapeut.de
www.dorn-therapeut.de

44879 Bochum, Lewackerstr. 271
HP Antje Kordts
Als Ausbilderin empfohlen von: Harald Fleig
Tel. 0234-15459, Tel2: 9490717, Fax 9413234
E-Mail: NHP-Antje@t-online.de
www.ge-ge.de

45133 Essen,
Am Uhlenkrug 29
Sporttherapeutin und Gesundheitsberaterin Kristine Buck
Als Ausbilderin empfohlen von: Helmuth Koch
Tel./Fax 0201-440495

45259 Essen, Uhlenstr. 44
Seana Seminar- und Ausbildungszentrum
Petra Coenradie
Als Ausbilderin empfohlen von: Aurum-Liste
Tel. 0201-8465879, E-Mail: info@seana.de
www.seana.de

45772 Marl, Bitterfelder Str. 7a, *Praxis für Entspannung* **Gesundheitsber. Jutta Bellstedt**
Als Ausbilderin empfohlen von: Aurum-Liste
Tel. 02365-415400, Fax 507570
E-Mail: jutta.bell.prophet@t-online.de
www.bellstedt-prophet.de

46238 Bottrop
Moedallericher Str. 41 k
Joachim Nandzik
Als Ausbilder empfohlen von: Reinhild Isensee
Tel. 02041-765454
Tel2: 0179-3974854

51752 Engelskirchen,
Jörg Engemann-Yobus,
Postfach 1227
Bergische Str. 10,
Tel. 02263-903788, Fax 02293-903752,
E-Mail: ananda-studio@web.de

52351 Düren
Hohenzollernstr. 70
HP Christian Schütte
Als Ausbilder empfohlen von: Helmuth Koch
Tel. 02421-16153
Fax 16778

53639 Königswinter, Stieldorferhohn 13
Reinhild Isensee
Als Ausbilderin empfohlen von: Helmuth Koch
Tel. 02244-872888, Fax 872167
E-Mail: info@dorn-saeule.de
www.marktstern.de/dornsaeule

53757 St. Augustin, Teichgraben 8, *Naturheilpraxis* **HP Peter Bahn**, Lehrbeauftragter und Dozent,
Als Ausbilder empfohlen von: Helmuth Koch,
Tel. 02241-29221, Fax 923949, Naturheilpraxis-Bahn@gmx.de, www.bahn-naturheilpraxis.de
www.dorntherapeuten.de/bahn/

53819 Neunkirchen, Wahner Weg 2, *Naturheilpraxis* **HP, Dipl.-Biol. Birgit Spangenberg**
Als Ausbilderin empfohlen von: Helmuth Koch
Tel. 02247-12048, Fax 744594
E-Mail: birgit.spangenberg@web.de
www.naturheilpraxis-spangenberg.de

55411 Bingen, Nosstadtstr. 143
HP Jürgen Reichold
Als Ausbilder empfohlen von: Helmuth Koch
Tel. 06721-994363
E-Mail: info@naturheilpraxis-reichold.de
www.naturheilpraxis-reichold.de

56626 Andernach, Koblenzerstr. 2
Naturheilpraxis **HP Beatrix Eulgem**
Als Ausbilderin empfohlen von: Helmuth Koch
Tel. 02632-308756, Tel2: 0171-6998801
Fax 02625-954644
E-Mail: eulgemsaffig@web.de

58119 Hagen, Letmather Str. 5
HP Simone Weber
Als Ausbilderin empfohlen von: Reinhild Isensee
Tel. 02334-504675
Tel2: 0172-5870111
E-Mail: naturheilpraxis.simone.weber@web.de

58313 Herdecke
Steinstr. 2
Naturheilpraxis **HP Gabi Rosmaiti**
Als Ausbilderin empfohlen von: Helmuth Koch
Tel. 02330-129006
E-Mail: rosmaiti@web.de

58675 Hemer, Kantstr. 9
HP Manfred Droßel
Als Ausbilder empfohlen von: Helmuth Koch
Tel. 02372-17777, Fax 02372-719161
E-Mail: info@dornseminar.de
www.dornseminar.de

59174 Kamen, Harkortstr. 3
HP Daniel Niehues
Als Ausbilder empfohlen von: Jutta Bellstedt
Tel. 02307-368182
E-Mail: info@heilpraktiker-kamen.de
www.naturheilpraxis-kamen.de

60487 Frankfurt, Wildungerstr. 1 b
Michael Häusler
Als Ausbilder empfohlen von: Helmuth Koch
Tel. 069-79201953, Fax 77011908
E-Mail: info@naturheilpraxis-haeusler.de
www.dorn-breuss-wirbeltherapie.de

61191 Rosbach/Rodheim, Gartenstr. 24
Praxis und Lehrinsitut **HP Klaus-D. Weber**
Als Ausbilder empfohlen von: Helmuth Koch
Tel. 06007-9170101, Fax 9170102
E-Mail: kaus.weber@dorn-therapie.de
www.dorn-therapie.de

61348 Bad Homburg, Castillostr. 19
Wirbelsäulenth. **Peter Friz**
Als Ausbilder empfohlen von: Helmuth Koch
Tel. 06172-84561, Fax 06172-898130
E-Mail: info@peter-friz.de
www.peter-friz.de

61462 Königstein im Taunus, Klosterstr. 1
HP Monika Mirisklavos
Als Ausbilderin empfohlen von: Aurum-Liste
Tel. 06174-930100, Fax 930128
E-Mail: mirisklavos@freenet.de
www.naturheilpraxis-koenigstein.de

61476 Kronberg, Ulmenweg 49, Volker C. Kipper, *Als Ausbilder empfohlen von: Helmuth Koch,* Tel./Fax 06173-64865, E-Mail: info@kipper-seminare.de, www.kipper-seminare.de

63500 Seligenstadt
Madame-Cherier-Str. 49 a
HP Reinhold Stein
Als Ausbilder empfohlen von: Aurum-Liste
Tel. 06182-27605
Fax 06182-27605

64283 Darmstadt, Elisabethenstr. 30
Naturheilpraxis **HP Jürgen Reichold**
Als Ausbilder empfohlen von: Helmuth Koch
Tel. 06151-999650, Fax 999651
E-Mail: info@naturheilpraxis-reichold.de
www.naturheilpraxis-reichold.de

64404 Bickenbach, Alsbacherstr. 4
Naturheilpraxis **HP Walter Funk**
Als Ausbilder empfohlen von: Helmuth Koch
Tel. 06257-69567, Fax 69568
E-Mail: funkdok@t-online.de
www.funkdok.de

65779 Kelkheim, Insterburger Str. 7
Institut für Reflexzonentherapie **HP Hans Sauckel**
Als Ausbilder empfohlen von: Helmuth Koch
Tel. 06195-5686
Fax 06195-900791
www.fuss-reflex.de

66265 Heusweiler, Saarbrücker Str. 70
Masseur **Johannes Jenal**
Als Ausbilder empfohlen von: Helmuth Koch
Tel. 06806-609388
E-Mail: webmaster@johannes-jenal.de
www.johannes-jenal.de

66663 Merzig, Poststr. 23
HP Heinrich Falk
Als Ausbilder empfohlen von: Aurum-Liste
Tel. 06861-793110
Fax 06831-701728
E-Mail: heinrich.falk@gmx.de

68526 Ladenburg, Januariusweg 30
Praxis für ganzheitliche Physiotherapie
PhT, KG Peter Morawetz
Tel. 06203-402707
Fax 06203-181129
E-Mail: p.morawetz@gmx.de

69181 Leimen
Turmgasse 34
Masseur Alfred Hess
Als Ausbilder empfohlen von: Gamal Raslan
Tel./Fax 06224-766381
Tel2: 0172-7524964

70186 Stuttgart
Bergstr. 23
HP Heike Bahr
Tel. 0711-486209
E-Mail: heike.bahr@web.de
www.heikebahr.de

70439 Stuttgart, Tafelweg 21
Dr. rer. nat. HP Jochen Tödtmann
Als Ausbilder empfohlen von: Koch/Steinhauser
Tel. 0711-8070900
Fax 8004759
E-Mail: unser@lichtplanet.de

70794 Filderstadt-Plattenh.
Uhlbergstr. 5
Astrid und Thomas Hildebrand
Als Ausbilder empfohlen von: Helmuth Koch
Tel. 0711-774021
Fax 7778016

71063 Sindelfingen, Altinger Str. 15 (Ecke Bahnhofstr.), *Praxis Knoll-Küchler*
Masseur Andreas Becher, *Als Ausbilder empfohlen von: Helmuth Koch,* Tel. 07031-814544, Tel2: 0170-2082070, E-Mail: dorntherapie@email.de, www.dornmethode.stuttgart.ms

71229 Leonberg, Bergstr. 14, Masseur Andreas Becher, *Als Ausbilder empfohlen von: Helmuth Koch,* Tel./Fax 07152-339863, Tel2: 0170-2082070, E-Mail: dorntherapie@email.de, www.dornmethode.stuttgart.ms

71332 Waiblingen-Rinnenäcker, Lenzhalde 20, Monika Haffner, *Als Ausbilderin empfohlen von: Aurum-Liste,* Tel./Fax 07148-7839 (Praxis in Aspach), Praxis in Waiblingen 07151-966202, E-Mail: sonja.pauli@tesionmail.de, www.dornmethode-haffner.de

71546 Kleinaspach bei Backnang, Albrecht-Bengel-Str. 10, *Zentrum für gesundheitsbewusstes Leben*
Monika Haffner, *Als Ausbilderin empfohlen von: Aurum-Liste,* Tel./Fax 07148-7839, Tel2: Praxis in Waiblingen 07151-966202, E-Mail: sonja.pauli@tesionmail.de, www.dornmethode-haffner.de

71665 Vaihingen/Enz.
Ludwig-Richter-Str. 11
Praxis Seelenvogel **Margarete Schneck**
Als Ausbilderin empfohlen von: Joachim Wohlfeil
Tel./Fax 07042-800331
E-Mail: praxisseelenvogel@t-online.de

73770 Denkendorf
Mühlhaldenstr. 30
HP Peter Fugger
Als Ausbilder empfohlen von: Aurum-Liste
Tel. 0171-1284530
E-Mail: peter.fugger@t-online.de

75428 Illingen, Eichwaldstr. 59, *Praxis Seelenvogel* Margarete Schneck, *Als Ausbilderin empfohlen von: Joachim Wohlfeil,* Tel./Fax 07042-800331, E-Mail: praxisseelenvogel@t-online.de

76227 Karlsruhe, c/o Gesundhz. Durlach
Jägerstr. 19, *Naturheilpraxis* **Manfred Gaß**
Tel. 07244-609488 (vormittags)
Fax 609201
E-Mail: info@gass-praxis.com
www.gass-praxis.com

76630 Bruchsal, Postfach 7223, *Forum Aktive Selbsthilfe Naturheilverein e.V.* Manfred Gaß, Tel. 07251-3589713, Fax 56869, E-Mail: naturheilverein@web.de, www.naturheilverein-info.de

78073 Bad Dürrheim, Sonnenstr. 29
HP Barbara Parlow
Als Ausbilderin empfohlen von: Hildegard Steinhauser
Tel. 07726-7770, Fax 7710
E-Mail: barbaraparlow@lycos.de
www.barbara-parlow.de

79102 Freiburg, Prinz-Eugen-Str. 20
HP, PhT Sven Koch
Als Ausbilder empfohlen von: Helmuth Koch
Tel. 0761-8814655, Fax 8814656
E-Mail: dorn-praxis@gmx.de
www.dorn-praxis.de

79822 Titisee-Neustadt, Rudenberger Str. 40
Lehrinstitut für Körperstatik+Fußtherapie **Gunter Ott**
Als Ausbilder empfohlen von: Helmuth Koch
Tel. 07651-6375, Fax 9729190
E-Mail: Gunter.Ott@web.de
www.selbsthilfen.de.vu

80335 München, Bahnhofplatz 5
Gesundheitspraxis **HP Matthias Schwarz**
Als Ausbilder empfohlen von: Aurum-Liste
Tel./Fax 089-558676
E-Mail: info@gesundheitspraxis-schwarz.de
www.Gesundheitspraxis-Schwarz.de

80803 München, Karl-Theodor-Str. 66
HP Gisela Cordes
Als Ausbilderin empfohlen von: Aurum-Liste
Tel. 089-30002035, Fax 30002037
E-Mail: giselacordes@web.de
www.cordesinstitut.de

81825 München, Wiesbachhornstr. 8
Inge Beer-Lenis
Als Ausbilderin empfohlen von: Aurum-Liste
2 x jährlich Wochenendausbildungen in Dorn- u. Breuß-Therapie, **Hilfe zur Selbsthilfe**
Tel. 089-6971821

81825 München, Truderinger Str. 273
Praxis und Fortbildungsstätte **Stefanie und Laurent Biller,** *Als Ausbilder empfohlen von: Aurum-Liste*
Tel./Fax 089-4396754
E-Mail: biller@dorntherapeuten.de
www.dorntherapeuten.de/biller/

82166 Gräfelfing-Lochham, Akilindastr. 40 a
HP Birgitt Maria Neffe
Als Ausbilderin empfohlen von: Aurum-Liste
Tel. 089-8543228, Fax 89868698
E-Mail: info@heilpraxis-neffe.de
www.heilpraxis-neffe.de

83043 Bad Aibling
Lindenstr. 10
HP Doris Aicher
Als Ausbilderin empfohlen von: Hildegard Steinhauser
Tel. 08062-8077846, Fax 8077848
E-Mail: doris.aicher@gmx.de

83209 Prien a. Chiemsee, Postweg 4a
Dr. med. Rainer Belzer
Als Ausbilder empfohlen von: Hildegard Steinhauser
Tel. 08051-959425
Fax 959427
E-Mail: Praxisdrbelzer@aol.com

83671 Benediktbeuern, Tirolerweg 2
Roland Reiner
Als Ausbilder empfohlen von: Hildegard Steinhauser
Tel. 08857-8243, Fax 8244
E-Mail: info@dornseminar.com
www.dornseminar.com

84367 Tann
Am Kirchgraben 6
Leo Wieser
Als Ausbilder empfohlen von:
Helmuth Koch
Tel. 08572-580

87700 Memmingen, Potsdamerstr. 2
doma-fit **Reinhold Sack**
Als Ausbilder empfohlen von: Aurum-Liste
Tel. 08331-495051, Fax 495052
E-Mail: rs@domafit-franchising.de
www.domafit.de

88131 Lindau, Webergasse 13
Lindauer Zentrum für die Dorn-Methode **RM Hildegard Steinhauser und HP Helmuth Koch**
Als Ausbilder empfohlen von: Aurum-Liste, Tel. 08382-23319, Fax 946239, E-Mail: info@dornmethode.com, www.dornmethode.com

88167 Röthenbach/Allgäu, Rentershofen 3
Forum Gesundheit und Weiterbildung **Toni Wöhrl**
Als Ausbilder empfohlen von: Hildegard Steinhauser
Tel. 08384-8239990, Tel2: 0160-4402885, Fax 8239992, E-Mail: info@toniwoehrl.de
www.toniwoehrl.de

88239 Wangen im Allgäu, Oflings 22
Dorn-Methode und Massagen
Masseur u. med. Badem. **Ralf Caspart**
Als Ausbilder empfohlen von: Helmuth Koch
Tel. 07522-913261
E-Mail: mail@caspart.de

88279 Amtzell im Allgäu, Haslacher Str. 42
Schulungs-Haus mit
Dieter Dorn und Günther Groß
Tel. 07520-923195 (Di/Do 9-12 Uhr) Fax 923224
www.Schulungs-Haus-Dorn-Gross.de

88400 Biberach/Riß, Bismarckring 5
HP Rainer-Maria Müller
Als Ausbilder empfohlen von: Aurum-Liste
Tel. 07351-13888, Tel2: 0177-6023930, Fax 168485, E-Mail: raimamu@online.de
www.heilpraktiker-rainer-maria-mueller.de

88662 Überlingen, Aufkircherstr. 24
Praxis für Homöopathie und Osteopathie
HP Gabriele Kirchmann
Als Ausbilderin empfohlen von: Helmuth Koch
Tel. 07551-915875, E-Mail: info@ohneschmerz.de, www.ohneschmerz.de

88662 Überlingen
Heiligenbreite 52
Praxis für Rhythmische Massage u. Wirbelsäulentherapie
KG Sabine König
Als Ausbilderin empfohlen von: Aurum-Liste
Tel. 07551-9497982

88662 Überlingen, Auf dem Stein 14
Erwin Wagner
Als Ausbilder empfohlen von: Helmuth Koch
Tel. 07551-9459850, Fax 9459852
E-Mail: erwin.wagner@korntherapeuten.de
http://www.dornseminare.de

89284 Pfaffenhofen, Webergasse 10, **HP Birgitt Maria Neffe**, *Als Ausbilderin empfohlen von: Aurum-Liste*, Tel. 07302-6770, Fax 07302-931381, E-Mail: info@heilpraxis-neffe.de, www.heilpraxis-neffe.de

89284 Pfaffenhofen-Beuren, Webergasse 10
Original-Dorn-Ausbildung
Dorn-Lehrer Franz Josef Neffe,
Als Ausbilder empfohlen von: Aurum-Liste
Tel./Fax 07302-5580
E-Mail: FJNeffe@online.de, www.fjneffe.de

89584 Ehingen, Spitalstr. 29
Sabine Schulze
Als Ausbilderin empfohlen von: Hildegard Steinhauser
Tel. 07391-586390
Fax 4398
E-Mail: schulzebella@aol.com

90409 Nürnberg, Maxfeldstr. 40 / Rückgebäude
HP Angela Eichstetter
Als Ausbilderin empfohlen von: Helmuth Koch
Tel. 0911-5978792, Fax 5982987
E-Mail: angela.eichstetter@cranio-massage.de
www.cranio-massage.de

90471 Nürnberg, Rauschbergweg 1
Anna Velisek
Als Ausbilderin empfohlen von: Gamal Raslan
Tel. 0911-819778, Fax 613664
E-Mail: anna.velisek@gmx.de, *Kurse und Seminare unter:* **www.gesundheitsforum-vitalis.org**

91126 Schwabach, Händelplatz 2
Zentrum am Händelplatz **HP Doris Böhm**
Als Ausbilderin empfohlen von: Aurum-Liste
Tel. 09122-15141, Fax 932511
E-Mail: Zentrum_Dorntherapie@web.de
www.dorn-therapie.com

91459 Markt Erlbach
Altziegenrück 4
Hannelore Kaluza
Als Ausbilderin empfohlen von: Helmuth Koch
Tel. 09106-96565
E-Mail: h.Kaluza@gmx.de

91541 Rothenburg o.d.T., Hornburgweg 16
Naturheilpraxis **HP Oliver Bruno Schmid**
Als Ausbilder empfohlen von: Aurum-Liste
Tel. 09861-92599
E-Mail: info @heilen.com u. info@horth.de
www.homoeo-orthopaedie.de

91710 Gunzenhausen
Gerberstr. 8
Praxis **HP Herbert Riehl**
Als Ausbilder empfohlen von: Aurum-Liste
Tel. 09831-50221
Fax 50262

Fortbildungszentrum der Dorn-Therapie
Leitung: HP Herbert Riehl

VERBANDSCHULE DEUTSCHER HEILPRAKTIKER
Breite Gasse 69, 90402 Nürnberg,
Tel. 09 11 - 22 32 94, Fax 09 11 - 54 67 57
Termine auf Anfrage

93051 Regensburg, Kaiser-Friedrich-Allee 21
Diplom-Physiotherapeut (B.Sc.) **Markus D. Gunsch,** *Als Ausbilder empfohlen von: Helmuth Koch*
Tel. 0172-7436937, Tel2: 0941-9925612
E-Mail: info@rehamedico.de
www.rehamedico.de

94469 Deggendorf, Leoprechtstein 6
HP Sabine und Dr. med. Harald Bähr
Als Ausbilder empfohlen von: Helmuth Koch
Tel. 0991-32188, Tel2: 32090730
Fax 0991-32168
E-Mail: baehrhs@t-online.de

97424 Schweinfurt, Joh.-Georg-Gademann-Str. 4
Gamal Raslan
Als Ausbilder empfohlen von: Hildergard Steinhauser
Tel. 09721-782250
E-Mail: kontakt@gamalraslan.de
www.gamalraslan.de

PRAXIS FÜR PHYS.
THERAPIE & NATURHEILKUNDE
FORTBILDUNGSZENTRUM FÜR DORNTHERAPIE
GAMAL RASLAN

www.gamalraslan.de

Wir bieten ständig Fortbildungskurse für Dorntherapie an.
Termine für Grund- und Aufbaukurse bitte anfragen.

Joh.-Georg-Gadem.-Str. 4 97424 Schweinfurt
Tel 09721 782250 Fax 782251

98527 Suhl, Grüner Weg 20, *Gemeinnützige Selbsthilfeorganisation Rückgrad e.V* **Corina Großer-Wohlfeil und Joachim Wohlfeil**, *Als Ausbilder empfohlen von: Helmuth Koch*, Tel. 03681-303413, Tel2: 0170-8207029, Fax 03681-303417, E-Mail: grosserwohlfeil@rueckgrad.com, www.rueckgrad.com

A-1090 Wien, Schubertgasse 22
Gesellschaft für alternative Medizin
Karin Krieger
Als Ausbilderin empfohlen von: Helmuth Koch
Tel./Fax 01-3196554
E-Mail: Karin.Krieger@gam.at, www.gam.at

A-1220 Wien, Weizenweg 29
Energietherapie **Birgit Thiel**
Als Ausbilderin empfohlen von: Anna Anderle
Tel. 01-7344863, 0660-3403323, Fax 01-734486313, E-Mail: energietherapie@tele2.at
www.energietherapie.rhp.at

A-2340 Mödling
Babenbergerg. 10/1/5
Anna Anderle
Als Ausbilderin empfohlen von: Aurum-Liste
Tel. 02236-25520
Tel2: 0676-4408330

A-2351 Wiener Neudorf
Brauhausstr. 4/6/2
Ingrid Tiefbrunner
Als Ausbilderin empfohlen von: Aurum-Liste
Tel./Fax 02236-23707
Tel2: 0676-9158040

A-3107 St. Pölten/Traisenpark
Kleinhain 30
Josef Gamsjäger
Als Ausbilder empfohlen von: Anna Anderle
Tel. 02742-360043
Tel2: 0664-9375638

A-5020 Salzburg
Siezenheimerstr. 78/II
Johann Fink
Tel. 0662-431868, Fax 431868
E-Mail: Johann.Fink@tele2.at
www.vereinteig.at

B-3640 Kinrooi, Heidestraat 53, Jos Dassen, *Als Ausbilder empfohlen von: Helmuth Koch*, Tel. 089-563740, E-Mail: jos.dassen@telenet.be, www.dewegnaargezond-heid.com

CH-4492 Tecknau, Hauptstr. 58, **Bruno Ebnöther**
Als Ausbilder empfohlen von: Hildegard Steinhauser
Tel. 061-9814794, Tel2: 0793119594(Mobil)
Fax 061-9814711
E-Mail: b.ebnoether@dorn-methode.ch
www.dorn-methode.ch

CH-6312 Steinhausen, Rainstr. 11
Dorn-Breuss-Institut **Albrecht Gyger**
Als Ausbilder empfohlen von: Helmuth Koch
Tel. 041-7402888, Fax 7403888
E-Mail: albrecht.gyger@bluewin.ch
www.dorn-breuss-institut.ch

CH-6373 Ennetbürgen, Buchserstr. 6
Wirbel- & Gelenktherapie
Josef G. Müller
Als Ausbilder empfohlen von: Helmuth Koch
Tel. 041-6208639, Tel2: 079-6185191, Fax 041-6208640, E-Mail: mueller@dorntherapeuten.de

CH-7176 Cumpadials
Schulhaus
Zentrum zur Mitte
Peter Leder
Als Ausbilder empfohlen von: Aurum-Liste
Tel. 081-9432349

CH-7206 Igis, Gandastr. 21
Marlies Seiwald-Frick
Als Ausbilderin empfohlen von: Helmuth Koch
Atemtherapie, Cranio-Sacral-Arbeit
Tel. 081-3222269, 078-7348607
E-Mail: marlies.s@hotmail.com

CH-8001 Zürich, Praxis Rennweg 8
Daniele von Arb
Als Ausbilder empfohlen von: Kurt Sulser
Tel. 01-3640783
Fax 3640784, E-Mail: davoar@freesurf.ch,
www.wirbeltherapie.ch

CH-8127 Forch, Aeschstr. 35
Kurt Leemann
Als Ausbilder empfohlen von: Aurum-Liste
Tel. 01-9804114, Fax 9804131
E-Mail: Leemann.dorn@bluewin.ch
www.dorn-therapie.ch

CH-8802 Kilchberg
Seestr. 22
Maritta Bauer
Tel. 01-7156267, Fax 7152678
E-Mail: maritta.bauer@ruedi-schmid.ch
www.ruedi-schmid.ch

CH-8820 Wädenswil, Floraweg 4
Belika Gesundheits- und Ausbildungszentrum
Volker C. Kipper
Als Ausbilder empfohlen von: Helmuth Koch
Tel. (0041)-(0)44-0780-1077
E-Mail: mail@belika.ch, www.belika.ch

CH-8908 Hedingen, Alte Haldenstrasse 17
Zentrum Bodyfeet **Kurt Sulser**
Als Ausbilder empfohlen von: Aurum-Liste
Tel. 01-7619520
E-Mail: kurt.sulser@bluewin.ch
www.bodyfeet.ch

CH-8963 Kindhausen, Parkstr. 1 A
Therapie-Praxis Dipl. Körper-Therapeutin
Brigitta Schaufelberger-Tüscher
Als Ausbilderin empfohlen von: Aurum-Liste
Tel. 01-7400366, Fax 7400622
E-Mail: b.schaufelberger@bluewin.ch

CH-9445 Rebstein, Schartenstr. 22
NUEVA VISTA Gesundheitspraxis **Ursula Elbe**
Als Ausbilderin empfohlen von: Helmuth Koch
Tel. 071-7772229, Fax 071-8914004
E-Mail: ursula.elbe@nueva-vista.ch
www.nueva-vista.ch

CZ-26601 Beroun, Hostim 34, Karin Krieger, *Als Ausbilderin empfohlen von: Helmuth Koch*, Tel. 00420-311610458, Tel2: 0043-1-3196554, E-Mail: Karin.Krieger@gam.at, www.gam.at

CZ-78391 Unicov, c/o Lubomír Hrdlicka, Budovat elu 638, *Centrum Kruh* Anna Velíšková, *Als Ausbilderin empfohlen von: Gamal Raslan*, Tel. 608358658, E-Mail: kruh@cmail.cz, www.centrumkruh.cz

E-Palma de Mallorca, Finca El Pino, Espories, *Therapie-Praxis* Dipl. Körper-Th. Brigitta Schaufelberger-Tüscher, *Als Ausbilderin empfohlen von: Aurum-Liste*, Tel. 0034-971-611777, E-Mail: b.schaufelberger@bluewin.ch

E-35627 Tarajalejo, Fuerteventura, Urb. Puerto Azul, C/ Gran Canaria 4, Angie Holzschuh, Tel. 0034-620327635, E-Mail: angie.holzschuh@gmx.de, www.magnetics-fuerteventura.com/

F-68330 Huningue, 25, rue Alfred Kastler, Josiane Knoch, Tel. 0389673326, E-Mail: josiane.knoch@wanadoo.fr

I-39012 Meran, Tobias-Brenner-Str. 11, Bernadette Schwienbacher, Tel. (0039) 0473-211990, Tel2: (0039) 348-5642361, Fax (0039) 0473-211990, E-Mail: bernadette@dnet.it, www.therapie-bz.com

NL-6114 AE Susteren, Heidestr., Jos Dassen, *Als Ausbilder empfohlen von: Helmuth Koch*, Tel. (in B) 0032-89-563740, E-Mail: jos.dassen@telenet.be, www.dewegnaargezondheid.com

NL-7731 ZL Ommen, Patrijsstraat 2A, Dorninstituut Idelette Eijgelaar, *Als Ausbilderin empfohlen von: Helmuth Koch*, Tel. 0529-453596, E-Mail: info@ideletteeijgelaar.nl, www.ideletteeijgelaar.nl

PL-55-003 Czernica, ul. Debowa 11, Chrzastawa Wielka, *Centrum Terapii i Ksztalcenia Metoda Dorna* mgr Krzysztof Aleksandrowicz, *Als Ausbilder empfohlen von: Hildegard Steinhauser*, Tel. 071-3189530, Fax 3189531, E-Mail: dorn.ka@wp.pl

PL-55-003 Czernica, ul. Debowa 11, Chrzastawa Wielka, *Centrum Terapii i Ksztalcenia Metoda Dorna* Joanna Polujanska, *Als Ausbilderin empfohlen von: Hildegard Steinhauser*, Tel. (in PL)071-3189530 + 0603-613144, Tel2: (in D)07161-818568, Fax 071-3189531, E-Mail: Joanna-Polujanska@aol.com, www.metoda-dorn.pl

Australien 4113 Brisbane, 27A Apple Blossom Place, 8 Mile Plains Queensland, *Queensland Natural Medicine Centre* HP Steffen Messerschmidt und Moni Korb, , *Als Ausbilder empfohlen von: Aurum-Liste*, Tel. (0061)-07-34233500, Tel2: 0405 845 753 (mobile), Fax 07-34233500, E-Mail: steffen.messerschmidt@gmx.de, www.steffenshealthservices.com

Australien Avalon NSW 2107, 42 William Street, Barbara Simon, Tel. ++61-2-9918-7883, Tel2: 0407-946294(mobile), E-Mail: barbarasimon@gmx.de

Philippinen 5203 Or. Mindoro, Coco Beach Island Resort, Puerto Galera, Thomas Zudrell, *Als Ausbilder empfohlen von: Hildegard Steinhauser*, Tel. 0063-917895357, E-Mail: info@divetom.com, www.divetom.com

Portugal P-8000-000 Santa Bàrbara de Nexe (Faro), Apartado 206, Volker C. Kipper, *Als Ausbilder empfohlen von: Helmuth Koch*, Tel. (0035)-1916291823, E-Mail: info@kipper-seminare.de, www.kipper-seminare.de

Türkei 48301 Fethiye, Çay Boyse 128, Yaniklar, Angelika Godau, *Als Ausbilderin empfohlen von: Aurum-Liste*, Tel./Fax 0090-252-6336098, E-Mail: agodau@aol.com

Dorn-Arbeitskreise:

03044 Cottbus, Heidrun Richter, Hutungstr. 4, Tel. 0355-821898

13057 Berlin, Praxis Kasch PhT Ariane Siepert, Randowstr. 16, Tel./Fax 030-9209620

24105 Kiel, HP Heiko Lehmann, Feldstr. 24 b, , Tel. 0431-566908, 5703801 (Seminare), Fax 5796386, E-Mail: info@lehmann-praxis.de, www.lehmann-seminare.de

25436 Moorrege, HP Eva-Maria Schmidt, Achtern Barg 5, Tel. 04122-82222

27249 Mellinghausen, Ulla Wolf, Schlattweg 34, Tel./Fax 04272-1203, www.heigln.de

44879 Bochum, HP Antje Kordts, Lewackerstr. 271, Tel. 0234-15459, 9490717, Fax 9413234, E-Mail: NHP-Antje@t-online.de, www.ge-ge.de

45259 Essen, Seana Seminar- und Ausbildungszentrum Petra Coenradie, Uhlenstr. 44, Tel. 0201-8465879, E-Mail: info@seana.de, www.ge-ge.de

49453 Rehden, Sport-PhT Klaus Köbel, Fritz-Koldewey-Str. 9, Tel. 05446-4118, Fax: 05446-4119, E-Mail: KlausKoebel50@freenet.de, www.fit-im-job.com

53639 Königswinter, Reinhild Isensee, Stieldorferhohn 13, Tel. 02244-872888, Fax: 872167, E-Mail: info@dorn-saeule.de, www.marktstern.de/dornsaeule

53819 Neuenkirchen, HP, Dipl.-Biol. Birgit Spangenberg, Wahner Weg 2, Tel. 02247-12048, Fax: 744594, E-Mail: birgit.spangenberg@web.de, www.naturheilpraxis-spangenberg.de

58119 Hagen, HP Simone Weber, Letmather Str. 5, Tel. 02334-504675, E-Mail: naturheilpraxis.simone.weber@web.de

58313 Herdecke, HP Gabi Rosmaiti, Steinstr. 2, Tel. 02330-129006, E-Mail: rosmaiti@web.de, www.naturheilpraxis-rosmaiti.de

61462 Königstein im Taunus, HP Monika Mirisklavos, Klosterstr. 1, Tel. 06174-930100, Fax: 930128, E-Mail: mirisklavos@freenet.de, www.naturheilpraxis-koenigstein.de

61476 Kronberg, Volker C. Kipper, Ulmenweg 49, Tel./Fax 06173-64865, E-Mail: info@kipper-seminare.de, www.kipper-seminare.de

67434 Neustadt, Praxis Rosmary Dresbach, Oberscheidstr. 13, Tel. 06321-83838, Fax: 929857, E-Mail: Rosmary@RosmaryDresbach.de, www.RosmaryDresbach.de

70439 Stuttgart, Dr. rer. nat., HP Jochen Tödtmann, Tafelweg 21, Tel. 0711-8070900, Fax: 8004759, E-Mail: unser@lichtplanet.de

71063 Sindelfingen, Praxis Knoll-Küchler Andreas Becher, Altinger Str. 15 (Ecke Bahnhofstr.), Tel. 07031-814544, Tel2: 0170-2082070, E-Mail: dorntherapie@email.de, www.dornmethode.stuttgart.ms

71546 Kleinaspach bei Backnang, Monika Haffner, Albrecht-Bengel-Str. 10, Tel. 07148-7839/ 07151-966202, E-Mail: sonja.pauli@tesionmail.de, www.dornmethode-haffner.de

74182 Obersulm, Renate Adrigan, Staffelweinberg 5, Tel. 07130-401135, Fax: 401137, E-Mail: info@schulungszentrum-obersulm.de, www.schulungszentrum-obersulm.de

75210 Keltern, KG-Praxis Barbara Matzke, Obere Talstr. 15, Tel. 07236-6555, Tel2: 07082-942448, Fax: 07236-1780, E-Mail: info@dornnachvorn.de, www.dornnachvorn.de

76227 Karlsruhe, Manfred Gaß, c/o Gesundhz. Durlach, Jägerstr. 19, Tel. 07244-609488, Fax: 609201, E-Mail: info@gass-praxis.com, www.gass-praxis.com

79102 Freiburg, HP, PhT Sven Koch, Prinz-Eugen-Str. 20, Tel. 0761-8814655, Fax: 8814656, E-Mail: dorn-praxis@gmx.de, www.dorn-praxis.de

82319 Starnberg, HP Mechthild Wiethaler, Am Georgenbach 1 a, Tel. 08151-9719331, Fax: wie Tel.

83671 Benediktbeuern, Astrid Reiner, Roland Reiner, Tirolerweg 2, Tel. 08857-8243, Fax: 8244, E-Mail: info@dornseminar.com, www.dornseminar.com

84329 Wurmannsquick, Monika Wiermann, Peter Wiermann, Ziegelfeldstr. 29, Tel. 08725-967411, E-Mail: wmope@web.de, www.die-methode-dorn.de

86574 Alsmoos, Reinhold Schäfer, Finkenweg 10 a, Tel. 08237-5852, Fax: 851890

87719 Mindelheim, Naturheilpraxis HP Monika-Ch. Neumayer, Maximilianstr. 11, Tel. 08261-4591, Tel2: 0172-9490223, E-Mail: m.neumayer@12.move.de

88239 Wangen im Allgäu, Dorn-Methode und Massagen Ralf Caspart, Oflings 22, Tel. 07522-913261, E-Mail: mail@caspart.de, www.dornmethode-caspart.de

89584 Altsteußlingen-Ehingen, Masseurin Erika Laut, Finkenburg 9, Tel. 07351-551370, Tel2: 07395-924719, 0174-6275450(Handy)

90471 Nürnberg, Anna Velisek, Rauschbergweg 1, Tel. 0911-819778, Fax: 613664, E-Mail: anna.velisek@gmx.de, www.gesundheitsforum-vitalis.org

A-5102 Anthering, Hubert Strasser, Acharting 63, Tel. 0664-2300071, Fax 06223-21953, hubertstrasser@aon.at

CH-6312 Steinhausen, Bethli Grüter, Rainstr. 11, Tel. 041-7405888, Fax: 7403888

CH-6312 Steinhausen, Albrecht Gyger, Rainstr. 11, Tel. 041-7402888, Fax: 7403888, E-Mail: albrecht.gyger@bluewin.ch

CH-7206 Igis, Marlies Seiwald-Frick, Gandastr. 21, Tel. 081-3222269, Tel2: 078-7348607, E-Mail: marlies.s@hotmail.com

CH-9016 St. Gallen, Institut für nat. Behandlg, Luzia Osterwalder, Grünaustr. 6, Tel. 071-2885657, E-Mail: Naturl.Behand@bluewin.ch, www.institutfuernatuerlichebehandlung.ch

CH-9445 Rebstein, Nueva Vista Gesundheitspraxis Ursula Elbe, Schartenstr. 22, Tel./Fax 071-7772229, E-Mail: ursula.elbe@nueva-vista.ch, www.nueva-vista.ch

Bitte um Artikel für die nächste Ausgabe des Dorn-Forums

Liebe Leserinnen, liebe Leser,

hiermit möchten wir Sie wieder bitten, einen Artikel für das Dorn-Forum zu schreiben. Betrachten Sie das Dorn-Forum als IHR eigenes Forum! Hier kommt die Dorn-Bewegung zu Wort, hier werden neue Ideen bekannt gemacht, und hier darf jeder von seinen Erfahrungen mit der Dorn-Methode berichten.

Der Verlag freut sich, eine gute Idee zu unterstützen. Damit das Jahrbuch erscheinen kann, müssen allerdings auch die Verlagskosten irgendwie gedeckt werden. Um die anfallende Arbeit zu reduzieren, bitten wir um Einhaltung folgender Richtlinien:

1) Lassen Sie ein Familienmitglied oder einen Freund Ihren Artikel einmal durchlesen und korrigieren.
2) Schreiben Sie Ihren **ARTIKEL PER COMPUTER**. Wenn Sie keinen Computer nutzen, bitten Sie jemanden, Ihren Artikel in einen Computer einzugeben. Wenn Sie niemanden finden, können Sie die Herausgeber um Rat fragen.
3) Senden Sie Ihren Artikel **ALS E-MAIL-ANHANG** oder auf Diskette/CD per Post **AN DIE HERAUSGEBER DES DORN-FORUMS**:
   Helmuth Koch und Hildegard Steinhauser, Webergasse 13, D-88131 Lindau, E-Mail: info@dornmethode.com,
   also **nicht mehr wie bisher an den Verlag.**
4) Im Mai ist jeweils Redaktionsschluss für Artikel für das im Herbst erscheinende Dorn-Forum.
5) Ihr Artikel sollte folgende Form haben:

a) **ÜBERSCHRIFT/TITEL**
b) eventuell **Untertitel**
c) **NAME DES AUTORS** (also Ihr Name)
d) Jetzt kommt Ihr Text. Diesen können Sie zur besseren Lesbarkeit mit **Zwischenüberschriften** gliedern. Bitte den Text möglichst wenig formatieren, am besten nur Standardschrift und Kursiv nutzen.
e) **AM ENDE** schreiben Sie bitte noch einmal **IHREN NAMEN MIT ALLEN ANGABEN**, die Sie veröffentlicht haben möchten.
f) Illustrationen wie **Fotos oder Zeichnungen** sind erwünscht, z.B. ein Foto von Ihnen als Autor(in). Digitale Fotos bitte einfach mit ihrem Artikel als E-Mail-Anhang oder Diskette/CD mitsenden, in möglichst hoher Auflösung, möglichst nicht in Word-Dokumente eingebettet. Herkömmliche Fotos einfach als Abzug per Post senden, diese werden auf Wunsch wieder umgehend zurückgesendet.
g) Sie können auch die **Rubrik** vorschlagen, in der ihr Artikel platziert werden soll.

Orientieren Sie sich an den hier abgedruckten Artikeln.

Vielen Dank für Ihre Mitarbeit.

Frank Ziesing
Satz und Redaktion
dorn-forum@j-kamphausen.de